PROCEDURES IN COSMETIC DERMATOLOGY

미용외과 최신지견 시리즈

Liposuction

지방흡입

C. William Hanke and Gerhard Sattler

대한미용외과학회 편찬위원회

SAUNDERS ELSEVIER

도서출판 정담

This edition of ***Procedures in Cosmetic Dermatology Series: Liposuction 1e***, by ***C. William Hanke & Gerhard Sattler*** is published by arrangement with Elsevier Inc., New York, New York, USA

Translated by JUNGDAM Publishing Co.
Translated Edition ISBN: 9812596062
Printed in Korea

미용외과 최신지견 시리즈

PROCEDURES IN COSMETIC DERMATOLOGY

Liposuction

지방 흡입

Edited by

C. William Hanke MD MPH FACP

Medical Director, Laser and Skin Surgery Center of Indiana, Carmel, IN, USA

Gerhard Sattler MD

Director, Rosenparkklinik, Darmstadt, Germany

Series Editor

Jeffrey S. Dover MD FRCPC

Associate Professor of Clinical Dermatology, Yale University School of Medicine, Adjunct Professor of Medicine (Dermatology), Dartmouth Medical School, Director, SkinCare Physicians of Chestnut Hill, Chestnut Hill, MA, USA

Associate Editor

Murad Alam MD

Chief, Section of Cutaneous and Aesthetic Surgery, Department of Dermatology, Northwestern University, Chicago, IL, USA

대한미용외과학회 편찬위원회

위원장	박상훈	대한미용외과학회 이사, 메디코스 미용외과
위 원	강동진	상남차병원 가정의학과 교수
	강은희	메디코스 미용외과
	김기영	메디코스 미용외과
	박만용	대한미용외과학회 이사장, 남대문 미용외과
	박상용	대한미용외과학회 이사, 제너스킨 미용외과
	박주완	대한미용외과학회 이사, 가톨릭대학교 의과대학 교수
	박찬흠	한림대학교 의과대학 이비인후과 교수
	박현규	대한미용외과학회 이사, 아미가 미용외과, 고려대학교 의과대학 외래 조교수
	반재용	청담 자연미 미용외과
	윤형철	대한미용외과학회 이사, 미아트 미용외과
	이성원	대한미용외과학회 이사, 광명코아 미용외과
	이해영	대한미용외과학회 이사, 형 미용외과
	정광섭	대한미용외과학회 이사, 보니따 미용외과
	조동현	대한미용외과학회 이사, 서울미즈미 미용외과, 서울대학병원 임상자문위
	조미자	메디코스 피부과
	진석인	메디코스 미용외과
	최웅철	대한미용외과학회 이사, 밝을명 안과
	최호철	메디코스 피부과

역자서문

삶의 질이 높아지면서 좀 더 아름답고 좀 더 젊어지려는 인간의 욕구 또한 높아지기 마련이다. 이와 함께 미용외과 분야도 빠르게 발전하고 있다. 미용외과 의사들은 환자들이 가급적 절개를 하지 않거나, 최소 절개로 수술 외상을 줄이고 싶어 하면서 보다 안전하고 자연스러우며 회복 또한 빠른 '최소절개 최대효과'의 미용수술을 원하고 있다는 것을 감안하지 않을 수 없다. 이러한 환자들의 기대에 부응하려는 미용외과 의사들의 고민이 여기에 있다.

미용외과는 특성상 피부과, 외과, 안과, 이비인후과, 산부인과, 비뇨기과, 가정의학과, 치과 등 많은 전문 분야의 영역을 폭넓게 아우르고 있다. 따라서 각 전문과 의사들은 미용외과 발전에 기여하고 있으며 이는 세계적인 추세이기도 하다. 하지만 미국이나 일본 등 의료 선진국에서는 미용외과가 진료과목으로 정해져 있는데 비해 우리나라에는 미용외과가 진료과목으로 정해져 있지 않아 미용외과 정립이 시급한 실정이다. 우리의 미용외과 의사들과 국민들을 위해서도 미용외과의 정립은 필요하다.

이러한 맥락에서 대한미용외과학회(Korean Society of Aesthetic Surgery: KSAS)가 이 시리즈를 번역, 편찬하게 된 것은 매우 의미있는 일이라 하지 않을 수 없다. 이 시리즈의 원제는 《Procedures in Cosmetic Dermatology》이지만 한글제목을 《미용외과 최신지견 시리즈》로 하였다. 미용외과의 거의 전 분야에 걸쳐 기초부터 응용까지를 기술한 단계적이면서 실제적인 안내서로 국내 미용외과 의사들에게 많은 도움을 줄 것으로 믿기 때문이다. 실제로 외국에서는 이 시리즈에 담겨 있는 내용들의 진료는 미용외과에서 주로 담당하고 있다.

이 시리즈를 번역, 편찬함에 있어 우선 원저자들의 노고에 깊은 감사를 드린다. 원저자들은 그들이 공부하고 연구한 미용외과 지식을 구체적인 증례를 들어 자세히 기술함으로써 독자들인 우리 의사들에게 훌륭한 스승이 되어 주었다.

바쁜 시간을 내서 번역, 편찬 작업을 기꺼이 수행해주신 대한미용외과학회 편찬위원회 위원들에게도 진심으로 감사를 드린다. 의학 서적 번역은 전문가들에게도 결코 만만치 않은 작업이다. 우리말로 쉽게 옮기기 위해 의학용어사전을 들추고, 선배나 동료 의사들에게 자문을 구하면서 이루어질 수밖에 없는 어려운 작업이기 때문이다. 그럼에도 불구하고 부족하고 미비한 점은 넓은 아량으로 이해해 주시기 바라며 재판 출간시 보완할 것을 약속드린다.

도서출판 정담에도 감사의 말씀을 드린다. 어려운 출판 시장에서 방대한 시리즈를 펴낸다는 것이 쉬운 일이 아닐 터인데 기꺼이 출판을 결정하고, 대한미용외과학회에 번역, 편찬 작업을 맡긴 뒤에도 많은 수고를 해주셨다.

다시 한번 이 시리즈가 국내 미용외과 의사들에게 많은 도움이 되기를 소망하며, 국내 미용외과의 발전과 정립에 기여하기를 기대한다.

대한미용외과학회 회장 **임 종 학**

저자서문

이 책은 피부 · 미용외과 의사들에 의해 발전되고 정교하게 다듬어진 하나의 시술에 대해 초점을 맞추려고 한다. 지방흡입술이 1976년 유럽에 소개된 이후 튜메선트 부분 마취를 이용한 지방흡입술은 지방흡입술 역사에서 가장 커다란 발전으로 뚜렷이 기록된다. 이 시술은 환자들에게 예상을 뛰어넘는 편안함과 안전성을 가져다주었다.

튜메선트 부분 마취의 사용으로 전신마취나 정맥 내 진정제 치료를 이용한 지방흡입술의 단점들이 제거되었다. 환자들은 시술하는 동안이나 후에 편안하게 느낀다. 회복이 빨라 환자들은 정상적인 활동 상태로 빨리 복귀하며, 결과는 더욱 좋다. 또한 합병증이 적으며 치명적인 사고는 지금까지 보고된 적이 없다. 이전에 전신마취로 지방흡입을 받았던 환자들과 그 후 튜메선트 부분마취로 지방흡입을 받았던 사람들은 모두 후자를 선택할 것이다.

이 책의 각 장에서는 미국과 유럽, 호주의 저명한 피부과 의사들에 의해 여러 가지 지방흡입 테크닉에 대한 비교가 제시되고 있다. 이 책은 시술의 역사를 기술하는 지방흡입의 역사(제 1장)로 시작한다. 제 2장(라이브 수술 강좌에서 지방흡입 교육)에서는 라이브 수술 교육 코스에서 얻은 경험들을 기술하였다. 최신 장비의 사용은 제 3장(현대의 지방흡입 기계와 캐뉼라)에서 다루어지고 있다. 제 4장에서는 최신 튜메선트 부분마취 시술이 논의된다. 지방흡입이 다양한 전문가들에 의해 다르게 시술된다고 해도 튜메선트 부분마취를 사용한 지방흡입은 피부 · 미용외과 의사들의 필수 선택이다. 제 5장(지방흡입을 위한 튜메선트 마취 중의 리도카인 안전성)에서는 안전성 데이터와 경험에 대해 기술할 것이며, 제 6장에서는 지방흡입 기술에서 가장 최신의 시술인 파워 지방흡입술(Powered Liposuction)을 보고할 것이다. 제 7장(튜메선트 부분마취 지방흡입을 통한 여성 유방 축소술)은 지방흡입의 좀 더 새로운 치료법을 위한 최신 테크닉을 기술하고 있다. 제 8장(남성형 유방의 지방흡입술)은 환자 만족도 차원에서 가장 중요한 영역에 대해 논의하고 있다. 제 9장(목과 턱 지방흡입)에서는 최상의 결과를 얻기 위한 정확한 테크닉을 기술하고 있다. 제 10장(몸통, 등, 복부 지방흡입)에서는 좋은 결과를 얻는 데 필요한 요인들에 대해 자세하게 논의하고 있다. 제 11장(허벅지 지방흡입)과 제 12장(팔 지방흡입)에서는 까다로운 부위에서 좋은 결과를 얻기 위한 테크닉을 기술하고 있다. 제 13장(자가지방이식)에서는 자가지방으로 얼굴에 볼륨을 주는 시술에 대해 논의하고 있다. 이 장에서 Dr. Kimberly Butterwick는 Roger Amars의 시술법에서 많은 부분을 차용해 정교하게 다듬은 자신의 경험을 제시하고 있다. 제 14장(합병증 피하기)은 튜메선트 부분마취를 이용한 지방흡입 시 드물게 발생하는 합병증에 대해 논의하고 있다. 제 15장(지방흡입 안전성 연구에 대한 고찰)에서는 튜메선트 부분마취를 이용한 지방흡입술에 대한 예외적인 안전성 기록을 명쾌하게 기술한 의학적 문헌에 있는 연구들을 고찰하고 있다. 제 16장(지방흡입으로 인한 상처 치유)에서는 의학 문헌에 있는 논문들에 대한 고찰과 논평이 이루어지고 있다. 마지막으로 제 17장(피부외과 의사의 관점에서 지방흡입에 대해 자주하는 질문들)에서는 지방흡입에 관한 광범위한 질문들에 대해서 전문가들의 답변을 제시하고 있다.

우리는 이 책의 저자들이 자신의 경험을 나누어 준 것에 대해 존경과 감사를 드리며 독자들이 이 책에서 제시한 시술들을 적용하고, 발전시키기를 기대한다.

C. William Hanke MD & Gerhard Sattler MD

서 문

피부 · 미용외과의 전문화가 시작된 이래 피부 · 미용외과 의사들이 이 분야의 시술에 관심을 갖게 되면서 특히 지난 사반세기 동안 급격한 변화가 일어났다. 동결절편(frozen section) 기술의 출현과 함께 Mohs 피부암 수술의 황금시대가 열리면서 피부 · 미용외과가 피부학 커리큘럼에 정식으로 편입되었다. 최근에는 최소 침습 시술 분야에서 비약적인 발전이 이루어져 나이든 사람들에게 손상된 피부 외모를 개선시킬 수 있는 새로운 선택의 기회를 제공하게 되었다.

환자들은 피부 회춘을 위한 시술을 적극적으로 요구하고 있다. 중요한 것은 피부 · 미용외과 의사들이 이와 관련된 기구와 시술, 그리고 약물을 앞장서 개발하면서 이 분야가 빠른 속도로 지속적인 발전을 하고 있다는 사실이다.

피부 · 미용외과 의사들은 실제로 모든 피부레이저 시술과 광원기초 시술(light-source based procedures), 보툴리눔 외독소(botulinum exotoxin), 연조직 확대술, 희석 마취 지방흡입술, 하지정맥 치료, 화학 박피, 모발 이식을 포함한 피부 · 미용외과 분야에서 수많은 중요한 성과를 거두었다. 각종 피부 · 미용 시술을 고안하고, 발전시키고, 확장시켜온 것이다. 그들은 시술에 대해 이해하고 있으며, 피부의 구조와 기능, 작용에 대해 특별한 식견을 갖고 있다. 그들은 겁 많은 환자들에게 안전성을 강조하고 수술 외상을 줄여줌으로써 쉽게 회춘술에 접근하도록 하고 있다. 환자들의 요구를 충족시키기 위해서는 피부 · 미용외과보다 더 나은 전문 분야는 없다.

피부 · 미용외과가 전문분야로 성장함에 따라 이 분야에 종사하는 의사들도 꾸준히 늘어나게 될 것이며 이들은 각종 다양한 시술을 전수받게 될 것이다. 그러나 피부 · 미용외과 의사들이 모든 시술을 다 할 수는 없을 것이며 그 가운데 일부는 시술을 일부분만 할 것이다. 하지만 시술을 많이 배우지 않은 의사라 할지라도 환자들을 안내하고 교육시킬 수 있는 세부내용에 대해서는 잘 알고 있어야만 한다. 자신의 수술 분야를 좀 더 확장시키는 데 관심이 있는 숙련된 의사이든, 몇 가지 간단한 시술만을 배우기 원하는 수술 초보자이든, 아니면 그 중간에 있는 의사이든 이 시리즈의 책들은 도움이 될 것이다.

이 책은 《미용외과 최신지견》이란 제목의 시리즈 중 하나이다. 시리즈의 각 권은 피부 · 미용외과의 중요한 주제에 따라 실제적인 입문서로 만들어졌다.

자신의 요구에 맞는 책을 갖고 싶은 사람에게 과연 이 책이 적당한지 아닌지 알고 싶을 것이다. 이 책은 이론적 토대에 기초를 둔 포괄적인 교과서도 아니며 철저하게 참고서로 만들지도 않았다. 주제를 다루는 데 있어 세계의 문헌을 편견없이 완전히 재검토하자는 의도로 구상한 것도 아니다. 동시에 누군가 실제로 시술할 수 있도록 특별한 정보 제공 없이 보편적인 미용 시술에 대한 개요를 모아놓은 것도 아니다. 중요한 것은 이 책이 그리 무겁지 않아 늘 가까이 하기에 적당하다는 것이다.

이 책을 포함한 전체의 시리즈는 피부 · 미용외과 시술을 위한 단계적이며 실제적인 안내서이다. 이 시리즈의 분야별 저서들은 세계의 권위자들이 편집하였다. 각 권의 편집자는 각 장을 쓰기 위해 실용성을 중시하여, 기술적으로 숙련된 현장의 의사들을 저자로 초빙하였다. 대부분의 장은 서로 다른 연구와 폭넓은 의견을 통합하기 위해 두 명의 저자가 담당하였다. 그러나 두 명의 저자와 편집자는 총체적으로 일관된 논조를 보여주고 있다. 각 장마다 동일한 모형이 사용되고 있어 독자는 이 시리즈의 모든 책들을 쉽게 독파할 수 있을 것이다. 모든 장에서 저자들은 간결하게 말하고 있다. 주안점은 치료 기술이다. 적절한 적응증, 부작용, 특별한 증례에 주의하여 치료 방법을 논의하고 있다. 마지막으로 이 책은 양이 적어서 장거리 비행 중에 다 읽을 수 있다. 처음부터 끝까지 한번에 숙지하는 것이 가능하기 때문에 이런 간결한 책이 역설적으로 좀 더 많은 정보를 전달할 수 있다고 믿는다.

우리는 독자 여러분이 이 책과 시리즈의 나머지 책들을 즐겁게 읽어, 많은 시간과 정성을 들여 만든 이 책 속의 임상적 지식을 통해 많은 것을 얻기를 바란다. 그리고 필요할 때 언제든지 볼 수 있도록 바로 곁에 이 책을 두었으면 한다.

Jeffrey S. Dover MD, FRCPC and Murad Alam MD

List of Contributors

Gerald Bernstein MD MBA
Clinical Professor, Department of Dermatology, University of Washington, School of Medicine, Seattle, WA, USA

Kimberly J. Butterwick MD
Private Practice, Dermatology/Cosmetic Laser Associates of La Jolla, CA, USA

Robert E. Clark MD PhD
Medical Director, Cary Skin Center, Cary, NC, USA

Lisa M. Donofrio MD
Assistant Clinical Professor, Department of Dermatology, School of Medicine, Yale University, New Haven, CT, USA

Timothy Corcoran Flynn MD
Clinical Professor, Department of Dermatology, University of North Carolina, Chapel Hill, NC, USA

Kathryn Frew MD
Dermatologist, JUVA Skin and Laser Center, New York, NY, USA

Jennifer M. Geiger MD
Dermatologist, JUVA Skin and Laser Center, New York, NY, USA

Mitchel P. Goldman MD
Associate Clinical Professor of Dermatology/Medicine, University of California, San Diego; Medical Director, La Jolla-Spa, La Jolla, CA, USA

Loek Habbema MD PhD
Director, Medisch Centrum 't Gooi, Bussum, The Netherlands

C. William Hanke MD MPH FACP
Medical Director, Laser and Skin Surgery Center of Indiana, Carmel, IN, USA

Helena Igra MD
Private Practice, Cosmetic Surgery and Dermatology, Miami Beach, FL, USA

Carolyn I. Jacob MD
Associate Clinical Instructor, Department of Dermatology, Northwestern University Medical School, Chicago, IL, USA

Bruce E. Katz MD
Clinical Professor, Mount Sinai School of Medicine; Director, Cosmetic Surgery and Laser Clinic, Mount Sinai Medical Center; Director, JUVA Skin and Laser Center, New York, NY, USA

Jeffrey A. Klein MD
Associate Professor, Department of Dermatology, University of California, Irvine, CA, USA

Robert C. Langdon MD
Clinical Associate Professor of Dermatology, Yale University School of Medicine, New Haven, CT, USA

Daniel Lanzer MB BS(Hons) FACD
Dermatologist, Private Practice, Malvern, VIC, Australia

Patrick J. Lillis MD
Assistant Clinical Professor, University of Colorado Health Science Center, Director, Dermatology Clinic, Loveland, CO, USA

Jeffrey L. Melton MD
Assistant Clinical Professor; Director of Cosmetic Dermatologic Surgery, University of Illinois, Chicago; Private Practice, Oak Brook, IL, USA

Gerhard Sattler MD
Director, Rosenparkklinik, Darmstadt, Germany

Ronald M. Shelton MD
Director, The New York Aesthetic Center, New York; Assistant Professor, Department of Dermatology, Mount Sinai Medical Center, NY, USA

J. Barton Sterling MD
Fellow, Laser and Skin Surgery Center of Indiana, Carmel, IN, USA

Birgit Wörle MD
Dermatologist; Phlebologist; Aesthetic Dermatologic Surgeon, Rosenparkklinik, Darmstadt, Germany

Contents

1 지방흡입의 역사

History of Liposuction

C. William Hanke, Gerhard Sattler

지방흡입의 초기 역사는 1976년에 Ficher가 속이 빈 캐뉼라를 사용한 것에서 시작된다. Ficher의 전문 과목은 이비인후과였다. 그 후 바로 프랑스 산부인과 의사인 Illouz와 일반외과 의사인 Fournier가 파리에서 열성적으로 지방흡입을 시작하였다. Illouz는 지방흡입 전에 저장성 생리식염수와 히알루론을 주사하는 "wet technique"을 개척하였다. Fournier는 "격자모양(criss-cross) 테크닉"과 주사기 지방흡입을 개척했는데 그는 전세계 다양한 전문의들에게는 적극적이고 관대한 지방흡입의 스승이기도 하다. 미국에서는 1982년 LA에서 이비인후과 의사인 Martin이 처음으로 지방흡입을 시행하였다.

미국의 피부과 의사인 Laurence Field는 1977년 파리에서 지방흡입을 처음으로 배웠다(표 1.1). 그리고 1984년 Chrisman과 Field는 지방흡입에 대한 경험을 발표하였다. 피부과 의사들은 정맥 수면마취와 부분마취를 이용하는 지방흡입 시술을 개발하기 시작하였다. 또 다른 미국의 피부과 의사인 Asken은 1986년에 "A Mannual of Liposuction Surgery and Autologous Fat Transplantation under Local Anesthesia"라는 책을 출간하였다. 1987년에는 Jeffrey Klein이 오직 부분마취만으로 시술한 지방흡입을 처음으로 발표하였다. 이전까지는 지방흡입 시의 통증 때문에 전신마취나 정맥 수면마취가 필요하였다. 1988년 Bernstein과 Hanke는 피부과 의사들이 9,478명의 환자에게 부분마취에 의한 지방흡입 시술을 성공시킨 것을 토대로 부분마취에 의한 지방흡입의 안전성에 대해 보고하였다.

1988년에는 "Journal of Dermatologic Surgery and Oncology"의 편집장인 C. William Hanke가 파리에 있는 Fournier의 지방흡입 강좌에 참석한 후에 지방흡입만을 다룬 저널을 창간하였다. Fournier와 Coleman은 이 저널의 초빙 편집인으로 활동했다. 1990년에 Klein은 총 35 mg/kg의 리도카인을 사용한 부분마취만으로 전례없는 지방흡입의 안전성을 보고하였다. Hanke와 그의 동료들은 1995년 15,336명의 환자에게

피부과 의사의 지방흡입 역사

연도	내용
1977년	Field가 파리에서 지방흡입을 처음 배우다.
1984년	Field와 Chrisman이 Journal of Dermatologic Surgery and Oncology에 피부과 의사로는 처음으로 지방흡입 논문을 발표하다.
1985년	Klein이 부분마취로 그의 첫 지방흡입을 하다.
1986년	Asken이 지방흡입 수술의 소책자를 발간하다.
1987년	Klein이 튜메선트 지방흡입의 초석이 된 논문을 발표하다.
1988년	Journal of Dermatologic Surgery and Oncology에서 지방흡입에 대한 특별판을 출간하다
1989년	지방흡입에 대한 첫 가이드라인이 AAD에서 승인되다.
1990년	Klein이 튜메선트 리도카인(리그노케인) 35 mg/ kg으로 안전한 지방흡입을 보고하다.
1993년	Klein이 마이크로캐뉼라를 소개하다.
1994년	독일에서 Sattler는 튜메선트 지방흡입시 리도카인을 프릴로케인으로 대체하다.
1995년	Hanke와 Bernstein, Bullock이 "15,336명의 환자에서 튜메선트 지방흡입의 안전성"을 보고하다.
1996년	Ostad와 Kageyama, Moy가 튜메선트 리도카인 55 mg/kg으로 안전한 지방흡입을 보고하다.
1999년	Sommer와 Sattler, Hanke가 독일에서 Tumescent Local Anesthesia란 책을 처음 발간하다.
2000년	Klein이 Tumescent Technique이란 포괄적인 책을 발간하다.

표 1.1 피부과 의사의 지방흡입 역사

시술한 결과 튜메선트 지방흡입의 안전성을 보고하였다. Ostad와 Kageyama, Moy는 1996년 55 mg/kg의 리도카인을 사용한 안전한 지방흡입에 대해서 기술하였다.

Klein은 2000년에 "Tumescent Technique"이란 책을 출간하였다. 이 포괄적인 책에서 Klein은 많은 혁신적인 내용을 기술하고 있다. (1) 부분마취만을 이용한 지방흡입의 본래 시술법이나 최근 시술법, (2) Klein의 마이크로캐뉼라, (3) Klein 주입 펌프, (4) 여러 구멍이 뚫린 카피스트라노 캐뉼라, (5) 모든 신체 부위 치료를 위한 시술 등이 기술되었다. Klein은 표준시술, 보완적인 지방제거, 환자의 안전을 강조하고 있다. 그는 동료들에게 존경받는 선생이 되고 있다.

Sattler는 1987년 바르셀로나에서 열린 International Society of Dermatologic Surgery 연례학술대회에서 튜메선트 지방흡입을 처음으로 공부한 뒤 1989년 독일에서 튜메선트 지방흡입을 하기 시작해 많은 증례를 축적하였다. 1997년 그는 지방을 흡입하는데 2 mm 직경의 주입 캐뉼라를 처음으로 사용하였다. 1995년에는 10개의 구멍이 있는 흡입 캐뉼라를 소개했고 1997년에는 24개의 구멍이 있는 흡입 캐뉼라를 소개하였다. 10개나 24개짜리 캐뉼라는 혈관과 림프관, 신경의 손상이 적고 효과적으로 지방을 제거하는 것으로 보였다.

1999년 Sattler와 그의 동료들은 독일어로 된 "Tumescent Local Anesthesia"란 책을 출간하였다. 이 책의 제목인 'Tumescent Local Anesthesia'는 의학문헌에서 처음으로 사용되는 용어이다. 이 책에는 새로운 적응증을 많이 포함하고 있다. 지방흡입, 지방종, 광범위 절제, 복부 성형술, 내측 허벅지 올림술(lifting), 튜메선트 얼굴올림술, 피부 피판술, 피부이식, 진피 연마술, 레이저 피부 재생술, 겨드랑이 다한증, 여드름 흉터, 모발이식, 유방 수술, 관절경, 림프절 생검, 큰 복재정맥의 고위 결찰술과 박리술(stripping), 작은 복재정맥의 박리술, 정맥 절개술, 관통정맥의 내시경적 절개, 근막 절개술, 정맥 궤양의 절제, 다리 궤양의 죽은 조직 제거, 어린이의 부분마취 등이다.

이 책은 2001년 영어로 출판되었다. 그 후에 발간된 책들에서는 독일에서의 튜메선트 지방흡입의 발전을 자세히 기술하고 있다. 최근에 Sattler는 새로운 주입펌프(Liposat, LaserPoint AG Nordkirchen, Germany)와 파워 캐뉼라를 개발하였다(VibraSat, Laser Point AG, Nordkirchen, Germany). 2003년에는 보완적인 책인 "Safe Liposuction and Fat Transfer"가 Narrins에 의해 출판되었다.

참고문헌

Asken S 1986 Manual of liposuction surgery and autologous fat transplantation under local anesthesia. Terry and Associates, Irvine, CA

Bernstein G, Hanke CW 1988 Safety of liposuction. A review of 9478 cases performed by dermatologists. Journal of Dermatologic Surgery and Oncology 14:1112–1114

Chrisman BB, Field LM 1984 Facelift surgery update: suction assisted rhytidectomy and other improvements. Journal of Dermatologic Surgery and Oncology 10:544–548

Field LM 1984 Lipo-suction surgery: a review. Journal of Dermatologic Surgery and Oncology 10:530–538

Fischer A, Fischer G 1976 First surgical treatment for molding body's cellulite with three 5mm incisions. Bulletin of the International Academy of Cosmetic Surgery 3:35

Hanke CW, Bernstein G, Bullock S 1995 Safety of liposuction in 15336 patients. Journal of Dermatologic Surgery and Oncology 21:459–462

Hanke CW, Sommer B, Sattler G 2001 Tumescent local anesthesia. Springer, Berlin

Hetter CP 1999 The history of LSNA. Lipoplasty 16:9.

Klein JA 1987 The tumescent technique for liposuction surgery. American Journal of Cosmetic Surgery 4:263–267

Klein JA 1990 Tumescent technique for regional anesthesia permits lidocaine doses of 35mg/kg for liposuction: peak plasma levels are diminished and delayed 12 hours. Journal of Dermatologic Surgery and Oncology 16:248–263.

Klein JA 2000 Tumescent technique—tumescent anesthesia and microcannular liposuction. Mosby, St Louis

Narins RS 2003 Safe liposuction and fat transfer. Marcel Dekker, New York

Ostad A, Kageyama N, Moy RL 1996 Tumescent anesthesia with a lidocaine dose of 55mg/kg is safe for liposuction. Dermatologic Surgery 22:921–927

Sattler G, Sommer B, Hanke CW 2003 Lehrbuch der Liposuktion. Thieme, New York

Sommer B, Sattler G, Hanke CW 1999 Tumeszenz Lokalanasthesie-Praktische Anwendung. Springer, Berlin

2 라이브 수술 강좌에서의 지방흡입 교육

Teaching Liposuction at Live Surgery Workshops

C. William Hanke, Gerhard Sattler, Jeffrey A. Klein, Kimberly J. Butterwick, Patrick J. Lillis

Q1 라이브 수술 강좌에서 당신의 교육 계획과 시술에 대해서 소개해 달라.

Patrick J. Lillis : 나는 1993년부터 지금까지 26회의 라이브 수술 강좌에서 강의를 해 왔다. 첫째날은 아침 8시부터 정오까지 강의를 하고 오후 6시까지 지방흡입 핸즈온 강좌를 한다. 둘째날은 오전 8시부터 10시까지 강의를 하고 오후 6시까지 핸즈온 강좌를 한다. 두 명의 조교와 함께 참석자들은 다양한 경험을 하게 된다.

Kimberly J. Buterwick : 나는 두 번의 강좌에서 가르쳤다. 한 번은 외국에서 온 유일한 선생으로 하루 동안 약 20명의 참가자 앞에서 강의와 시범을 보였다. 두 번째는 2명의 대학 교수와 6명의 의사들이 참석한 가운데 이틀 동안 강의를 하였다. 작은 마이크로캐뉼라와 경구 또는 근육 내 마취만으로 실시하는 표준 튜메선트 지방흡입을 가르치고 시범을 보였다. 이 과정에서는 안전성과 결과를 강조하였다. 각 강좌는 상담과 환자 준비, 장비, 각기 다른 부위의 테크닉, 수술 후 관리, 합병증으로 구성되었다. 내 병원에서의 두 번째 강좌는 수술방에서 라이브로 실시하였다. 강좌는 환자에게 시범을 보이면서 참가자들이 질문을 하고 대답을 할 수 있어 대단히 효과적이었다.

Jeffery A. Klein : 나는 동료의사인 Norma Kassardjian과 함께 10년 넘게 지방흡입 핸즈온 강좌에서 400명 이상의 교육생을 가르쳐 왔다. 지금은 두 개의 정규 강좌가 있다. 하나는 Liposuction 101로 CME(Continuing Medical Education) 24시간으로 인정받는 3일간의 핸즈온 강좌로 최대 12명, 매년 4~6회 개최된다(www.liposuction101.com 참조).

이와 동시에 간호사를 위한 Nursing TLC(Tumescent Liposuction Course)가 있다. 만일 간호사나 조수가 Liposuction 101 강좌에 등록한 의사의 고용인이면 무료이다. 간호사들은 환자 관리와 주입 술기, 튜메선트 부분마취의 임상 약물학을 배우게 된다.

Liposuction 1A는 하루 동안의 견학과정으로(CME 8시간) AAAHC에서 공인된 카피스트라노 수술센터의 수술방에서 견학과 파워포인트 강의로 이루진다.

이 강좌는 처음에는 레지던트와 연구 조교들을 위해 계획되었으나 전신 또는 수면마취 없이 완전한 부분마취만으로 어떻게 지방흡입을 하는지 배우고 싶어하는 지방흡입 의사들에게도 귀중한 정보와 식견을 제공한다(www.liposuction1a.com 참조).

Gerhard Sattler : 독일에서 열리는 우리 강좌는 최대 30명의 의사들이 참가하고 이틀 동안 열린다. 커리큘럼은 수술 테크닉, 합병증, 주의할 점, 케이스의 설계와 계획으로 이루어져 있다. 이 강좌에서는 네 가지 케이스의 라이브 수술을 한다. 의사들은 강좌 두 번째 날에 수술 후의 환자를 보게 된다. 이전 강좌에서 수술한 환자의 수술 전후 사진도 보게 된다. 강좌에서 수술받은 많은 환자들에게 다음 강좌에서도 수술받을 것인지 묻는다.

C. William Hanke : 라이브 강좌는 내 병원에서 하고 참석자는 몇 명으로 제한한다. 나는 또한 미국과 해외에서 규모가 큰 라이브 수술 강좌를 해온 사람 중 한 명이다. 내 생각에 강의는 라이브 수술 강좌에만 제한되

어야 한다. 수술대 주위에 있는 의사들에게 수술받은 많은 환자들을 주목해야 한다. 강좌 동안에 시범 의사와 교육생 사이에 지속적인 대화가 있다.

Q2 당신의 강좌에 참석하는 의사들의 전공은 무엇인가?

Patrick J. Lillis : 피부과, 성형외과, 흉부외과, 심장혈관외과, 안성형외과, 이비인후과, 미용외과, 가정의학과, 내과, 마취과, 응급의학과, 부인과, 비뇨기과 의사다.

Kimberly J. Butterwick : 모두 피부과 의사다.

Jeffrey A. Klein : Liposuction 101의 모든 참석자는 피부과이거나 다른 수술 전공과목의 의사이어야 한다. 대부분의 참석자는 피부과, 일반외과, 부인과, 안성형외과, 안과, 성형외과 의사다.

Gehard Sattler : 피부과, 구강외과, 이비인후과, 성형외과, 산부인과 의사들로 제한한다. 치과나 가정의학과 의사들은 참석할 수 없다. 구강외과나 이비인후과 의사들은 목의 지방흡입을 실시하는 의사만으로 제한된다. 산부인과 의사는 유방과 복부를 시술하는 의사로 제한된다.

C. William Hanke : 모두 피부과 의사다.

Q3 라이브 수술 강좌를 준비하는 직원과 동료 의사에게 필요한 것은 무엇인가?

Patrick J. Lillis : 나와 동료 의사의 동의 아래에 강의가 선택되어야 한다.

Kimberly J. Butterwick : 동료 의사들은 강의를 준비하고, 요약 노트를 만들며, 미리 환자를 보고 강의 시간을 계획한다. 직원들은 참석자를 위한 시설, 음식, 정보를 정리한다. 또한 적절한 장소에서 참석자들에게 인사하고 그 날의 대상의 일성을 설명한나.

Jeffrey A. Klein : Liposuction 101, 1a는 적절한 수술 계획과 등록 관리로 준비된다.

시범 수술을 계획하는데 있어서는 다음과 같은 사항을 고려한다.

(1) 학습을 최대화할 수 있는 프로그램의 디자인
(2) 다양한 부위에서의 지방흡입(복부, 얼굴-목, 엉덩이, 바깥 허벅지 등)
(3) 적절한 지원자를 선택하고 선발하는 것
(4) 선택된 환자의 수술 전 평가
(5) 간호 인력을 위한 계획

등록은 다음과 같은 과정을 거치므로 시간이 많이 소모된다.

(1) 등록과정에서 지원자를 도와준다(묻고 답하는 강좌에 필요한 것을 설명한다).
(2) AMA 의사 자료를 얻어서 지원자의 자격을 확인하고 가능하면 과거 연수과정을 체크한다(외국에서 온 의사는 불필요).
(3) 지원자를 주의깊게 선별하여 참석자를 선택한다. 이 과정에서 몇몇 지원자는 탈락한다(의과계열의 전공의가 아닌 경우 탈락 대상이 된다).
(4) 101에 참석하는 의사와 동시에 NTLC에 지원한 간호사를 선별한다.
(5) 각 참석자에게 사물함을 배정하고 강의 요강과 노트를 준비한다.
(6) 참석하는 간호사와 의사에게 맞는 수술 옷을 주문하여 배정한다.
(7) 최근에는 파워포인트 강의 자료를 준비한다.
(8) 간식과 저녁식사를 준비한다.
(9) 강의에 알맞게 가구를 재배치한다.
(10) 참석자들의 수료증을 프린트한다.

Gerhard Sattler : 환자를 선택하고 수술 전 검사를 한다. 수술과 촬영을 위한 동의서에 서명하게 한다. 직원들은 장비와 기구 수술 스케줄을 준비한다. 동료 의사들은 강의와 강의 노트를 준비한다.

C. William Hanke : 직원들은 환자를 모집하고 준비시킨다. 환자는 수술 전 검사를 받는다. 강의록을 준비하고 강당 운영자와 연락한다.

Q4 라이브 수술 강좌를 들으려고 하는 교육생들이 해야 할 일은 무엇인가?

Patrick J. Lillis : 튜메선트 지방흡입에 관한 책을 선택하여 읽어야 한다.

Kimberly J. Buttrerwick : 튜메선트 지방흡입에 관한 교과서를 읽을 것을 권유한다. 강좌 전에 한 가지 케이스라도 보려고 노력하는 것이 좋다고 생각한다. 그래야만 시술에 어느 정도 익숙해질 수 있다.

Jerrfery A. Klein : 나는 Liposuction 101에 참가하려는 모든 교육생에게 2000년도에 모스비에서 출간된 500페이지 분량의 "Tumescent Technique"을 반드시 읽을 것을 권유한다.

Gerhard Sattler : 튜메선트 지방흡입에 관한 논문과 책을 읽어라. 가능하다면 수술 과정을 견학하라.

C. William Hnake : 나는 지방흡입 교과서나 논문들을 읽을 것을 권유한다.

Q5 당신의 강좌에서 핸즈온 강좌를 진행한다면 의학적 면허나 책임을 어떻게 조율할 것인가?

Patrick J. Lillis : 콜로라도 주는 미국의 의료 면허를 가진 의사에게만 핸즈온 지방흡입을 허용하고 있다.

Kimberly J. Butterwick : 우리는 핸즈온 트레이닝을 하지 않는다. 참가자들은 기구를 다루고 환자를 디자인하고 모든 세부사항을 보지만, 환자를 직접 만질 수는 없다.

Jeffrey A. Klein : 모든 참석자는 반드시 유효한 의료면허와 자신이 속한 주의 의료과오에 대한 보장이 있어야 한다.

Gerhard Sattler : 우리 강좌는 핸즈온 과정이 없다. 참석자들은 수술하는 동안 수술대 옆에서 수술자와 서로 얘기한다.

C. William Hanke : 라이브 수술 강좌에서 핸즈온 강좌를 위한 준비는 각 주마다 다르게 진행된다.

Q6 어떤 전문의가 지방흡입을 가장 쉽게 배우나?

Patrick J. Lillis : 피부과, 성형외과, 미용외과 의사다.

Kimberly J. Butterwick : 나는 피부과 의사들과 목의 지방흡입을 하고 싶어하는 한 명의 성형외과 의사만 가르쳤다.

Jeffrey A. Klein : 훌륭한 지방흡입 수술자가 되기 위해 어떤 전공의가 우위에 있는 것은 아니다. 미래의 성공을 결정짓는 가장 중요한 요소는 상식과 불필요한 위험에 대한 반감, 환자에 대한 열정적인 자세이다. 어떤 전공의도 그 구성원이 평균 이상의 상식을 가졌다고 주장할 수 없다.

Gerhard Sattler : 피부과 의사는 지방흡입을 잘 하기 위한 적절한 훈련을 받는다. 많은 성형외과 의사나 구강외과 의사들은 지방흡입을 하는데 있어서 너무 공격적이다.

C. William Hanke : 개인적으로 피부과 의사에 대한 선입견이 있지만, 다른 많은 전문의들도 쉽게 튜메선트 지방흡입을 배운다. 어떤 피부과 의사들은 단지 목의 지방흡입에만 관심이 있고 어떤 다른 의사들은 몸의 지방흡입도 하고 싶어한다.

Q7 지방흡입을 배우는 데 우위에 있는 특정 전문과목이 있는가?

Patrick J. Lillis : 내가 인정할 수 있는 것은 없다.

Kimberly J. Butterwick : 없다.

Jeffrey A. Klein : 지방흡입을 배우는 데 한 과목이 다른 과목보다 우위에 있다고 생각지 않는다.

Gerhard Sattler : 피부과 의사가 이점이 있다. 그들은 부분마취를 사용한 시술을 많이 훈련받기 때문이다. 피부과 의사들은 매일 깨어 있는 환자들과 대화하면서 수술하기 때문에 환자들과 더 나은 관계를 형성한다.

C. William Hanke : 피부과 의사들에게 선입견을 가지고 있다. 피부과 의사들은 일반적으로 위험을 싫어하고 합병증을 일으키지 않는 시술법을 선택한다.

Q8 강좌 동안 사고나 합병증이 생긴 경우가 있나?

Patrick J. Lillis : 나중에 시행될 터치업 이상의 중요한 문제는 없었다.

Kimberly J. Butterwick : 없다.

Jeffrey A. Klein : 내가 알고 있는 바로는 없다.

Gerhard Sattler : 없다. 모든 강좌의 환자는 무료이다. 그러므로 의사와 환자는 교육을 위한 동반자가 되는 것이다.

C. William Hanke : 없다.

Q9 초보자는 어디부터 해야 하는가?

Patrick J. Lillis : 엉덩이, 내측 무릎이다.

Kimberly J. Butterwick : 엉덩이, 복부가 시작하기 좋다. 환자는 너무 뚱뚱하지 않은 중년 여성이 좋다. 젊은 여성은 소란스러울 수 있고, 나이든 환자는 의학적 문제를 가지고 있을 수 있다. 나는 참석자들에게 항상 한 군데만 시술하라고 말한다. 처음에 몇 가지 케이스를 해보는 것은 생각보다 시간이 오래 걸리기 때문이다.

Jeffrey A. Klein : 나는 첫 시술 부위로는 엉덩이가 가장 좋다고 믿는다. 갱년기 이후 여성의 지방은 더 부드러워서 쉽게 제거할 수 있다.

Gerhard Sattler : 미용지수 98인 여성은 거의 필요가 없고 수술 후 만족해 하지 못할 가능성이 높다. 미용지수 60인 여성은 지방흡입이 필요하고 보통은 수술 후 대부분 만족해한다. 초보자에게는 엉덩이가 가장 쉽고 바깥 허벅지가 가장 어렵다.

C. William Hanke : 엉덩이와 목이다. 적절한 훈련을 받았다면 목의 지방흡입은 쉽게 할 수 있고 결과가 좋을 수 있다.

Q10 결국 초보자가 마지막에 시도해야 하는 부위는 어디인가?

Patrick J. Lillis : 종아리와 발목이다.

Kimberly J. Butterwick : 팔, 내측 허벅지, 종아리, 발목, 여성의 유방이다. 내측 허벅지는 초보자가 흔적을 남기기 가장 쉬운 곳이다. 종아리와 발목은 자주 원하는 곳이 아니기도 하지만, 50~100가지의 케이스를 경험하기 전까지는 시도해서는 안 된다. 유방은 어렵지는 않지만, 부종 같은 합병증이 생기기 쉽기 때문에 다른 곳에서 경험을 더 얻는 것이 좋다.

Jeffrey A. Klein : 다리의 지방흡입으로 수술 수년 후에 울체성 피부염이나 궤양의 가능성이 증가할 수도 있다. 지방흡입이 다리의 정맥과 임파신에 손상을 준다는 확정적 증거는 없지만 그럴 가능성이 있기 때문에 나는 종아리와 발목의 지방흡입은 권유하지 않는다.

Gerhard Sattler : 발목, 무릎, 바나나 롤, 등, 남성의 러브핸들이다.

C. William Hanke : 종아리, 발목, 안쪽 허벅지 등이다.

Q11 강좌 후에 집으로 돌아가서 교육생들은 무엇을 해야 하는가?

Patrick J. Lillis : 스승과 긴밀한 관계를 맺고 스승을 지켜보고 스승의 감독 하에 첫 케이스를 시술하라.

Kimberly J. Butterwick : 마음 속에 뜨거운 열정과 생생한 정보를 가지고 가능한 빨리 첫 케이스를 시술하는 것이 최선이다. 치료할 부위에 대한 책과 노트를 읽어라. 진행하기 전에 실수를 커버해 줄 보험을 확인하라. 적절한 장비를 주문하라. 직원을 교육하고 수술 전 미리 직원들과 함께 준비물과 포뮬라, 프로토콜을 점검하라.

Jeffrey A. Klein : 의사의 실습 대상인 환자에게 의사가 최근에 트레이닝 받고 지방흡입에 흥미가 있다는 것을 알려야 한다. 예를 들면, 대기실에 한 페이지의 알림글을 준비하는 것이다. 직원에 대한교육과 훈련이 완료되고 필요한 수술 장비와 물품이 준비되는 대로 지방흡입을 해야 한다.

Gerhard Sattler : 만일 즉시 시술할 케이스가 있다면 직원과 환자의 준비를 철저하게 해야 하고, 각 케이스 간에 충분한 시간을 두어야 한다. 첫 환자가 회복되고 결과를 확인한 후 두 번째 케이스를 진행해야 한다.

C. William Hanke : 나는 장비를 테스트 하기 위해 예행연습을 할 것을 권유한다. 만일 흡입 펌프가 고장나면 어떻게 그 케이스에 대해 대처할 것인가? 대부분의 의사들은 예비 펌프를 가지고 있고, 그 외의 다른 의사들은 "주사기 지방흡입(Syringe liposuction)"으로 대신한다. 그래서 작은 케이스를 시술한 경험이 있는 동료를 조수로 두는 것이 이상적이다.

Q12 수술 동안 또는 수술 후에 합병증이 생기면 초심자는 무엇을 해야 하는가?

Patrick J. Lillis : 경험 있고 믿을 만한 동료에게 조언을 구해야 한다.

Kimberly J. Butterwick : 그들이 환자를 적절히 선별하고 모든 가이드라인을 충실히 따랐다면 처음부터 합병증이 생길수가 없다. 그들 자신의 규칙이 아닌 표준 시술과 가이드라인을 따르도록 해야 한다. 수술자가 어떻게 시술해야 하는가에 대한 확신이 없을 때 합병증이 생길 수 있다. 합병증에 따라 그 시술에 좀 더 경험있는 의사나 환자의 1차 진료를 담당하는 의사에게 점검을 받아야 한다. 물론 응급상황이라면 119에 전화해야 한다. 응급상황에서는 강좌의 선생들에게 연락할 수 없지만, 응급상황이 아니라면 연락하여 조언을 구할 수 있다.

Jeffrey A. Klein : 즉각적인 상황에서 임상적으로 무엇이 필요한지 파악하라. 다른 전문가를 찾아서 도움과 지원을 요청하는 것을 주저하지 마라. 만일 외래에서 합병증을 다룰 수 있을지 의심된다면 환자를 관찰하고 돌보기 위해 병원에 입원시키는 것을 주저해서는 안된다.

Gerhard Sattler : 강좌의 선생이나 감독관에게 자문을 요청해야 한다. 필요하다면 상급 병원으로 옮기는 것도 고려해야 한다.

C. William Hanke : 필요하다면 언제든지 우리 중 누구에게라도 전화하라. 대안으로 당신이 있는 지역에서 믿을 만한 동료에게 자문을 구하라. 외래에서 지방흡입을 하는 의사는 AAAHC(the Accreditation Association for Ambulatory Health Care) 또는 JCAHC(the Joint Commission on Accreditation of Health Care)에서 인가받아야 한다.

Q13 강좌 후에 지방흡입을 포기하는 교육생들도 있나?

Patrick J. Lillis : 내 경험에 의하면 약 50%가 지방흡입을 시도하지 않는다.

Kimberly J. Butterwick : 어떤 의사들은 그들의 병원과 직원이 이런 시술을 하기에 적합하지 않다는 것을 알게 된다. 어떤 사람은 확신을 위해서 또 다른 강좌에 참석하기도 한다. 하지만, 거의 모든 참석자가 실제로 튜메선트 지방흡입을 시행한다.

Jeffrey A. Klein : 400명 이상의 의사들을 훈련시켜보니 간호사도 우리 강좌에 참가하는 것이 지방흡입을 실행하기에 더 도움이 된다는 것을 알게 되었다. Liposuction 101에 참가한 어떤 의사들은 지방흡입을 하지 않기로 결정했다.

Gerhard Sattler : 참석자의 50%가 지방흡입을 시행하지 않는다. 어떤 이는 "보기에는 흥미로운데 내게는 맞지 않다"고 말한다. 또 다른 이는 첫 케이스를 시술하는데 6개월이 걸렸다고 한다. 이런 경우를 제외하고는 강좌를 마친 의사들은 바로 지방흡입을 시작한다.

C. William Hanke : 나는 강좌에 참석한 50%가 한 번의 케이스도 하지 않는다는 데 동의한다.

Q14 당신에게 추가로 더 훈련받기 위해 강좌를 다시 들으러 오는 의사들도 있는가?

Patrick J. Lillis : 그렇다

Kimberly J. Butterwick : 그렇다. 어떤 사람들은 하루나 이틀 동안 일대일 교육을 받기 위해서 온다. 참석자가 몇 가지 케이스를 시술해 본 후에, 경험이 늘어감에 따라 새로운 의문점이 생기기 때문이다.

Jeffrey A. Klein : 그렇다. 몇몇 의사들은 추가로 핸즈온 훈련을 받기 위해 두 번째 참석을 한다. Liposuction 101은 더 많은 지방흡입 수술을 견학하기 위해 카피스트라노 수술센터로 오는 것을 환영한다.

Gerhard Sattler : 50%가 숙련자 강좌에 참석한다. 어떤 의사들은 매년 또는 격년으로 참석하며 어떤 이는 개인적으로 교습을 받으러 온다.

C. william Hanke : 어떤 의사들은 시술하기에 충분한 확신을 얻기 위해 몇 개의 라이브 수술 강좌에 참석할 필요가 있다.

Q15 강좌 후 강의 참석자가 조언을 위해 전화를 한 적이 있는가? 있다면 보통 어떤 조언이 필요한가? 중대한 합병증에 대해 조언을 구한 경우가 있는가? 있다면 어떤 것이었나?

Patrick Lillis : 참석자들이 때때로 전화를 해온다. 조언은 보통 수술 선 환자의 전제적인 건강에 관한 많은 요인들과 관련된 것이다. 때로는 전해 준 조언들로 수술 후 합병증을 처리하기도 한다. 보고된 합병증은 다음과 같다. 목에 생긴 결절, 앞쪽 허벅지의 불균일, 안쪽 허벅지의 불균일, 팔의 불균일, 피부의 딱지, 수액낭 등이다.

Kimberly J. Butterwick : 그렇다. 자주 하는 질문은 환자 선택과 환자에게 의학적 문제가 있을 때 무엇을 해야 하는지에 관한 것이다. 또한 장비에 대한 질문과 장비를 어디에서 주문해야 하는지 등에 관한 것이다. 중대한 합병증으로 연락받은 경험은 없다.

Jeffrey A. Klein : 그렇다. 참석자들은 팩스나 이메일로 나에게 질문하기도 한다. 질문은 대체로 환자가 먹은 약에 대한 금기나 환자에게 영향을 미치는 환자의 의학적 상태에 관한 것들이다.

2명의 참석자가 날카로운 주입 캐뉼라(spinal needle, intradiscal needle)를 사용하여 생긴 합병증에 대해 물어왔다. 척추 바늘을 사용한 간호사에 의해 양쪽에 기흉이 생겼다. 환자의 산소포화도를 관찰해서 진단하였다. 환자는 병원에서 감시했고, 상태는 자연스럽게 완화되었다. 또 다른 합병증은 복부에 6 inch intradiscal needle을 사용한 간호사에 의해 발생했다. 담낭이 찔렸고 주입하는 동안 터졌다. 환자는 응급 개복수술을 받아 생명에는 지장이 없었다.

Gerhard Sattler : 그들은 수술 전 계획에 대한 조언을 구하거나 사진을 보낸다. 참석자 중 어떤 의사도 중대한 합병증을 유발시키지 않았다. 한 명의 의사가 복부 튜메선트 지방흡입 후 생긴 지속적인 림프부종에 대해 의논해 왔다. 림프선 촬영으로 흉관의 이상이 밝혀졌다.

C. William Hanke : 어떤 참석자는 정기적으로 나에게 연락한다. 그들은 종아리나 발목 같은 보기 드문 케이스를 시술하기 바로 전에 연락한다. 내가 알기로 중대한 합병증은 없었다.

3 최신의 지방흡입 기계와 캐뉼라
Modern Liposuction Instrumentation and Cannulas

Carolyn I. Jacob, Gerhard Sattler

서론

다루어질 주제

1982년 미국에 지방흡입이 소개된 이후로 많은 진보가 있었다. 가장 큰 발전은 Jeffrey Klein이 개발한 튜메선트 마취이다. 튜메선트 마취의 출현 이전에 지방흡입은 전신마취에 의존했었다. 이런 마취는 지방층 내에서 지혈이 안 되어 출혈, 혈종, 회복의 지연, 피부가 울퉁불퉁해지거나 많은 양의 수액이동 같은 합병증을 유발했다. 많은 경우에 수술 중이나 수술 후에 수혈이나 대량수액 투여가 필요했다. 오늘날에는 튜메선트의 사용으로 이러한 합병증의 발생률이 감소하였고 앞에 기술한 안전 가이드라인 속에서 합병증이 방지될 수 있게 되었다.

지속적으로 발전하고 있는 지방흡입의 한 분야로 원하지 않는 지방을 제거하는 데 유용한 다양한 종류의 기구들이 있다. 지방흡입에는 세 가지 중요한 과정이 있다. (1) 튜메선트 마취의 공급, (2) 치료할 부분에 적절한 흡입 캐뉼라의 선택, (3) 흡입이다. 최근에는 흡입 과정에서 시술자를 돕는 기구들이 많아졌다. 내외부 초음파, 파워 캐뉼라, 그리고 가장 최근에 출현한 레이저 기구들이다. 지방흡입을 위해 필요한 장비의 검토뿐만 아니라 선택적인 장치, 개발 중인 장치 등에 관한 내용이 이 장에 기술되어 있다(Box 3.1).

마취수액 백

튜메선트 마취법은 지방흡입의 안전성, 사망률, 회복시간 등을 눈에 띄게 개선시켰다. 표준 Klein 용액은 생리식염수(또는 락테이트 링거액), 리도카인(리그노카

마취(Anesthesia)

- Tumescent anesthetic solution
- Infiltration cannulas or needles
- IV or peristaltic pump tubing
- Peristaltic pump, pressure cuff, or syringe anesthesia administration device

캐뉼라(cannulas)

- Aggressive–large diameter, numerous holes, holes placed toward tip of cannula

Keel Cobra	3~3.7 mm
Capistrano	10~12 gauge
Mercedes	10~12 gauge
Pinto	10~12 gauge
Toledo	10~12 gauge

- Intermediate–medium diameter, distal holes oriented away from dermis

Accelerator/Triport	3 mm
3–Port Radial or standard	3 mm
Pyamid	3 mm
Klein (dual port)	12 gauge
Capistrano	14 gauge
Keel Cobra	2.5 mm
Texas	2.5 mm
Dual Port Standard	2.5 mm
Fournier	2.5 mm
Sattler	2 mm

- Least aggressive–small diameter, distal holes oriented away from dermis

Capistrano	16 gauge
Klein (dual port)	14~16 gauge
Spatula	2~3 mm
1–Hole Standard	2 mm

다른 지방흡입 장비

- External ultrasound device
- Powered cannulas
- Laser 635 nm, 10 mW diode

Box 3.1 지방흡입 장비

인), 에피네프린(아드레날린), 중탄산염을 함유한다. 어떤 의사들은 트리암시놀론을 섞기도 한다. 수액을 환자에게 주입할 때, 수액의 온도는 일반적으로 실온으로 하지만 따뜻하게 데우면 환자를 더 편안하게 해 준다. 각 수액은 전자레인지에서 조심스럽게 데울 수 있다. 전자레인지 전력의 폭이 크기 때문에 적절한 가열 시간을 결정해야 한다. 여기에 더해 수액을 데울 수 있는 가열 욕조 장비를 구입할 수 있다. 너무 뜨거우면 환자가 화상을 입을 수 있기 때문에 적절한 온도로 조절해야 한다.

튜메선트 마취액의 주입

튜메선트 마취를 주입하는 데 필요한 장치는 종류가 다양하다. 가장 간난한 장치는 캐뉼라에 60 cc 주사기를 연결한 것이다. 이것은 넓은 부위를 시술 하기에는 적절하지 못해서 거의 사용하지 않는다. 이중마개가 달린 특수 주사기는 Ⅳ 백으로부터 주사기를 더 빨리 채울 수 있다. 더 유용한 파워 Ⅳ 주입 장치가 튜메선트를 위한 표준 장치로, 간단한 압력 커프에서부터 모터로 구동되거나 페달로 구동되는 펌프까지 다양하다. 압력 커프 주입기(Byron Medical, Tuscon, AZ)는 비싸지 않고 Ⅳ 백과 잘 맞는다. 이것은 필요한 압력을 공 모양의 펌프로 부풀려 주입 캐뉼라와 루어락이 있는 Ⅳ줄로 연결한다. 튜브에는 롤 모양의 잠금장치가 있어서 조수가 수동으로 잠글 수 있어야 한다. Hunstad handle adaptor를 튜브와 캐뉼라 사이에 부착하여 수술자가 엄지손가락으로 눌러서 주입할 수 있다.

마취 용액을 주입하는 가장 효과적인 방법은 연동운동펌프에 의한 것이다. 모터로 작동되는 이 장치는 속도 조절뿐 아니라 켜고 끄는 것이 정확하다. 수많은 장치가 있는데, Wells Johnson, Byron, Termann-Bernsco, HK medical 등이 공급한다. PsiTec(Byron, Tuscon, AZ) 장치는 주입장치와 흡인장치가 함께 있다(그림 3.1A~C). 펌프의 속도는 대부분 0~600 ml/min이다. Liposat(LaserPoing AG, Nordkirchen, Germany)는 유럽에서 만든 펌프이다. 속도는 30~200 ml/min이다. 주입되는 부피가 정확히 조절된다. 또 용액을 환자가 가장 편한 37℃로 예열시킨다(그림 3.1).

한 개 또는 두 개의 페달이 있어 수술자가 기계를 조작할 수 있다. 두 개의 페달은 수술대 양쪽에 두어 조수의 도움과 이동 없이 사용할 수 있다. 페달을 계속 눌렀을 때 켜지게 설계된 것이 있고, 한 번 누르면 켜지고 한 번 더 누르면 꺼지게 설계된 것도 있다. 주입 속도는 튜브와 주입 캐뉼라의 크기에 의해 제한된다. 어떤 의사는 18게이지 바늘을 사용하는 데 순응하는 속도는 75 ml/min이다. 더 크고 구멍이 많은 캐뉼라로는 분당 200 ml 이상의 속도로 주입할 수 있다(그림 3.2). 주입 속도는 환자를 편안하게 할 수 있는 속도여야 한다는 것을 염두에 두는 것이 중요하다. 속도가 빠를수록 환자는 더 불편해질 것이다. 게다가 어떤 장치는 두 개의 회전 머리가 있어 동시에 두 명의 수술자가 마취액을 주입할 수도 있다. 수술자는 각자의 속도를 방해하지 않도록 조심스럽게 작업해야 한다.

마취액 주입을 위한 기구 사용

튜메선트 마취액을 주입하는 데에는 다양한 바늘과 캐뉼라가 있다. 위에서 언급한 것처럼 바늘과 캐뉼라의 크기에 의해 속도가 제한된다. 그러므로 많은 구멍이 있는 큰 캐뉼라(2.0~3.0 mm)는 복부나 안쪽 허벅지 같은 넓은 곳에 사용된다. 어떤 의사들은 25게이지 척추바늘로 천천히 주입을 시작하고 나중에 큰 캐뉼라로 바꾸는 것을 선호한다. 또 어떤 의사들은 큰 부위를 치료하기 위해 전형적으로 16~18게이지의 구멍이 많은 캐뉼라를 사용한다. 27~32 cm의 긴 캐뉼라는 작은 절개창으로 넓은 지역을 감당할 수 있다. 17~20 cm의 짧고 얇은 1.5 mm 캐뉼라 또는 20게이지 척추 바늘은 목과 턱 같은 작은 곳에 더 유용하다. Sydney Coleman은 최근에 길이를 따라 많은 구멍이 있는 스프링 쿨러 끝 모양의 캐뉼라를 소개했다. 이것을 피하지방에 편안히 삽입하기 위해서는 캐뉼라 길이 만큼의 척추 바늘에 의한 부분마취가 필요하다.

흡입장비

본래 지방흡입은 주사기를 통해 이루어졌다. 캐뉼라

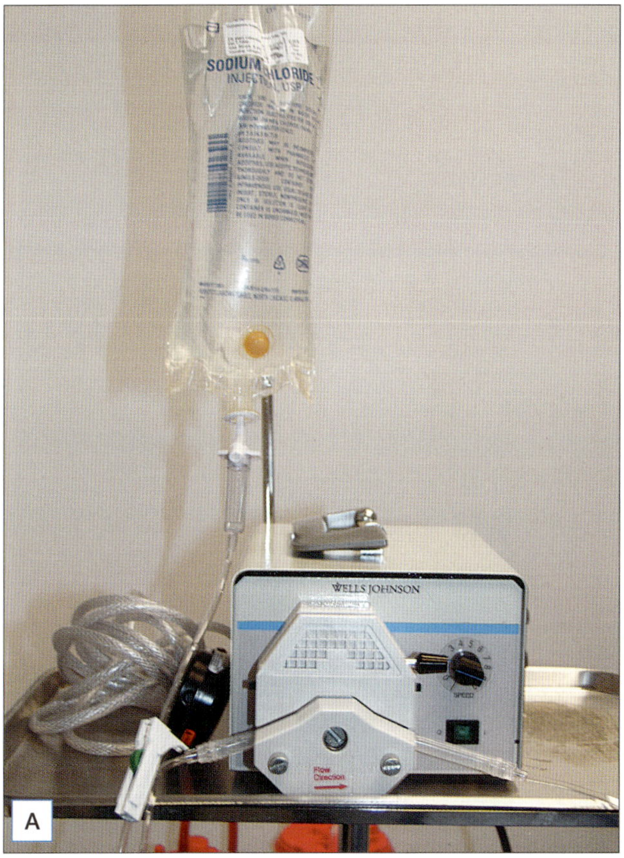

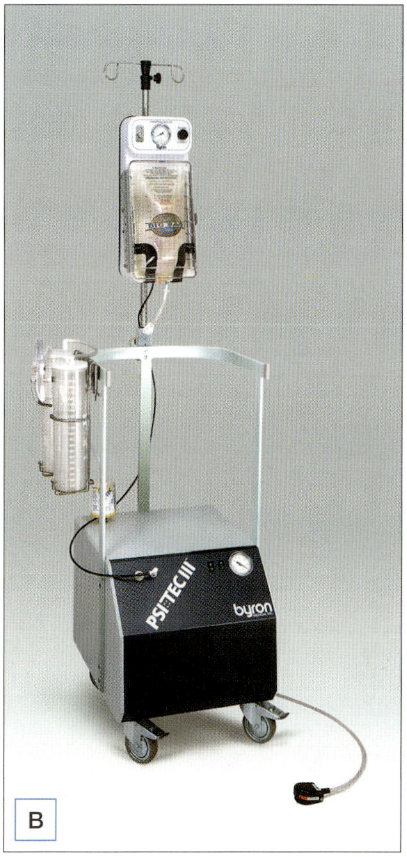

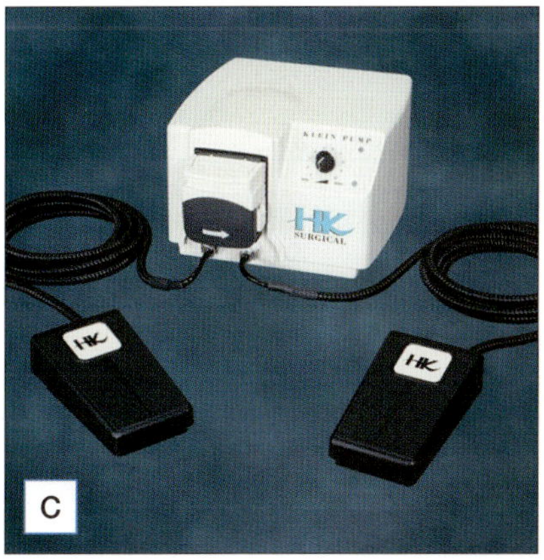

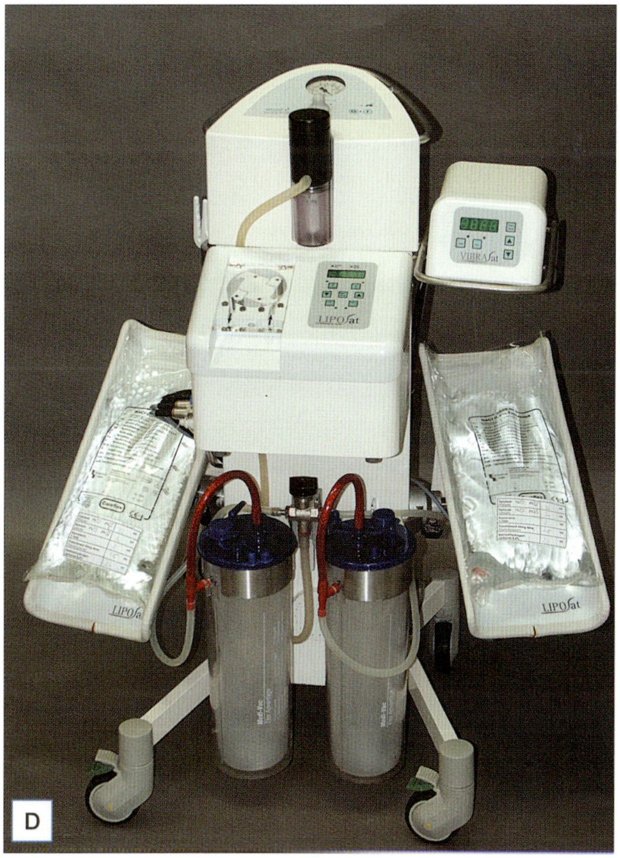

그림 3.1 지방흡입 주입펌프. (A) Wells Johnson. (B) Byron Psi-Tec. (C) HK Surgical Supplies. (D) LipoSat

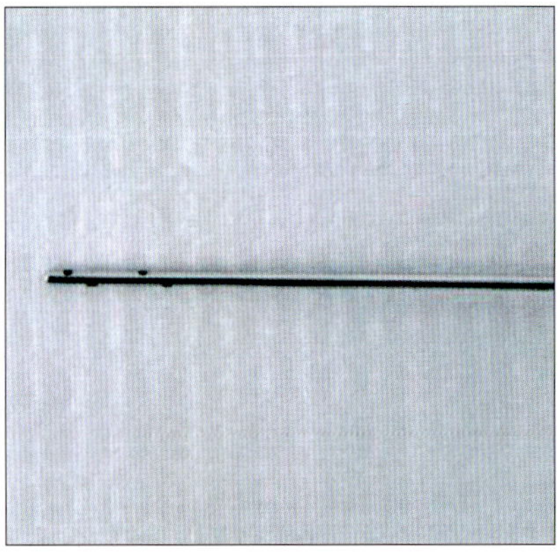

그림 3.2 구멍이 많은 스프링쿨러팁이 부착된 주입 캐뉼라

가 지방 조직에 들어가 있는 동안 주사기 플런저를 뒤로 당겨서 음압을 만든다. 이것은 지방을 채취하거나 턱 같은 곳을 흡입할 때 적절한 기구이다. 잠금장치가 있어 플런저를 고정하고 수술자가 캐뉼라를 움직이는 동안 음압을 유시시킨다. Toomey 타입의 주사기는 일반적인 루어락 주사기보다 끝부분의 직경이 크다. 이것은 시술하는 동안 잠그지 않고도 음압을 유지할 수 있지만, 더 큰 주사기(60 ml)는 긴 시간 동안 수술자가 잡고 있기가 힘들다. 주사기가 차면 빈 주사기로 바꾸어서 계속 진행해야 한다.

대부분의 의사들은 지방제거를 빠르고 쉽게 하기 위해 기계식 흡인장치를 쓴다. 이 펌프들은 프로펠러의 날개나 피스톤으로 작동된다. 피스톤 타입은 힘은 세지만, 날개 타입보다 시끄럽다. 최적 흡인 압력은 29 inch/Hg(74 cmHg)이다. 고도가 높은 곳에서는 23~24 inch/Hg(58~61 cmHg)가 최대 압력이다. Reliance (Tiemann-Bernsco Co., Hauppage, NY), Hercules (Wells Johnson, Tuscon, AZ), PsiTec(Byron Medical, Tuscon, AZ)과 Titan(Miller Medical, Mesa, AZ)이 많이 사용되는 흡인장치들이다(그림 3.3). 어떤 기계들에는 목과 턱의 지방흡입에 사용할 수 있을 정도로 흡인압력을 줄일 수 있는 스위치가 있다.

각 흡인기에는 플라스틱으로 만들어진 각자 다양한 모양의 수집통이 있다. 예전에 사용했던 유리 수집통은 쓰지 않는다. 플라스틱 용기는 딱딱하고(canisters), 부드럽다(bags). 캐니스터에는 제거된 지방의 양을 쉽게 측정할 수 있도록 1~3 ℓ까지의 눈금이 있다. 대부분 캐니스터가 넘칠 경우에는 튜브로 넘치거나 내부 차단장치가 조절한다. 이것은 액체가 흡인펌프로 유입되는 것을 막아준다. 수집통을 팽팽하게 유지하기 위해 딱딱하고 투명한 외부 플라스틱 용기 속에 넣어 둔다. 때문에 바깥 캐니스터와 백 사이의 공간에서 진공이 만들어진다. 드물게 바깥 캐니스터에 금이 생긴 경우 공기가 새어 큰 압력의 흡입이 불가능해질 수 있다. 흡입하는 동안 튜브가 막히지 않게 하기 위해 찌부러지지 않는 일회용 튜브가 필요하다. 만일 재소독하면 튜브는 딱딱해지고 깨지기 쉽게 된다. 길이(보통 6~9 ft, 1.8~2.7 m), 두께, 무게는 의사의 취향에 따라 결정된다.

흡입 캐뉼라

지방 제거를 위한 다양한 캐뉼라가 있다. 이들 캐뉼라는 스테인레스로 만들어지는데 주재료는 강철, 알루미늄, 델드린, 황동의 합금이다. 어떤 것은 매끄럽고 저항을 줄이기 위해 지르코늄 또는 테프론으로 코팅되기도 한다. 끝 모양도 다양한데, 무딘 모양을 비롯해 총알, 주걱, "V"자 모양이 있다. 톨레도 "V"나 Byron closed neck dissector 같은 V자 모양의 캐뉼라들은 섬유띠를 부드럽게 파괴시키는 데 사용된다. 끝이 날카로운 캐뉼라를 사용할 때는 혈관같은 구조물을 파괴할 수 있기 때문에 주의해서 사용해야 한다. 적절한 모양의 끝을 선택하여 흡입하는 곳을 완전히 삼각형 모양으로 만들어야 한다. 긴 캐뉼라는 잘못된 방향으로 진행하지 않도록 주의해야 한다. 초보자의 경우에는 섬유화된 곳이나 흉터 부위를 흡입할 때 짧은 것이 더 용이할 수 있다.

캐뉼라는 핸들이 부착되거나 부착되지 않은 상태로 판매된다. 핸들이 없는 것들은 머리쪽이 일반 루어락이나 디럭스 루어락으로 되어 있다. 이런 캐뉼라들은 수술자가 특별히 선호하는 핸들이 있거나 멸균 소독기의 길이가 짧은 경우에 사용하기가 편리하다. 최근 논문에서 어떠한 핸들이 인체공학적으로 편리한지를 조사했다. 적절한 핸들을 사용함으로써 수술자의 손과 팔의 반복적인 스트레스와 피로를 줄일 수 있다. 인간의 손은 쥐는데 2차원의 그립을 만드는 두 개의 해부학적 면을 가진다. 첫 번째 면은 실린더 주위를 움켜쥐고 두 번째 면은 실린더를 가두는 역할을 한다. 두 번째 면은 첫

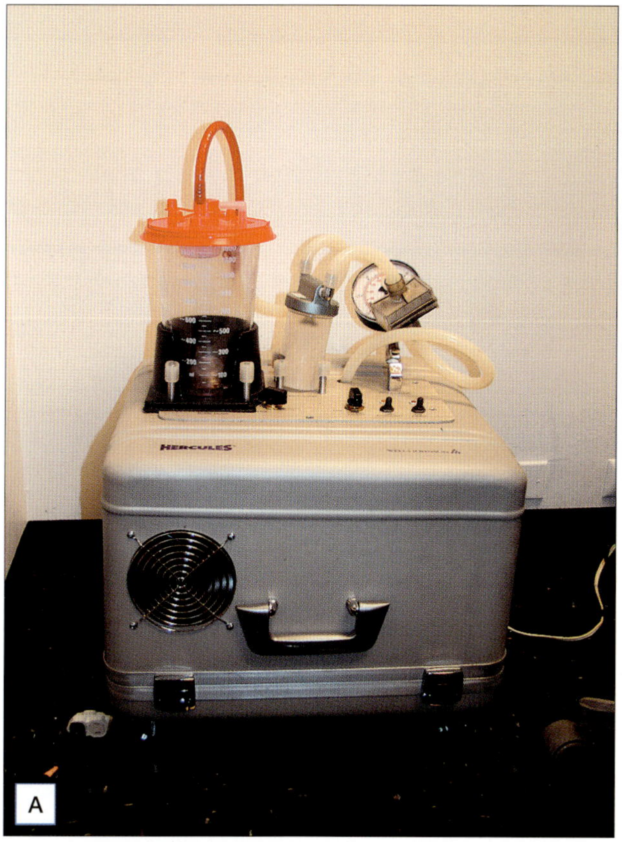

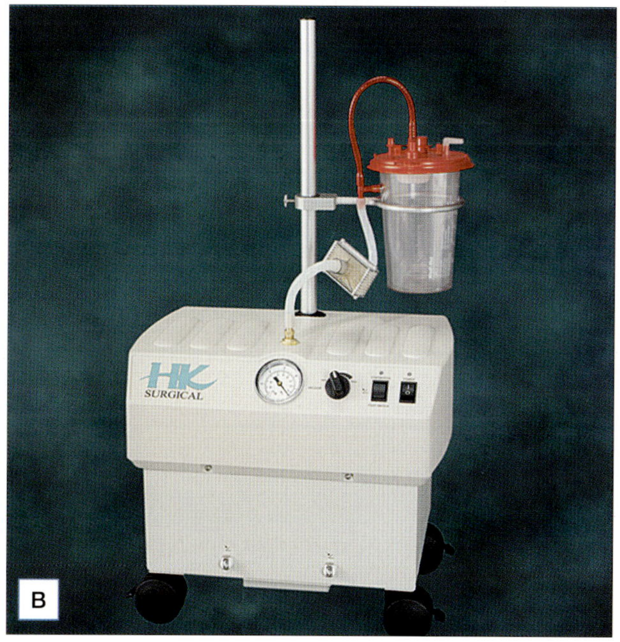

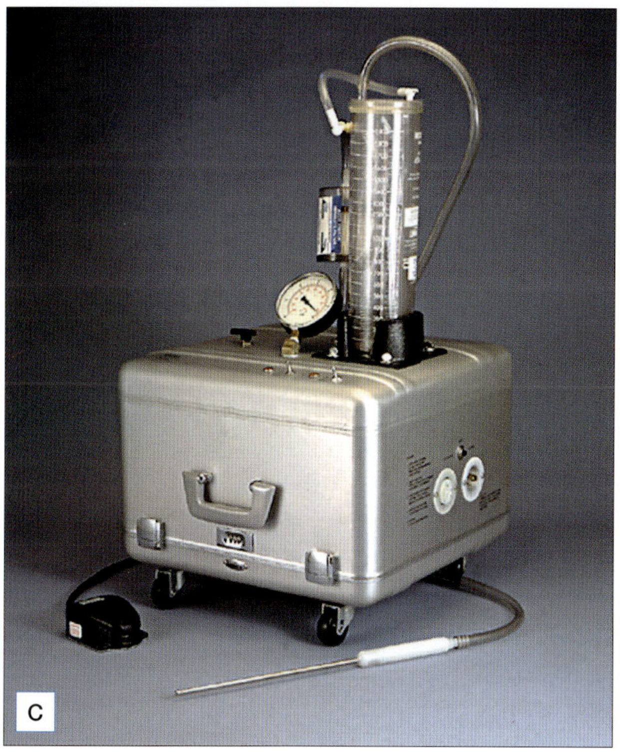

그림 3.3 지방흡인 펌프. (A) Wells Johnson Hercules. (B) HK Surgical Supplies. (C) Tiemann–Bernsco Reliance

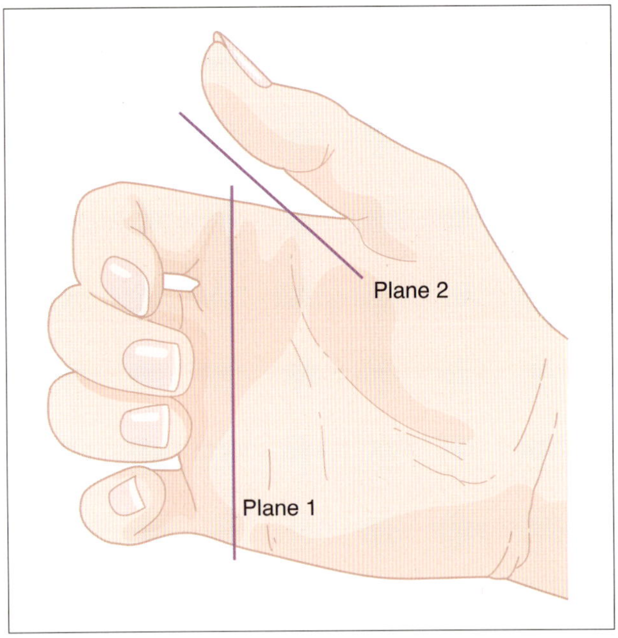

그림 3.4 인간 손의 두 개의 단면. 이 두 단면을 사용하여 손을 쥘 때 물건을 가둬두는 효과가 있다. 이런 양면 성질은 호모 사피엔스에게만 있는데, 양쪽을 다 쓸 때 더 편하게 잡을 수 있으며 조절이 가능하다. (Reproduced from Shippert RD. An ergonomic solution to surgeon fatigue and repetitive stress from lipoplasty. American Journal of Cosmetic Surgery 2004;21:21-27)

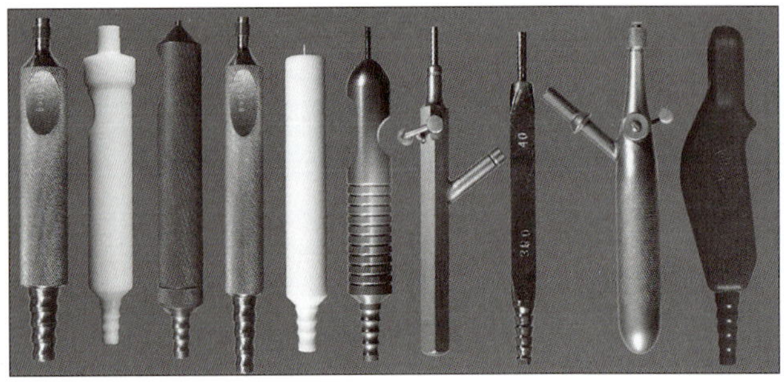

그림 3.5 캐뉼라 손잡이의 종류

흡입 캐뉼라의 gauge와 mm의 관계

Gauge	Equivalent (mm)
6	5.0
8	4.0
10	3.4
11	3.0
12	2.7
14	2.2
16	2.1

표 3.1 흡입 캐뉼라의 gauge와 mm의 관계

번째와 35~55도의 각을 이룬다(그림 3.4). 더욱 인체공학적인 핸들은 손잡이의 불편함을 줄여 피로를 줄인다. 일반 핸들은 실린더 모양의 핸들과 엄지손가락 모양의 홈이 있다. 이 홈은 위쪽 방향을 가리키는데 수술자의 엄지손가락을 댈 때 캐뉼라의 구멍은 180도 반대인 아래쪽에 위치한다. 현재 판매되고 있는 실린더형, 네모형, 타원형, 팔각형 핸들들은 피로도와 토큐(torque) 테스트에서 가장 낮은 점수를 받았다. 높은 점수를 받은 것은 엄지손가락 홈이 있는 실린더 모양, 깊은 엄지손가락 홈이 있는 실린더 모양(윗쪽은 엄지손가락, 아래쪽은 손가락 그립) 그리고 양면 핸들이다. 양면 핸들 방식은 양면으로 잡으면 좀 더 편하게 잡을 수 있다(그림 3.5).

구멍의 크기, 개수, 위치 등으로 캐뉼라의 쓰임새를 알 수 있다. 구멍이 많이 뚫린 캐뉼라는 빠른 부피의 감소를 위한 것이고, 작은 구멍의 캐뉼라는 경계 부위와 평탄 작업, 목 같은 작은 부위를 흡입할 때 사용한다. 구멍이 많은 캐뉼라로 좀 더 효과적인 흡입을 할 수 있다. 캐뉼라 직경은 mm나 게이지로 표시된다(표 3.1). 캐뉼라는 보완적(낮은 공격성), 중등도(중간 공격성), 매우 공격적인 것으로 분류된다. 보완적인 캐뉼라의 구멍은 한 개 혹은 두 개가 보통 끝에서 떨어져 위치하고 직경도 작다(12~16게이지). 카피스트라노는 구멍이 많아서 예외지만, 각 구멍의 직경은 작다. 중등도 캐뉼라는 Texas dual-port, Fournier, Standard Dual Port 같이 캐뉼라 끝 가까이에 위치한 두 개의 구멍을 가지고 있다. 캐뉼라 끝과 가까운 구멍은 수술하는 동안 제거할 섬유 조직을 모으는 경향이 있다. 가장 공격적인 캐뉼라는 옆에 혹은 끝 가까이에 많은 구멍을 가지고 있는데, 하나는 밑으로 위치하고 있다. 3.7 mm Keel Cobra, 10~12게이지의 Mercedes와 Pinto가 그 예이다. 4~5 mm의 더 크고 공격적인 캐뉼라는 울퉁불퉁한 면과 경계를 만들기 쉽기 때문에 요즘은 거의 사용하지 않는다. 캐뉼라는 수술 후에 초음파로 청소하

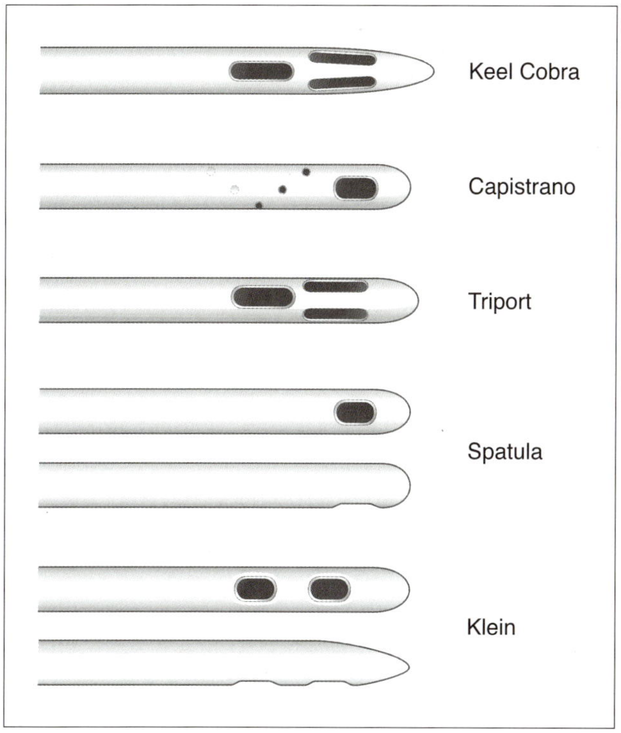

그림 3.6 주로 쓰이는 흡입 캐뉼라

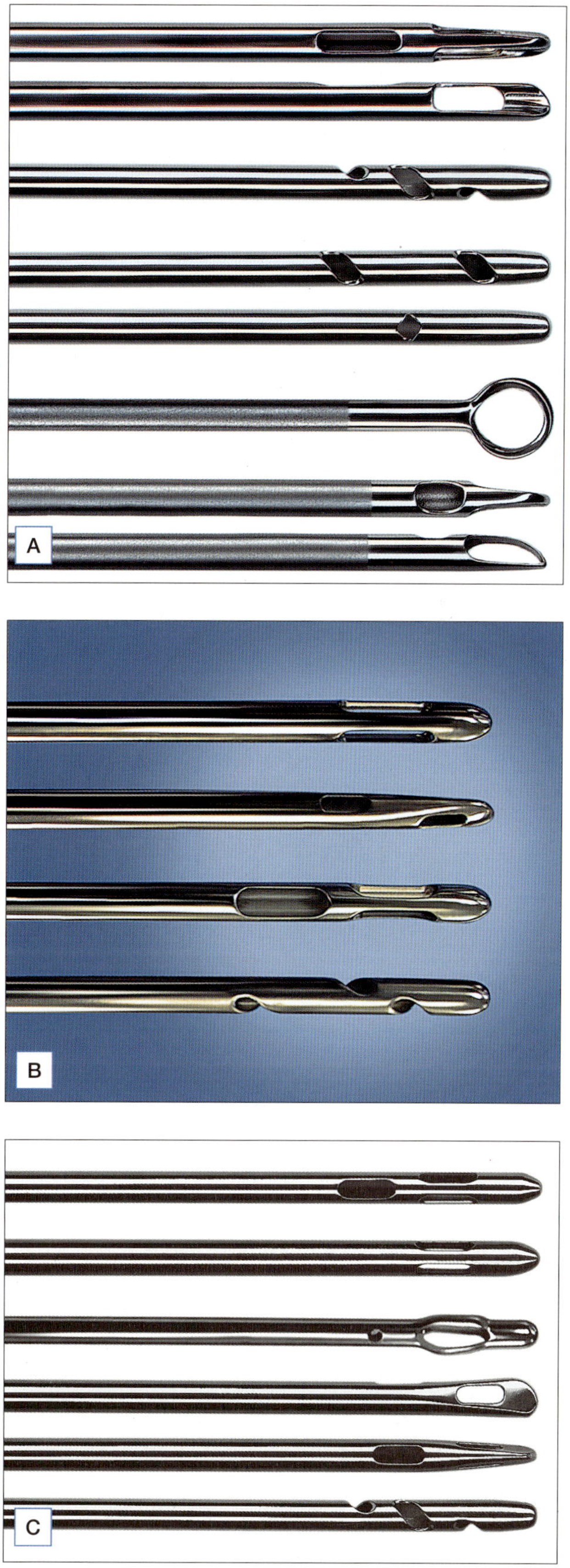

그림 3.7 흡입 캐뉼라의 다양한 끝 모양

고 소독한다. 캐뉼라 브러시나 수압 또는 압축 공기 등이 찌꺼기를 없애는 데 꼭 필요하다. 연속된 수술이나 오염 및 파손의 경우를 대비해 가장 많이 쓰는 캐뉼라는 하나 이상 보유하는 것이 좋다.

지방흡입 장비 선택

초음파

1993년 Zocchi는 내부 초음파 테크닉을 개발하였다. 내부 초음파 장비는 흡인 캐뉼라에 작은 초음파 발진기가 부착되어 피하지방을 미세 활성화시키도록 설계되었다. 이것들은 캐뉼라의 크기가 크고, 사용 시 seroma 발생 빈도가 증가하며 때때로 발생하는 피부 화상 때문에 사장되었다. 1998년에 Silberg는 고에너지 고주파의 외부 초음파 장비를 개발했다. 이 장비들은 지방을 유화시켜 쉽게 제거할 수 있도록 만들어졌다. 현재 시판 중인 장비는 Silberg External Ultrasonic Assit system(Wells-Johnson, Tuscon, AZ)이다. 5 cm^2 혹은 10 cm^2 넓이의 초음파 손잡이는 쌍으로 음파에너지를

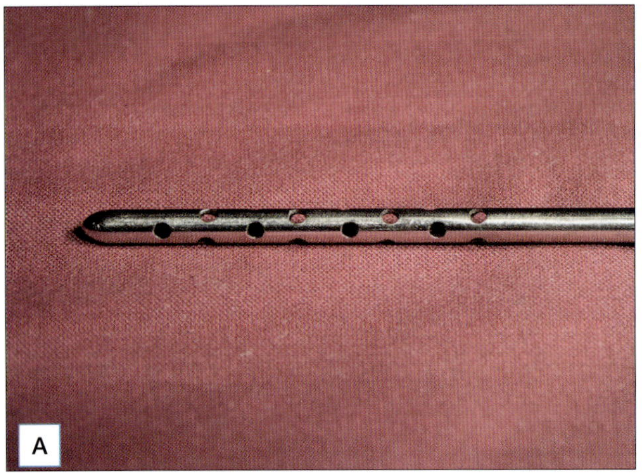

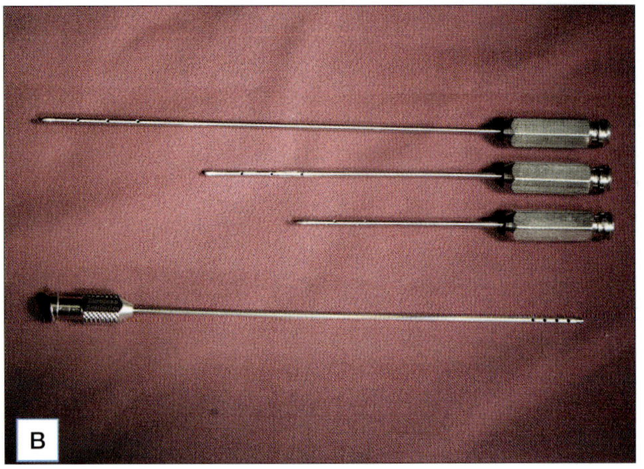

그림 3.8 (A) 3.5 mm 직경의 많은 구멍이 뚫린 Sattler 캐뉼라는 효과적으로 지방을 제거한다. (B) 많은 구멍의 Sattler 캐뉼라는 크기가 다양하다.

파워 지방흡입 캐뉼라					
	Xomed PowerSculpt	VibraSat	Wells Johnson Becker Rojas	MicroAir PAL 600E	Byron ARC
Strokes/min	3,000~6,000	3,000~5,000	0~10,000	0~5,400	0~800
Stroke size	2.8 mm	2.5 mm	2.0 mm	2.0 mm	6.0 mm (ARC-H) 12.7 mm (ARC-Q)
Sterilization	Autoclavable	Autoclavable	Autoclavable	Disposable or autoclavable	Disposable handpiece
Approximate	$10,000	$8,000	$4,800	$10,000	$50 handle plus Psi-Tec aspirator (required)

표 3.2 파워 지방흡입 캐뉼라

10 cm 깊이로 투과시킨다. 온도 감시 장치가 시술하는 동안 외부 또는 내부의 온도를 체크한다. 이것은 편의성을 위해 큰 힘과 다양한 속도를 가진 주입 펌프와 쌍을 이루어 사용된다. 2000년에 Lawrence와 Cox는 외부 초음파 지방흡입이 표준 지방흡입보다 뛰어난 지를 평가하기 위해 무작위로 조절된 실험을 실시했다. 각 환자들의 치료 부위를 고주파를 이용한 치료부위와 저주파(플라시보)를 이용한 치료부위로 나누었다. 19명 중 14명의 의사들은 치료 부위와 비교 부위에서 다른 점을 찾지 못했고, 치료받지 않은 부위에서 지방 제거율과 캐뉼라 움직임에 대한 저항이 더 좋은 반응을 일으킨다는 것을 알게 되었다. 단지 4명의 환자만이 초음파 치료를 선호했다. 지방 제거에 초음파의 사용이 효과적인 것으로 보이지 않았다. 다만 수술 후 초음파는 부종을 줄이고 딱딱해지는 것을 부드럽게 하는 역할을 하는 것 같다. 몇몇 환자는 수술 후 빠른 과정으로 손 마시지와 엔더몰로지를 선호했다.

파워 캐뉼라

몇몇 종류의 파워 지방흡입 캐뉼라는 전후 운동을 용이하게 한다. 매뉴얼 테크닉에 비해 피하 조직 내에서 더 쉽게 움직인다. 현재 사용할 수 있는 왕복 운동 캐뉼라는 다섯 종류이다. PowerSculpt System(Medtronic-Xomed Corp., Jacksonville, FL), PAL Equipment(Micro Aire Corp., Charlottersville, VA), Becker-Rojas System(Wells-Johnson, Tuscon, AZ, 이것은 더 이상 사용할 수 없다), VibraSat(LaserPoint AG, Nordkirchen, Germany), 그리고 Accelerator

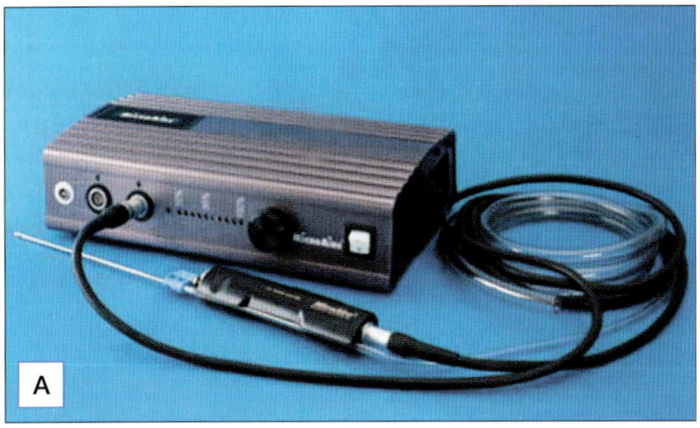

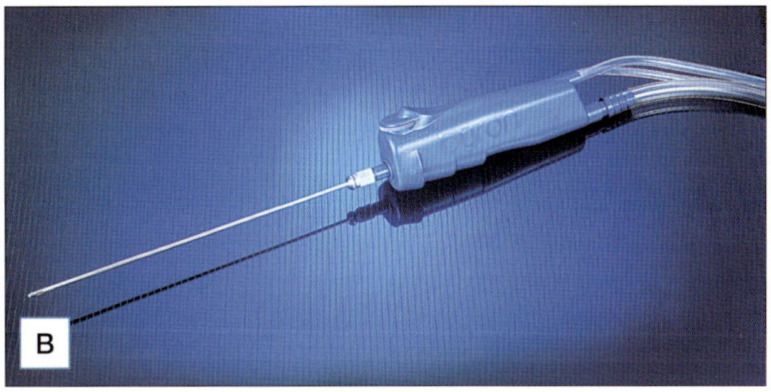

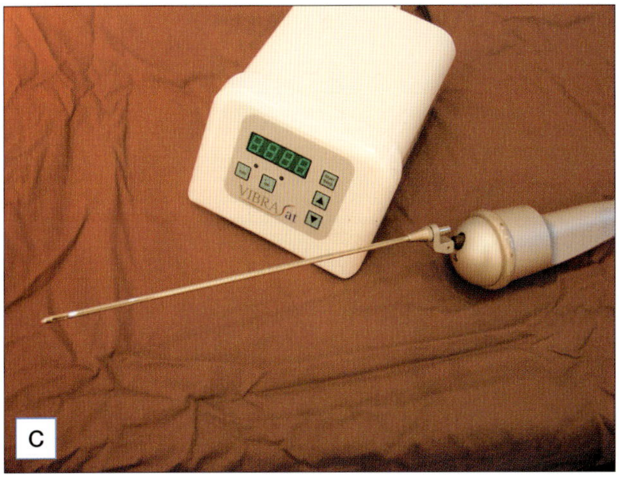

그림 3.9 파워 캐뉼라. (A) MicroAire PAL(courtesy of MicroAire Surgical Instruments), (B) Byron ARC cannula(courtesy of Byron Medical), (C) VibraSat(courtesy of Gerhard Sattler)

Reciprocating handpiece/ARC(Byron Medical, Tuscon, AZ, 표 3.2).

PowerSculpt System은 다른 다양한 장치들과 마찬가지로 캐뉼라를 움직이는 데 전기 제어장치를 사용한다. 이 제어장치는 Ⅳ 스탠드에 편리하게 장착할 수 있다. 최대 속도는 분당 3,000~6,000스트로크로 조절되는데, 3,000스트로크가 표준으로 사용된다. 핸들과 코드, 캐뉼라는 멸균 소독한 후에 재사용할 수 있다. 발 페달은 장치를 켜고 끄는 데 사용된다. 브러시가 없는 모터가 스테인리스 손잡이에 들어 있는데 2.8 mm의 전후 스트로크를 만들어 낸다. 이 장치는 캐뉼라를 포함하여 대략 10,000달러이다.

PAL Equipment는 하나의 모터 유도 장치(PAL-600 E)와 두 개의 압축 공기(PAL 100과 200) 장치가 있다. 전기모터는 제어장치에 의해 조절되는 영구적 왕복 모터이다. 압축 공기장치는 질소 탱크에서 공급되는 압축 질소의 힘으로 구동된다. 이들 압축공기 장치들은 전기장치보다 시끄럽고 압축 질소 연결호스는 불편하며 무겁다. 손잡이는 멸균 소독하고 캐뉼라는 일회용이거나 멸균 소독해서 재사용할 수 있다. 재사용이 가능한 캐뉼라는 약 20번 정도 사용할 수 있다. 더 큰 PAL-200은 분당 4,000스트로크가 가능하다. PAL 100 또는 200의 가격은 질소 연결 호스, 재사용 가능한 5개의 캐뉼라 또는 15개의 일회용 캐뉼라를 포함하여 대략 4,750달러이다(그림 3.9A).

Wells Johnson Becker-Rojas System은 소독된 손잡이에 연결되고 전기 모터를 사용한다. 다양한 캐뉼라는 루어락 어댑터를 통해 모터와 함께 사용할 수 있다. 흡인 허브나 주입 허브, 채취 허브, 이식 허브, 절개 허브 같은 액세서리를 이용할 수 있다. 이 장치는 소음이 적고 보통 분당 5,000스트로크 이하로 사용되지만, 8,000까지 올릴 수 있다. 이 장치는 더 이상 판매되지 않는다.

Byron's ARC 시스템은 일회용 손잡이를 사용하고

Psi-Tec 흡인기와 연결되어 파워를 만드는 것이 독창적이다. I, Ⅱ, Ⅲ 모델은 각각 진공압이 다르다. 흡인기의 음압은 손잡이에서 양압으로 변환된다. 손잡이에는 건전지가 있어서 멸균 소독을 할 수 없다. "H2"(보통 "H" 버전으로 불리는)는 6 mm의 스트로크 길이를, "Q"는 12.7 mm의 길이를 갖는다(Q는 더 이상 판매되지 않는다). ARC 시스템은 분당 800스트로크로 다른 장치에 비해서 느리다. 전체 Psi-Tec(패키지에 따라 2,950~5,450달러)을 사야 되는 데 손잡이는 개당 약 50달러이다(그림 3.9B).

VibraSat는 왕복으로 움직이는 진동 캐뉼라이다(3,000~5,000 rpm). 손잡이는 다소 크지만, 손에 잘 맞는다. 손잡이의 무게는 다른 장치들과 비슷하다. 케이블은 얇고 눌러 붙지 않아서 수술대 주위로 자유롭게 움직일 수 있다. 옵션인 45 cm 길이의 캐뉼라는 닿기 힘든 곳에 유용하다. 가격은 약 8,000달러이다(그림 3.9C).

2002년에 Flynn이 PowerScult, PAL, Becker Rojas 시스템들을 진동과 소음, 열 발생, 스트로크 파워에 대해 비교하였다. 그는 전기장치들이 더 소음이 없고 큰 공기 호스가 없어서 다루기 쉽다는 것을 알아냈다. Wells Johnson Becker Rojas와 Medtronic-Xomed PowerSculpt이 가장 소음이 없었다. Medtronic-Xomed PowerSculpt는 진동이 가장 적었다. Byron은 묵직한 진동이 있었고 실험한 다섯 종류의 장치 중에서 가장 크고 느렸다. 장치들은 모두 지방조직을 제거하기 쉬워 수술자의 수고를 덜어주었다. Flynn에 따르면 전통적인 방법에 비해 환자들은 파워 지방흡입의 진동 느낌을 선호했다. 전통적인 지방흡입에 비해 파워 지방흡입의 이점은 Katz 등에 의해 평가되었다. 그들은 같은 환자의 두 부위를 나누어서 비교했는데, 파워 지방흡입을 이용한 수술 시 환자의 통증과 수술시간, 수술자의 피로도가 더 적었다. 또한 분당 지방 흡입량이 많고 수술 후 통증과 출혈은 적으며 환자의 만족도가 높다는 사실을 알아냈다. 또한 합병증도 Katz 등에 의해 보고되었는데, 207케이스 중 3명의 환자에게서 수액낭이 생겼다. 빈도는 1.4%이고 다른 주요한 합병증의 보고는 없었다. 파워 지방흡입의 유용성을 평가하는 데 있어서 효율성, 합병증, 환자 만족도에 대한 더 많은 연구가 필요하다. 현재까지는 폭넓게 사용되고 있지만 비용이 문제점이다.

레이저와 지방흡입

다양한 외부 레이저 제원을 이용한 지방 세포의 파괴나 액화에 대한 평가는 현재 진행 중이다. 저준위 레이저(Low level laser) 치료란 조직의 즉각적인 온도 상승이 없고 거시적으로 조직의 변화가 없는 정도의 양으로 치료하는 것이다. 주로 사용되는 레이저는 He-Ne 레이저(632 nm)와 반도체-다이오드 레이저(600~800 nm)이다. 630~640 nm 파장은 섬유아세포, 각실세포의 승식을 활성화시키고 피부 혈류와 미세혈류를 증가시키며 흉터 조직을 감소시킨다. Erchonia 저준위 레이저(Erchonia Medical Laser, Mesa, AZ)는 2000년 Neira 등에 의해 평가되었다. 이것은 635 nm 10 mW 갈륨-비소 다이오드 레이저로 지방세포로부터 지방을 방출시키기 위해 수술 전에 외부로 조사되었다. 그들은 지방세포의 구조 변화를 전자현미경과 MRI를 이용하여 보고하였다. 1.2 J/cm^{2}에서 6분 동안의 조사로 세포막에 일시적인 구멍이 생기고 간질로 지방이 방출되었다. 635 nm 붉은빛은 대부분 진피에서 흡수되고 2.1%만이 피부를 통과한 것으로 보인다. 튜메선트 지방이 튜메선트를 넣지 않은 지방과 다르게 반응한 것으로 보아 수액이 피부의 광학적 성질을 변화시켜 빛을 좀 더 깊이 전달한 것으로 간주된다. 저준위 레이저 에너지는 세포에 생물학적 활성 효과가 있고 상처 치유를 촉진하는 것으로 알려져 있다. 다른 비교 연구에서 Lack 등이 32명의 환자를 평가하였다. 환자들은 다른 한쪽은 저준위 레이저를 조사받고 한쪽은 받지 않았다. 제거의 용이성과 캐니스터에 모인 아래층의 빨간색, 위층 지방의 유화 정도, 흡입하고 남은 조직의 부드러운 정도를 평가하였다. 수술 후 멍과 부종, 피부의 수축, 셀룰라이트, 통증도 역시 비교되었다. 세 명의 조사자는 레이저 치료로부터 어떤 중요한 이점도 발견하지 못한 반면, 한 명의 조사자는 그의 환자들이 이환율과 상처 치료에 있어서 이점이 있었다고 느꼈다. 지방흡입 효율이 좋다는 소문과 저준위 다이오드 레이저의 상처 치료 성질을 알기 위해서는 더 많은 조사가 필요하다.

Kuwahara 등이 레이저로 만든 고진폭의 극초단 스트레스파형의 효과들에 대해 시험관 안에서 실험하였다. YAG 레이저를 사용하여 2 mm 직경의 넓이에 3 ns 펄스를 4분간 조사하여 5℃의 온도가 상승했고 지방이 유출되었다. 이런 지방의 기계적 공동화는 지방흡입 시술을 쉽게 하는 데 부가적인 수단이 될 수 있다. 레이저를 이용한 전처치가 지방제거를 용이하게 하는 데 완전히 이점만 있는지를 결정하는 데에는 더 많은 연구가 필요하다.

논제

몇몇 장비들의 도움으로 순수한 튜메선트 지방흡입을 안전하고, 더 쉽게 할 수 있다. 표준 지방흡입 장비가 지방을 제거하는 데 충분하기는 하지만, 연동운동을 하는 주입펌프, 구멍이 많은 왕복운동 캐뉼라 그리고 635 nm 레이저는 시술의 용이성과 속도를 많이 개선시켜 줄 것이다. 하지만, 최후의 미용 결과는 지방흡입을 하는 수술자의 테크닉에 달렸다는 것을 기억하는 것이 중요하다.

참고문헌

Bernstein G 1999 Instrumentation for liposuction. Dermatologic Clinics 17:735–749

Coleman WP 3rd, Katz B, Bruck M, et al 2001 The efficacy of powered liposuction. Dermatologic Surgery 27:735–738

Flynn TC 2002 Powered liposuction: an evaluation of currently available instrumentation. Dermatologic Surgery 28:376–382

Kaminer MS, Kraus M 2002 Liposuction. In: Kaminer MS, Dover JS, Arndt KA (eds) Atlas of cosmetic surgery. WB Saunders, Philadelphia

Katz BE, Bruck MC, Felsenfeld L, Frew KE 2003 Power liposuction: a report on complications. Dermatologic Surgery 29:925–927

Kuwahara K, Gladstone HB, Gupta V, Kireev V, Neel V, Moy RL 2003 Rupture of fat cells using laser-generated ultra short stress waves. Lasers in Surgery and Medicine 32:279–285

Lawrence N, Coleman WP 1997 The biological basis of ultrasonic liposuction. Dermatologic Surgery 23:1197–1200

Lawrence N, Cox SE 2000 The efficacy of external ultrasound-assisted liposuction: a randomized controlled trial. Dermatologic Surgery 26:329–332

Neira R, Arroyave J, Ramirez H, et al 2002 Fat liquefaction: effect of low-level laser energy on adipose tissue. Plastic and Reconstructive Surgery 110:912–922

Shippert RD 2004 An ergonomic solution to surgeon fatigue and repetitive stress from lipoplasty. American Journal of Cosmetic Surgery 21: 21–27

4 튜메선트 부분마취 테크닉

Tumescent Local Anesthesia Technique

Jeffrey L. Melton, C. William Hanke, Gerhard Sattler

서론

다루어질 주제

튜메선트 부분마취에는 수술할 부위의 지혈과 마취 효과를 얻기 위해 희석한 에피네프린과 국소마취제가 포함된다. 튜메선트 테크닉은 피부과 의사인 Jeffrey Klein에 의해 개발되었다. 비록 예전에도 적용되었지만, 현재는 주로 지방흡입에 튜메선트 마취 테크닉을 사용한다. 지방흡입 시 튜메선트 테크닉의 이점은 매우 크다. 결과적으로 안전성과 정확성, 환자의 편의성이 개선되었다. 이런 진보로 지방흡입의 인기가 폭발적으로 증가하였다.

튜메선트 테크닉을 이용하면 지방흡입은 외래에서도 안전하게 시행될 수 있다. 튜메선트 테크닉은 턱부터 발목까지 어느 부위에서나 사용할 수 있다. 튜메선트 부분마취액의 주입을 최적화함으로써 환자의 편안함과 미용적인 결과는 극대화되고 환자는 이러한 경험 때문에 지방흡입을 하고 싶어한다. 이 장에서는 튜메선트 부분마취 테크닉을 검토할 것이다. 튜메선트 부분마취의 역사는 제 1장에서 검토하였다.

환자 선택

튜메선트 테크닉 지방흡입의 후보자로 선택되는 환자는 건강한 상태에 있어야 한다. 또한 환자는 이상적인 몸무게를 갖고 다이어트와 운동에 반응이 없으면서 미용학적인 관심을 갖고 있는 비대칭적이고 부분적으로 큰 지방 축적이 있는 환자여야 한다. 또한 환자는 시술 후에 얻을 수 있는 결과에 대해 현실적인 기대를 가져야 한다.

기대 효과

튜메선트 부분마취 테크닉에는 전신마취와 관련된 위험성이 없다. 부분마취와 전신마취 둘 다 시술 중 충분히 통증을 없애준다. 그러나 튜메선트 마취만이 지방흡입에 있어서 출혈을 최소화한다. 부분 혈관 수축제 없이 지방흡입을 하는 경우에는 상당히 출혈이 많다. 튜메선트 테크닉으로 지방흡입을 하는 경우에는 에피네프린(아드레날린) 때문에 흡입량의 1~3%만이 혈액인 반면 전신마취의 경우는 40%가 혈액이다(그림 4.1~4.3). 또한 지혈 작용의 개선으로 출혈이 감소할 뿐 아니라 멍과 수술 후 불쾌감도 감소되었다.

튜메선트 테크닉은 지혈효과 외에 다른 이점도 있다. 마취와 혈관수축의 효과로 치료할 부위에 정확히 시술할 수 있다. 부분마취의 저장소 작용(reservoir effect)으로 수시간 동안 마취효과가 지속된다. 수술 후 마약성 진통제에 대한 의존이 감소하거나 없게 된다. 주입된 튜메선트 용액의 압력이 섬유조직 다발을 벌려서 캐

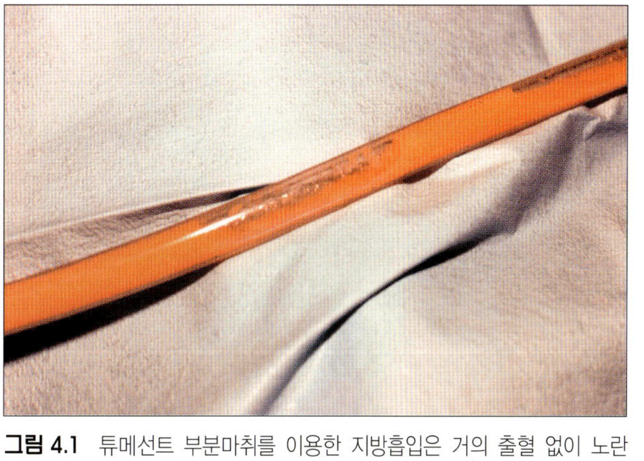

그림 4.1 튜메선트 부분마취를 이용한 지방흡입은 거의 출혈 없이 노란색의 지방만 뽑아낸다.

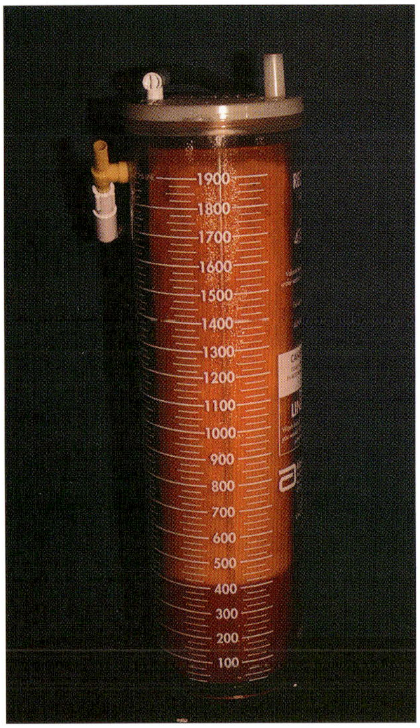

그림 4.2 이 캐니스터에는 튜메선트 부분마취를 이용하여 제거한 지방이 있다. 노란색의 지방층 아래 분홍색 수액에는 1% 이하의 혈액만 있다.

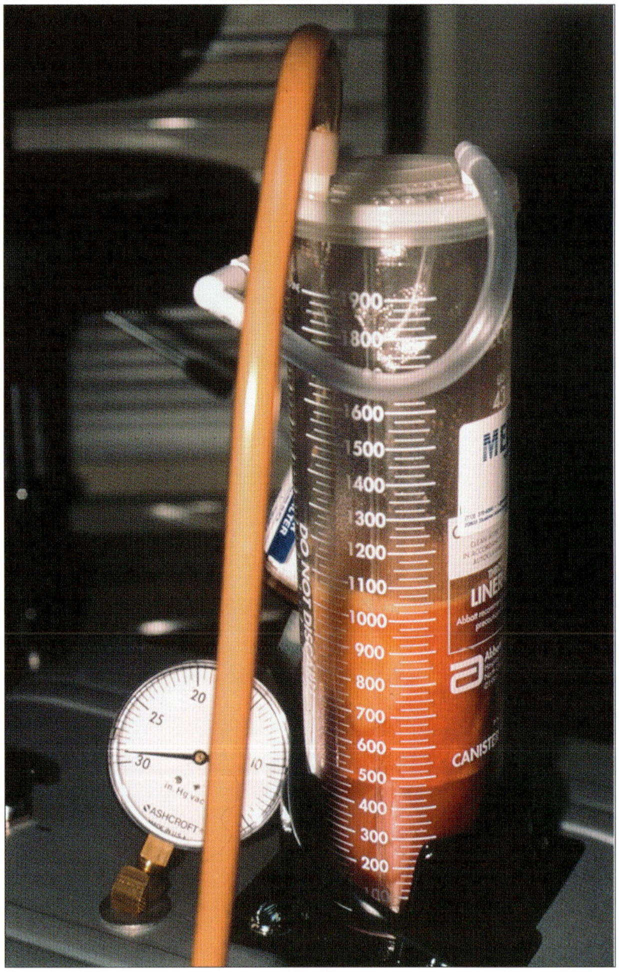

그림 4.3 캐니스터와 튜브 안은 지방의 질(예를 들면 출혈없는 상태)을 보여준다. 튜메선트 부분마취를 이용한 제거에서는 거의 이러한 형태이다.

눌라가 더 쉽고 균일하게 삽입되도록 해준다. 튜메선트는 또한 원하는 조직을 들어 올려서 정확하게 제거할 수 있게 한다. 게다가 튜메선트 테크닉은 환자의 능동적인 자세 변화를 가능하게 해서 결과를 향상시켜 어떤 신체 부위에서나 도움이 되게 한다(그림 4.4).

경험상 환자들은 보통 튜메선트 부분마취만으로도 편안해 한다. 추가로 진정이 필요한 경우는 거의 없다. 환자의 편리함은 튜메선트 마취로 더욱 확대된다. 튜메선트 테크닉을 사용하면 수술 전후 환자의 생활습관으로 인한 문제가 최소화된다. 전신마취의 후유증도 없고, 전신마취보다 불편함과 멍도 감소된다.

지방흡입의 안전성은 튜메선트 테크닉이 도입된 후 상당히 좋아졌다. 전신마취와 관련된 위험을 피할 수 있기 때문이다. 지방흡입의 합병증은 Box 4.1에 정리되어 있다. 보통 일시적인 부종, 멍, 가려움, 감각 저하가 보통 생긴다. 더 심각한 합병증은 깊은 수면마취나 전신마취와 관련이 있는 것 같다. 전신마취를 하지 않고 튜메선트 테크닉을 도입한다면 수술방이나 입원 비용도 저렴해진다.

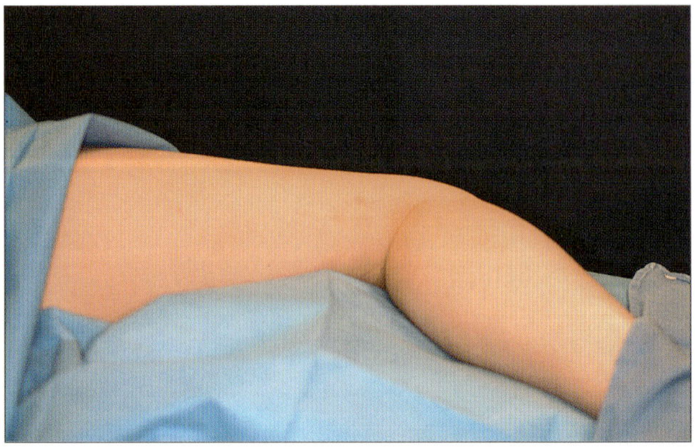

그림 4.4 깨어 있고 협조가 가능한 환자는 자세를 바꾸는 것이 용이하다.

흔한 합병증

- 불편함
- 부종
- 멍
- 일시적인 감각 소실
- 염증 후 과다색소침착
- 절개창의 작은 흉터

드문 합병증

- 피부 불균일
- 과도한 제거
- 비대칭
- 장액종(seroma)
- 혈종(hematoma)
- 부적절한 제거
- 심각한 출혈
- 피부 과잉(skin redundancy)
- 흉터 발생
- 감염
- 혈전정맥염/폐색전증
- 복부 천공(abdominal perforation)

Box 4.1 잠재적 합병증

체중 70 kg인 지방흡입 환자의 튜메선트 테크닉 시 리도카인 최대 용량 계산법

(55 mg/kg) (70 kg)=3850 mg
If 0.1% lidocaine solution is used, then;
(3850 mg)/(1 mg/L)=3.850 L=3850 mL
3850 mL of 0.1% solution

Box 4.2 체중 70 kg인 지방흡입 환자의 튜메선트 테크닉 시 리도카인 최대 용량 계산법

튜메선트 용액의 구성, lidocaine(lignocaine) 0.1%, epinephrine(adrenaline) 1:1000000

- 50 mL of 2% plain lidocaine (1000 mg)
- 1 mL of 1:1000 epinephrine from ampule (1 mg)
- 10 mL sodium bicarbonate (8.4% sodium bicarbonate solution)
- 1 L normal saline (0.9% NaCl solution)

Box 4.3 튜메선트 용액의 구성, 리도카인(lignocaine) 0.1%, epinephrine(adrenaline) 1:1000000

치료전략에 대한 개요

치료 접근

리도카인은 미국에서 사용하는 튜메선트 테크닉 지방흡입의 1차 선택제이다. 리도카인은 튜메선트 부분마취에서 광범위하게 사용되고 있고, 가장 오래된 폭넓은 사용 기록을 갖고 있다. 이 마취제는 또한 살균 작용이 있는데, 지방흡입을 튜메선트 테크닉으로 할 때 감염률이 낮은 것도 이 때문이다.

주 결정요인

지방흡입은 전신 비만의 치료제가 아니다. 지방흡입은 현실적인 기대 속에 한 군데나 몇 군데의 비대칭 부위가 있는 사람에게 알맞다. 중요한 의학적 문제가 있는 환자는 수술 위험이 크다. 리도카인은 간의 시토크롬 P450 효소에 의해 대사된다. 간기능에 이상이 있는 환자들은 리도카인 독성의 위험이 커서 튜메선트 테크닉의 적절한 대상이 아니다. 미국피부과학회의 지방흡입 가이드라인에 따르면 리도카인의 추천 최대용량은 55 mg/kg이다. 70 kg의 환자가 튜메선트 지방흡입을 받을 때 최대 용량의 간단한 계산법이 Box 4.2에 나와 있다. 55 mg/kg는 지방흡입 시 희석한 에피네프린과 같이 썼을 때의 용량임을 알아야 한다. 리도카인 대사를 억제하는 약물을 끊을 수 없을 때는 최대 용량을 낮춰야 한다. 이런 약물들의 리스트는 Klein 책에서 찾을 수 있다. 만일 튜메선트 마취가 지방흡입이 아닌 다른 시술을 위한 것이라면 역시 최대 용량을 낮춰야 한다. 약 20~25%의 튜메선트 리도카인은 지방흡입시 흡인에 의해 제거된다.

튜메선트 용액에는 에피네프린, 중탄산염, 생리식염수가 함유되어 있다. 이 용액을 만드는 데 사용된 에피네프린은 앰플에서 추출하고, 리도카인은 에피네프린이 함유되어 있지 않다(Box 4.3).

안전 용량의 한계는 한 번에 시행될 수 있는 지방흡입의 양으로 제한된다. 최적의 전략은 최대 안전용량 내에서 최고의 편안함을 줄 수 있는 마취를 계획하는 것이다. 필요한 튜메선트의 용량은 흡입 부위의 지방량에 비례한다. 체중 감량을 많이 했던 환자들은 보통 그

튜메선트 리도카인 용액			
Area	**Volume of tumescent solution (mL)**	**Lidocaine (mg/L)**	**Lidocaine (mg)**
Jowls	25~75	1250	30~95
Chin and neck	50~150	1250	60~190
Male breasts	400~1400	1250	500~1750
Upper arms	500~1200	1000	500~1200
Male flanks	500~1100	1000	500~1100
Waist	400~1000	1000	400~1000
Hips	600~1200	750	450~1080
Abdomen, upper	500~1200	1000	500~1200
Abdomen, lower	600~1500	1000	600~1500
Medial thighs	800~1500	750	600~1125
Lateral thighs	400~1300	750	300~975
Knees	200~400	750	150~300

표 4.1 튜메선트 리도카인 용액

렇지 않은 환자에 비해 더 많은 튜메선트 용액이 필요할 것이다. 일반적인 리도카인 용량은 0.05~0.15%로 사용된다. 리도카인 용량이 높을수록 진통 효과는 좋지만, 덜 예민한 부위는 낮은 용량이면 충분하다. 복부, 안쪽 허벅지, 가슴, 남성 옆구리는 높은 리도카인 용량이 필요한 곳이다. 작은 부위를 흡입한다면, 높은 리도카인 용량(0.1% 같은)에도 불구하고 안전용량 내이므로 불편함 같은 것을 최소화 할 수 있다. 치료할 부위가 많다면 최대 안전용량 가이드라인이 문제가 된다. 이런 경우 리도카인 용량이 흡입할 부위의 민감도에 따라 달라야 된다. 각 부위에 필요하거나 예상되는 양을 고려하여 총 리도카인 용량을 분배한다. 부위에 따른 리도카인 용량과 대략적인 양은 표 4.1에 나타나 있다.

안전한 리도카인 용량 내에서 모든 부위를 치료할 수 없을 경우 지방흡입은 한 번 이상으로 나누어서 시술해야 한다. 어떤 의사는 첫 시술 후 수일 내에 지방흡입을 또 하지만, 어떤 의사들은 1개월까지 기다리는 것을 선호한다.

한 번에 원하는 부위를 모두 치료할 수 있을지 없을지를 예상하는 것은 어렵다. 이런 상황에서 환자에게 잘 설명하면, 환자는 보통 어떤 부위는 다음에 치료할 수 있다는 사실을 받아들이게 된다. 튜메선트 용액의 불필요한 낭비를 피하는 것은 한 번에 끝낼 수 있는 가능성을 높인다. 이런 경우는 환자의 가장 큰 관심 지역을 먼저 시술한다. 주입과 흡입의 상대적인 시차를 최적화해야 한다. 흡입 전에 너무 많은 시간이 경과하면 충분한 마취와 지혈 효과의 감소로 재주입이 필요할 수도 있다. 보통 45~60분 후면 재주입이 필요하다. 안전한 용량 분배를 최대화하는 또 하나의 방법은 0.05% 같은 낮은 용량을 쓰고 예민한 부위는 0.1% 용액을 더 주입하는 방법이다. 치료할 마지막 부위에 주입하고 한꺼번에 흡입을 하면 불필요한 재주입을 최소화 할 수 있다. 결국 남은 부위는 다음에 치료한다.

환자 상담

환자의 과거력을 알아내는 데 도움이 되는 질문은 다음과 같다. 자신의 삶의 방식에 영향을 미치는 것은 무엇인가? 최대 몸무게는? 현재 몸무게는? 지난 10년간 몸무게 변화는? 자신이 했던 다이어트나 운동은 어떤 것이었고 얼마나 효과적이었나? 외모를 개선시키고 싶은 때가 옷을 입었을 때인가, 벗었을 때인가, 아니면 둘 다인가? 각각의 상대적인 중요성은 무엇인가? 직업은 무엇인가? 어떤 운동을 하고 있나? 전에 지방흡입이나 다른 수술, 또는 신체에 손상을 입은 경험이 있는가? 이 시술로 무엇을 기대하는가?

환자의 의학적 과거력을 평가해야 한다. 특별히 출혈 또는 응고질환, 간질환 등을 관심 있게 알아봐야 한다. 비타민, 허브, OTC 약물이나 첨가제 등을 포함한 모든 약물을 검토해야 한다.

이학적 검사를 한다. 수술 또는 다른 흉터를 기록한다. 관심 있는 부위를 검토하고 합리적인 기대치에 대해 얘기한다. 기립 자세에서 환자의 사진을 찍는다. 동의서를 받고 수술 전 혈액검사를 한다. 혈액검사는 혈소판이 포함된 CBC, PT, aPTT, LFT 등이다. 가임여성은 임신 테스트도 고려한다. 간염 바이러스나 에이즈 바이러스 등의 검사를 추가할 수 있다.

수술을 위한 환자의 준비를 검토한다. 시술하는 동안과 그 후에 무슨 일이 있을지 환자에게 교육하면 환자의 확신은 높아지고 우려는 아주 적어진다. 미리 세부적으로 설명하는 것은 시술하는 동안과 그 후의 환자의 안전도와 안정에 잠재적인 효과가 있다. 수술 당일에 차를 운전할 믿을 만한 운전자에 대해 얘기한다. 환자에게 허브나 비스테로이드성 항염증제, 비타민 E, 알코올 등을 수술 전에 복용하지 않도록 교육한다. 리도카인 대사를 억제하는 약물을 처방한 의사의 적절한 조언을 얻어 복용을 중지시킨다. 먹어야 할 전처치 약물을 검토한다. 보통 이런 약들은 세프라독실, 독시사이클린으로 수술 전날 저녁에 시작하여 수술 후 5일 동안 복용하고 로라제팜은 수술 전날과 1시간 전에 복용한다. 환자에게 클로르헥시딘 글루코네이트를 주어서 수술 당일 아침에 샤워하라고 한다. 수술 당일에는 헐겁고 짙은색 옷을 입을 것을 교육한다. 간단한 아침을 먹고 즐기는 CD를 가져오라고 한다. 위에 나열한 이런 점들을 서면으로 전해주면 자발적으로 환자가 행동하게 되고 궁극적으로는 환자의 만족도를 향상시킨다.

치료 기술

환자

환자는 지방흡입으로 수정할 수 있을 정도의 문제를 가지고 있어야 하고 튜메선트 부분마취 후보자로 건강한 상태이어야 한다. 심지어 가끔 있는 주사 공포증 환자들이라고 해도 충분한 준비와 섬세한 테크닉으로 잘 치료할 수 있다.

장비

지방 내 주입을 위한 압력 생산 장치들은 파워 펌프와 주사기, 압력 커프가 있다. 이들 중 파워 주입 펌프를 가장 흔하게 사용한다(그림 4.5). 상당히 많은 양의 지방흡입이 예상된다면, 펌프는 다른 방법보다 훨씬 실제적이다. 펌프는 압력을 만들기 위해 연동운동을 한다. 이들 펌프는 믿을 만하고 몇 가지 종류는 효과가 있다. 대부분 모델들이 전기 또는 공기 타입이고 on/off 페달이 있다. 수술대 양쪽에 페달이 있는 것이 좋다. 동시에 다른 용액을 주입하려면 펌프가 두 개 있는 것이 유용하다. 갈라진 튜브 라인으로 하나의 백에서 두 개의 튜브 라인을 쓸 수 있다.

주사기들은 주입 용량이 작고 섬세한 조작을 할 때 가장 유익하게 쓰인다. 턱끝과 뺨, 턱 그리고 목이 주로 주사기와 바늘로 주입된다(그림 4.6). 더 큰 부위를 주사기로 주입할 수 있지만, 수술자가 피곤해질 수 있다.

압력 커프는 튜메선트 백을 둘러싸고 압력을 가한

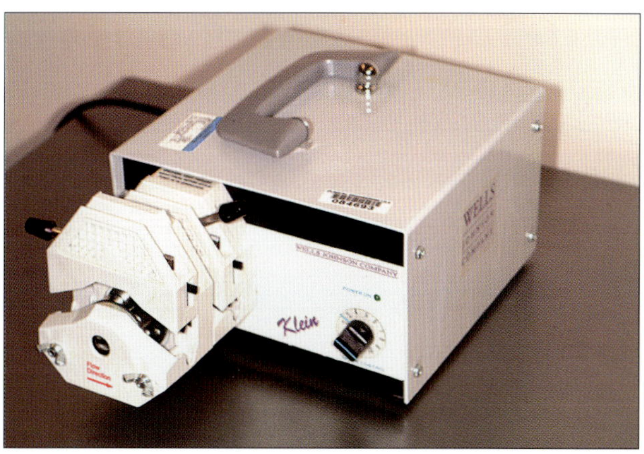

그림 4.5 튜메선트 용액 주입을 위한 파워 펌프 셋업

다. 이것들은 소음이 없고, 저렴하다. 압력은 보통 벌브 모양의 수동 펌프에 의해서 조절된다. 많은 양이 필요한 경우, 자주 펌프질해야 한다.

바늘이나 주입 캐뉼라가 사용될 수 있다(그림 4.7). 이것들은 섬세한 부위에 연속적으로 혹은 동시에 사용된다. 바늘은 날카롭기 때문에 쉽게 삽입되고 정확하며 빠르게 불편함없이 자리잡는다. 바늘은 섬유화된 부위에 특히 유용하다. 이때 18게이지와 20게이지 바늘이 주로 사용된다. 더 얇은 바늘은 얼굴, 턱끝, 목에 사용된다. 3 inch(7.5 cm) 척추 바늘은 비싸지 않으며 쉽게 사용할 수 있다. 바늘은 따로 절개창을 만들지 않고 바로 주입할 수 있다. 주입 바늘은 앞에서 언급한 압력 생산장치들과 쉽게 함께 쓸 수 있다.

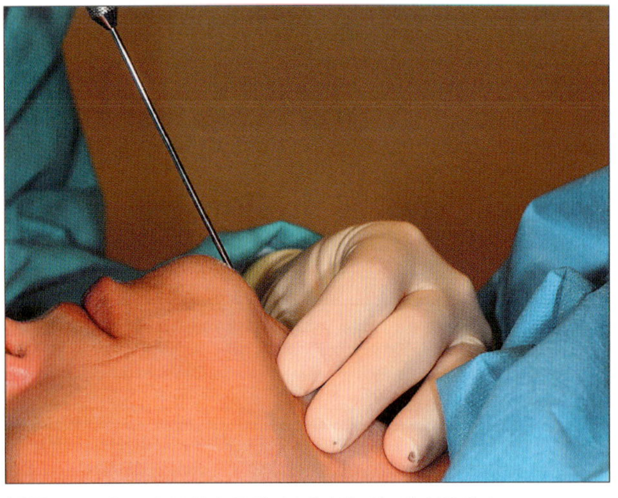

그림 4.6 턱끝 밑 부위의 주입. 주사기와 바늘이 사용된다.

주입 캐뉼라는 파워 펌프와 사용할 때 가장 효과적이며 많은 양을 빠르게 주입할 수 있다. 주입 캐뉼라 끝은 바늘보다 무디다. 주입을 위해서는 절개창이 필요하다. 전진하고 재위치시키는 데 있어서 주입바늘을 이용한 경우보다 더 뚜렷하게 알 수 있다. 대부분의 캐뉼라에는 방사형으로 많은 구멍이 있다. 이런 구멍들 때문에 캐뉼라를 조금만 이동시켜도 많은 부위에 주입할 수 있다. 일단 캐뉼라를 고정시키면 다시 위치를 바꾸기 전까지 더 오래 머물 수 있다. 이런 구멍들은 캐뉼라 전체에 있거나 끝쪽에 집중되어 있다. 그래서 캐뉼라 위치를 바꿀 때마다 높은 속도로 많은 양을 주입할 수 있다. 캐뉼라를 지방 조직에서 빼서 앞쪽 구멍이 대기로 노출될 때 "샤워"현상이 나타날 수 있다. 큰 문제는 아니지만, 예기치 못한 환자나 직원이 놀랄 수 있다. 끝쪽만 있는 캐뉼라는 이런 현상이 없다. 튜메선트된 지방의 압력이 커서 뒤로 빼기 전에 펌프를 멈춘다고 샤워가 없어지진 않는다. 이럴 땐 튜브 잠금 장치나 튜브를 꼬는 방법이 가장 효과적이다.

주입이나 흡입을 위해 지방에 접근하기 위해서는 피부를 통해야 한다. 이것은 메스로 만든 틈이나 생검 펀치로 만든 동그란 구멍을 통해서 가능하다(그림 4.8). 틈은 보통 11번, 15번 메스로 만든다. 동그란 구멍은 1.0, 1.5, 2.0 mm 펀치에 의해서 만들어진다. 동그란 구멍이 캐뉼라와 마찰이 더 적기 때문에 염증 후 색소침착이나 흉터가 덜 생긴다. 틈이든 구멍이든 수술 후

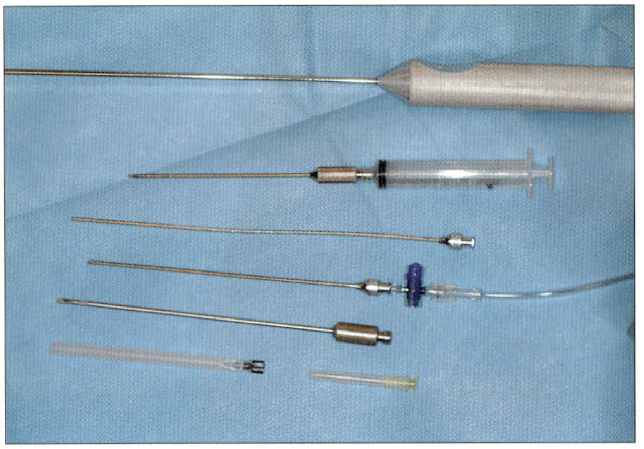

그림 4.7 주입 바늘과 캐뉼라의 분류. 튜브 끝부분의 조절을 위한 파란색 콕마개를 주목하라.

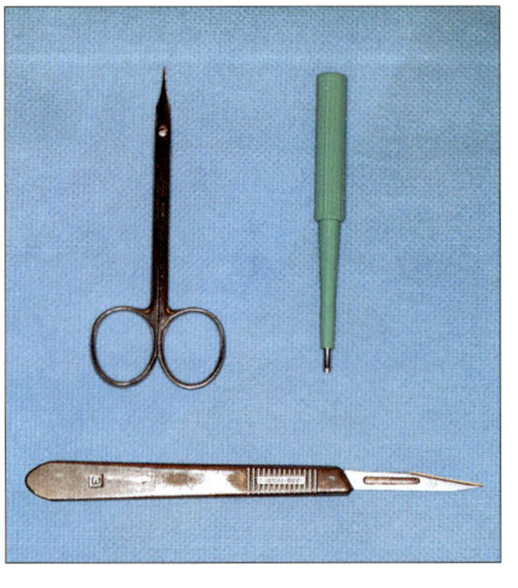

그림 4.8 구멍을 만드는데 쓰이는 1.0, 1.5, 2.0 mm 생검 펀치와 틈을 만드는데 쓰이는 11번 칼. 아이리스 가위는 이런 두 가지 형태의 접근 부위에서 아래 부분을 박리하는 데 사용된다.

에 일부러 열어 두어 배액을 빠르고 원활하게 함으로써 멍과 부종을 최소화하고 회복을 가속화시킨다. 미용상 문제가 없고 오히려 실밥 자국이 없어 더 좋다. 구멍은 틈보다는 늦게 닫혀서 수술 후 배액 기간이 더 길다.

치료 체계

환자가 도착하면 생명징후를 측정하고 처방한 약을 먹었는지 확인한다. 치료부위를 검토하고 직립자세에서 수술 펜으로 마킹한다. 지형학적 동심원을 주로 그린다. 주위에는 직각 모양의 플레어마크를 이행 부위로 표시할 수 있다. 캐뉼라가 들어갈 부위를 계획하고 얘기한 후 표시한다. 전에 다 찍지 못한 사진을 찍는다. 시술하는 동안 수술 전 사진을 벽에 걸어두면 유용하다. 시술을 시작하기 전에 환자는 화장실에 다녀오도록 한다.

혈압을 측정한다. 수면마취를 사용할 계획이라면 Ⅳ 라인을 잡고, 산소 포화도와 심장 감시 장치를 부착한다. 대부분의 환자는 수면마취가 필요하지는 않지만, 어떤 환자들은 요구하기도 한다.

환자를 계속 편안하게 해주기 위해서 환자의 염려가 가장 큰 시술 초기가 특히 중요하다. 환자에게 음악을 틀어주어 긴장을 풀어준다. 환자의 노출을 보호하기 위해 소독된 팬티를 사용한다. 환자를 따뜻하게 해주는 것이 중요하다. 흡입 부위를 따뜻한 클로르헥시딘 글루코네이트로 문지른다. 튜메선트 용액은 미리 데운다. 소독된 흡수포를 깔아 넘치는 튜메선트 용액을 흡수할 수 있도록 한다. 온열 팩이나 패드도 유용하다. 이것을 목 아래 베개로 두거나, 환자가 적절히 들고 있게 하거나, 마취 부위 이외의 부위를 덮어줄 수 있다. 소독된 담요는 온기를 유지시키는데, 사용 전에 미리 따뜻하게 준비한다. 발 덮개나 수술 수건도 온기를 유지할 수 있다. 이것을 고정시킬 테이프와 커버는 소독해야 한다.

수술대에서의 매너는 환자의 편안함에 중요한 영향을 미친다. 환자와 계속 대화함으로써 환자의 불안감을 최소화할 수 있다. 환자의 행동과 대화 톤의 변화로 환자의 불편함을 빠르게 알아낼 수 있다. 대화 주제는 주로 환자의 아이들, 직업, 취미와 다른 흥밋거리들이다. 대부분의 환자들은 무엇을 하고 있고 다음에 무엇을 할지에 대해 말해주면 고마워한다.

일단 환자가 편안해지면 적당한 자세에서 30게이지 바늘과 3~12 ml 주사기로 같은 튜메선트 용액을 사용하여 피부를 마취한다(그림 4.10). 만일 둥근 구멍을 뚫을 거라면 한꺼번에 몇 군데를 마취한다. 구멍이든 틈이든 입구는 신체 축과 직각이 아닌 평행한 방식으로 위치한다. 시술하는 동안 필요에 따라 추가로 입구를 만들 수 있다. 입구 밑을 캐뉼라가 들어가기 쉽게 아이리스 가위로 조심스럽게 박리한다. 만일 주입을 바늘로 할 계획이라면 입구를 만드는 일이 흡입 전까지 지연된다. 그렇게 함으로써 튜메선트 용액이 새는 것을 최소화할 수 있다.

주입속도가 빠르면 환자는 더 불편해한다. 주입을 충분히 천천히 한다면 환자는 전혀 알아채지 못한다.

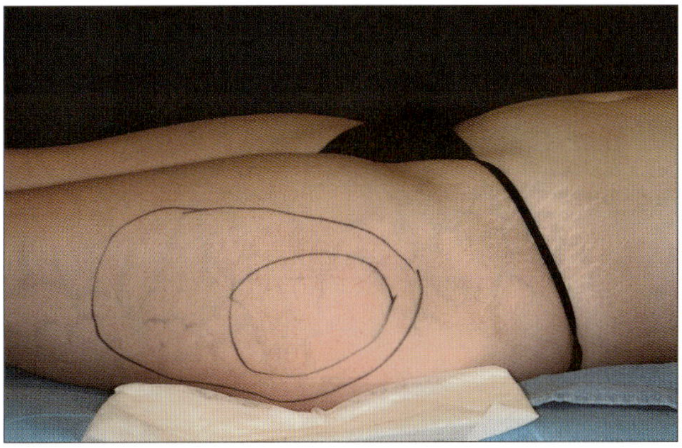

그림 4.9 넘치는 튜메선트 용액을 흡수하는 패드와 환자의 수줍음을 보호해주는 소독된 수술 속옷으로 환자의 편안함과 안전성이 강조된다.

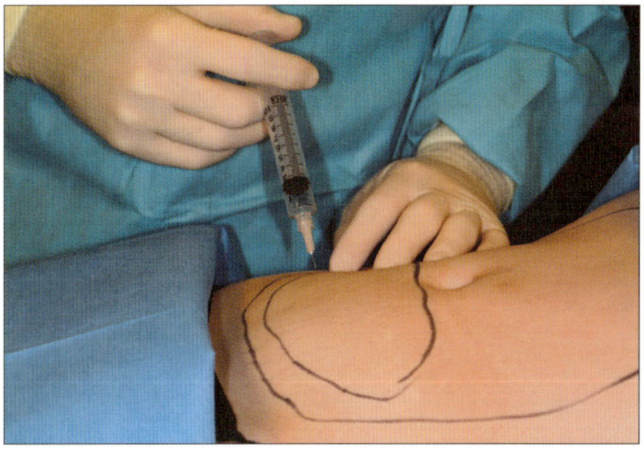

그림 4.10 피부 마취로 지방층으로의 접근이 가능하다. 30게이지 바늘과 주사기가 사용된다.

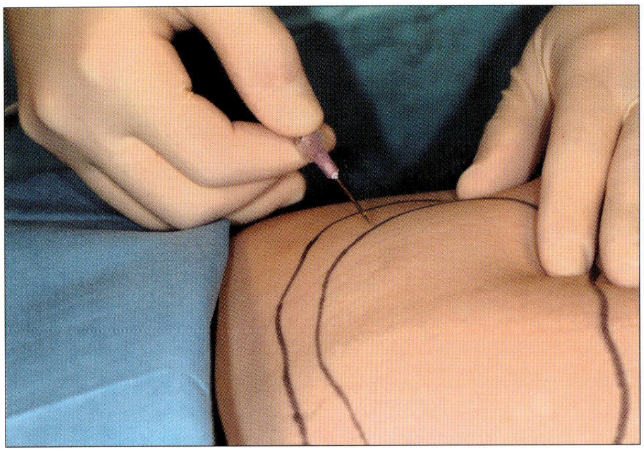

그림 4.11 피하 지방의 초기 주입. 18게이지 바늘이 사용된다.

주입은 환자의 반응을 주의깊게 살피며 아주 느린 속도로 시작한다(그림 4.11). 그 다음에 환자의 상태를 보면서 속도를 점점 증가시킨다. 주입은 처음에는 깊게 하고 점차적으로 얕게 한다. 흡입할 전체 부위를 부챗살 모양으로 겹쳐서 주입한다. 계획한 부위보다 2 cm 이상 넓게 주입하여 흡입 시 생길 수 있는 불편함을 최소화해야 한다. 소독한 수건으로 흘러나오는 튜메선트 용액을 닦는다.

편안하게 주입하기 위해서는 시간이 걸린다. 그러나 경험이 생길수록 환자의 편안함을 유지시키면서 속도를 올릴 수 있어서 항상 편안하면서도 효과적으로 부풀릴 수 있다. 흡입을 시작하기 전 혈관 수축 효과가 나타날 때까지 기다리는 것이 중요하다. 보통 15분 이상이 필요하다. 혈관 수축이 일어나면 피부가 하얗게 변한다(그림 4.12).

주입을 위해서 구멍을 뚫지 않았다면 구멍을 뚫는다(그림 4.13). 각 부위마다 몇 개씩 뚫는다. 부드럽고 균일한 결과는 여러 군데의 입구로부터 방사된 다양한 깊이의 작고 많은 교차터널에 달려 있다. 튜메선트 주입처럼 흡입의 궁극적인 방식은 겹치는 부챗살 모양과 닮았다.

흡입 구멍을 만들 때 고려해야 할 점은 다음과 같다.

- 흡입 부위의 아래 부분에 하나 이상의 구멍은 배액을 용이하게 한다.
- 사용할 캐뉼라 길이도 중요한데, 구멍의 갯수와 거리를 결정한다.

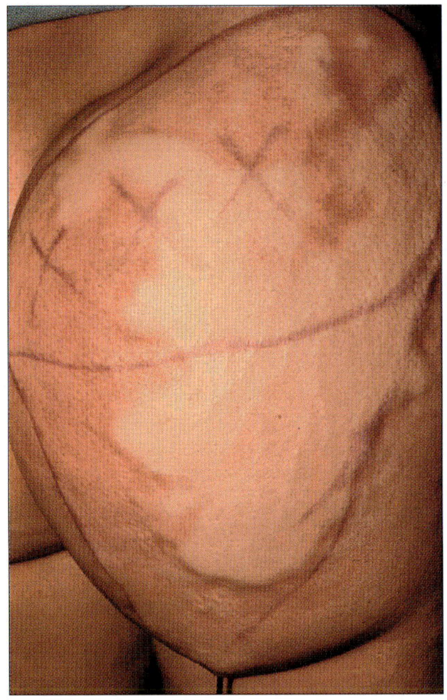

그림 4.12 피부가 하얗게 변하는 것이 튜메선트 부분마취의 특징이다.

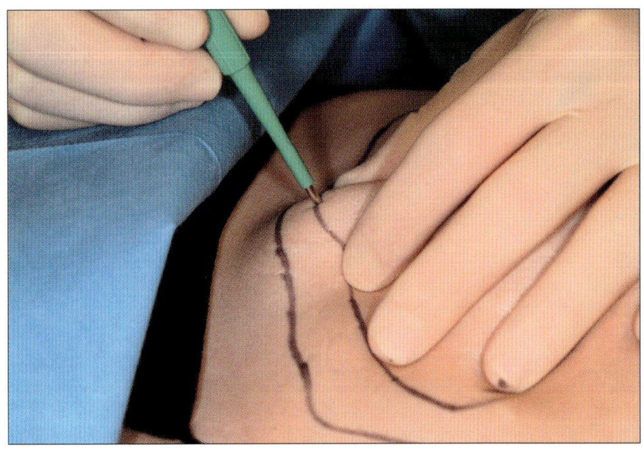

그림 4.13 생검 펀치로 피부에 구멍을 만든다.

- 구멍을 가능한 눈에 잘 띄지 않는 곳에 두는 것을 고려한다. 복부 튼선, 귓불 뒤, 턱 아래, 겨드랑이 등이다.
- 필요 시 추가로 구멍을 더 만들 수 있다.

구멍 아래를 아이리스 가위로 부드럽게 박리하여 캐뉼라가 들어가기 용이하게 한다. 튜메선트 마취의 혈관 수축 효과로 작은 직경의 캐뉼라가 큰 출혈 없이 들어가는 것이 가능하다(그림 4.14).

작은 직경의 캐뉼라는 정확하고 큰 저항없이 삽입할 수 있다. 가장 작은 직경의 캐뉼라로 시작하면 환자의

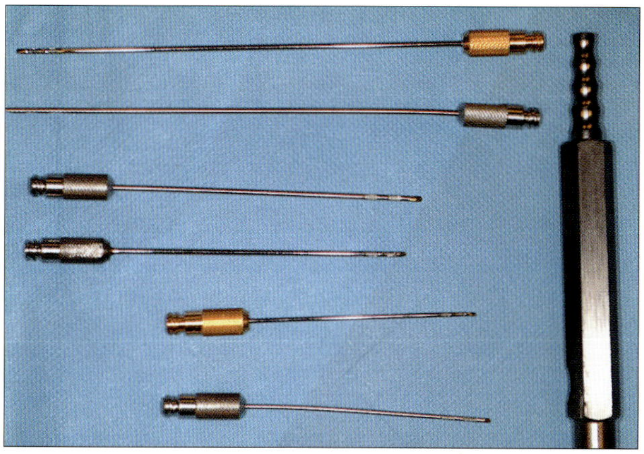

그림 4.14 튜메선트 지방흡입의 쓰이는 마이크로 캐뉼라

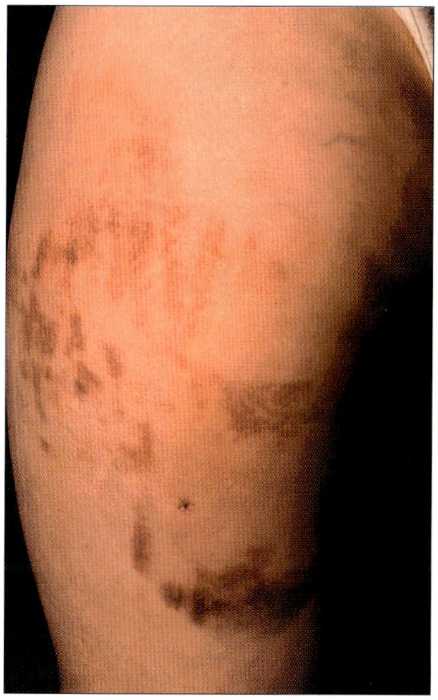

그림 4.15 이 환자는 1990년대 초기에 4 mm 직경의 캐뉼라로 지방흡입을 받았다. 수술 7일 후에 피부에 캐뉼라 관 모양이 보인다.

편안함을 최대화하고 불편함을 줄이며 덜 피곤하고 좀 더 균일하며 편평한 결과를 얻을 수 있다(그림 4.15). 각 구멍마다 적은 양의 지방을 흡입하고 이것을 반복함으로써 균일한 결과를 얻을 수 있다. 한 번 이상의 순회 후에 좀 더 큰 직경의 캐뉼라로 반복한다. 많이 쓰는 손으로 캐뉼라의 전진과 후퇴 운동을 하고 덜 사용하는 손으로 지방을 잡고 캐뉼라의 깊이와 위치를 감지한다. 그래서 캐뉼라의 방향을 정확하게 조금씩 바뀔 수 있다(그림 4.16, 4.17). 흡입의 마지막은 핀치 테스트로 결정한다. 피부 주름의 두께는 부위에 따라 적당해야 하며 주위에 흡입하지 않는 부위와 고르게 섞여야 한다.

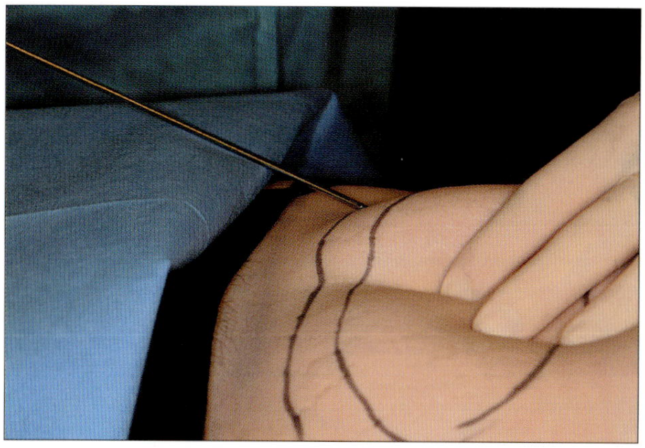

그림 4.16 한 손으로 피부와 지방을 잡는 것이 보인다.

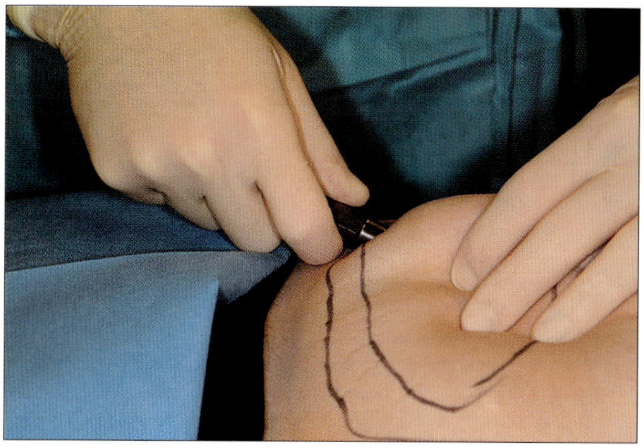

그림 4.17 캐뉼라를 움직인다.

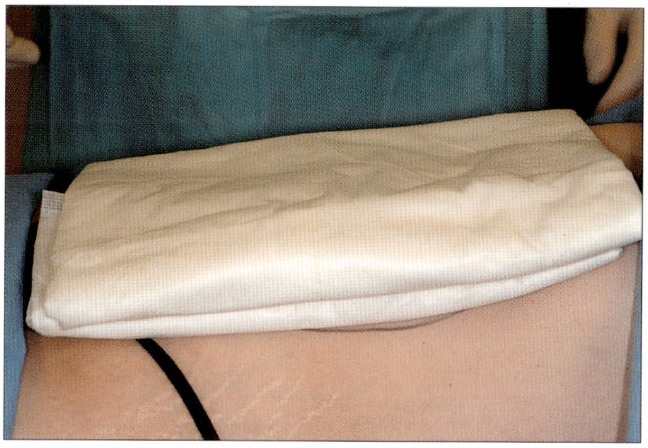

그림 4.18 흡수 패드를 치료 부위에 댄다.

만일 환자의 자세를 바꿔야 한다면 다시 소독하고 포를 깐다. 장갑을 자주 교체하는 것이 좋다.

흡입을 끝내고 소독된 흡수패드를 댄다(그림 4.18). 신축성 수술 그물을 패드 위에 덮어서 패드를 원하는

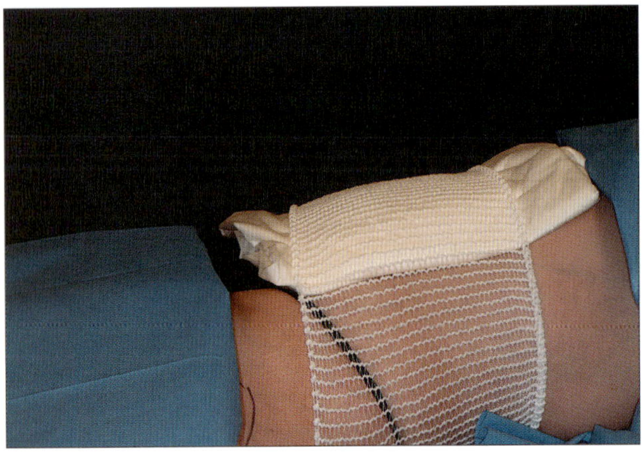

그림 4.19 수술 그물을 입힌다.

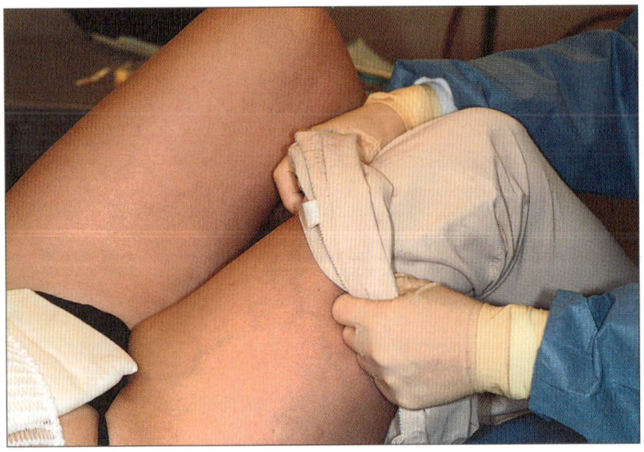

그림 4.20 환자에게 압박복을 입힌다.

위치에 고정시킨다(그림 4.19). 그 다음 환자는 압박복을 입는다(그림 4.20). 이 패드가 축축해지면 환자가 교체할 수 있게 한다. 첫 24시간 동안에는 배액량이 많고 그 후 수일 동안 감소한다. 특히 첫 며칠 동안에는 압박복을 벗을 때 미주신경 반사가 나타날 수 있다고 말해 둔다. 그래서 가능하면 도움을 받아서 앉은 상태에서 아주 천천히 압박복을 벗는 것이 좋다. 시술 후 샤워는 언제든지 가능하다. 압박복의 사용 기간에 대해 서로 견해가 틀리지만, 적어도 대부분의 경우 첫 며칠 동안은 입는 것이 좋다는 데 대체로 동의한다. 많은 의사들은 압박복을 1~2주 정도 입을 것을 권유한다. 하지만 수주 동안 계속된 강한 압박은 혈관축소가 없는 전신마취하의 지방흡입에서보다는 훨씬 덜 중요할 것이다. 어떤 환자들은 압박복 없이 다니는 것보다 입는 것이 더 편하다는 것을 알게 되고 더 오래 입게 된다.

퇴원하기 전에 환자는 염려와 궁금증에 대해 언제든 시술자와 연락할 수 있는 연락처를 받게 된다. 다음 방문 간격은 의사마다 다르다. 환자를 지켜보는 동안 점차 환자에게서 변화가 나타나지만 최종 결과는 6~12개월 후까지 깨닫지 못할 수 있다는 사실을 상기시킨다. 다이어트와 운동을 권장한다. 환자는 가벼운 운동부터 서서히 다시 시작한다.

문제 해결

주입하는 동안의 불편함은 다음과 같은 이유 때문이다.

- 속도가 너무 빠르다. – 속도를 줄여라.
- 주입 캐뉼라의 전진이 너무 빠르다. – 천천히 전진하거나, 바늘을 사용하거나, 캐뉼라를 쓰기 전에 바늘로 시작할 것을 고려하라.
- 피부 표면 마취가 불충분하다. – 다시 마취시켜라.

흡입하는 동안의 불편함은 다음과 같은 이유 때문이다.

- 부적절한 대기시간 – 15~20분 이전이면 더 기다려라. 45~60분이 넘었으면 흡입하기 전에 추가로 상층부에 튜메선트 주입을 고려하라.
  Note : 경험이 적은 시술자는 흡입 전에 한 군데나 두 군데에만 주입하는 것을 고려하라. 주입할 곳이 늘어나면 주입에 시간이 걸리기 때문에 첫 번째 부위는 재주입이 필요하다.
- 불충분한 농도 – 0.1% 같은 높은 농도로 재주입하라.
- 너무 큰 캐뉼라로 시작할 때 – 작은 것을 사용하라.
- 일정하지 않은 부분마취의 주입 – 위에서 말한 상층부에 재주입하라.
- 불충분한 양 – 재주입하라.

혈액이 흡인되는 이유는 다음과 같다.

- 특정한 혈관 위치에 캐뉼라가 위치한 경우 – 캐뉼라를 재위치시키고 다른 방향에서 접근하라(재주입 부위를 고려하라).
- 불충분한 혈관축소 – 재주입한다. 재주입하기 위해 바늘을 사용하고 주입시 바늘 주위를 꽉 잡거나, 좀

더 작은 캐뉼라로 시도한다.

불규칙한 제거는 다음과 같이 한다.

- 불충분한 흡입 구멍 – 구멍을 더 뚫어라.
- 너무 큰 캐뉼라의 사용 – 작은 것을 쓰라.
- 부작용, 합병증, 대체 접근들
- 리도카인 독성 : 최대 안전용량을 고수하고 리도카인 독성을 줄이는 것이 중요하다면 용량을 줄여라. 어떤 징후와 증상이 일정 수준에서 나타난다. 약간의 졸림은 튜메선트 테크닉에서 흔히 나타난다. 졸림은 독성의 역치 이하에서도 나타날 수 있다. 가벼운 두통과 부분 근육의 연축은 치료수준에서 드물지 않게 나타난다. 중추신경 독성은 심근 독성보다 훨씬 낮은 농도에서 나타난다. 중추신경 독성 증상은 불안, 격정, 행복감, 어지럼, 복시 등이다. 산소를 재빨리 공급하고 전신 독성 증상이 생기면 병원을 옮기는 것을 고려해야 한다.

지방흡입의 합병증은 Box 4.1에 있다. 더 심각한 합병증은 대부분 깊은 수면마취나 전신마취와 관련이 있다. 지방흡입의 합병증과 안전성은 제 14장에서 논의하고 안전성의 논문들은 제 15장에서 논의하기로 한다.

경험자들을 위한 최신 토픽

파워 지방흡입은 지방흡입의 진보 중의 하나이고 튜메선트 테크닉과 조합될 수 있다. 파워 지방흡입은 제 6장에서 논의될 것이다.

튜메선트 부분마취 테크닉은 다른 시술에서도 사용할 수 있다. 피판과 이식판을 마취하고 채취하며, 얼굴 재생술이나 제모술 등 레이저 시술과 관련된 통증을 최소화 하는 데 사용할 수 있다. 튜메선트 테크닉의 변형은 유방축소 수술처럼 많은 출혈 경향이 있는 수술에서 응용될 수 있다.

참고문헌

Coleman WP III, et al 2001 Guidelines of care for liposuction. Journal of the American Academy of Dermatology 45:438–447

Evidence-based review by a broad panel; the most current guidelines published by the American Academy of Dermatology

Hanke W 2004 Tumescent liposuction report performance measurement initiative: national survey results. Dermatologic Surgery 30:967–977

Evidence-based review of prospectively collected data including frequency of complications and patient satisfaction created by the Accreditation Association for Ambulatory Health Care Institute for Quality Improvement

Hanke, C.W., Coleman WP 3rd 1999 Morbidity and mortality related to liposuction. Questions and answers. Dermatology Clinics 17:899–902,vii

Evidence-based review of risks and complications. Compares relative risks of liposuction with general anesthesia versus tumescent technique liposuction

Klein, JA 2000 Tumescent technique: tumescent anesthesia and microcannular liposuction. Mosby, St Louis

Pre-eminent text on the subject, written by its original practitioner. Extensive coverage of related physiology, pharmacology, instrumentation, and technique

Lawrence N, et al 2000 American Society for Dermatologic Surgery guidelines of care for liposuction. Dermatologic Surgery 26:265–269

The most current guidelines of care of the American Society for Dermatologic Surgery.

Lawrence N, Coleman WP III 2002 Liposuction. Journal of the American Academy of Dermatology 47:105–108

Extensive listing of seminal articles grouped into relevant subtopics, such as determining an appropriate candidate, anesthesia, setup, and equipment

5 지방흡입을 위한 튜메선트 마취 중의 리도카인 안전성

Safety of Lidocaine During Tumescent Anesthesia for Liposuction

Kimberly J. Butterwick, Mitchel P. Goldman

서론

튜메선트 마취는 부분마취제인 리도카인을 희석하여 많은 양을 주입하는 것에 기반을 둔 테크닉이다. 비록 Klein이 지방흡입을 위해서 개발했지만, 이 방법은 주름 제거술, 복부 성형술, 모발 이식술, 묶고 자르는 정맥 수술뿐만 아니라 대복제 정맥의 폐쇄 또는 절제를 위해 새롭고 덜 침습적인 정맥 내 고주파나 레이저 같은 많은 다른 시술에 쓰여져 왔다. 희석한 0.1% 리도카인을 주입하면 어느 부위든 주입 4~14시간 후에 리도카인의 혈장 최고농도에 도달한다고 발표되었다. 이런 지연 흡수를 보여주는 많은 논문들은 주입하는 동안보다 주입 2~3시간 경과 후 리도카인 농도를 추적했다. 그러나 이론적으로 주입되는 시간이 리도카인 흡수에 있어서 중요한 시간이다. Scott에 의해 논의되었던 약역학 이론에서는 리도카인의 희석뿐만 아니라 피하 내 주입 속도도 리도카인 흡수에 중요한 변수였다. Piveral의 논문에서는 튜메선트 지방흡입을 위해 1.0%의 강한 농도를 주입한 후 15분 안에 독성 최대농도에 도달하는 빠른 전신 흡수를 보였다. 리도카인의 흡수는 에피네프린의 작용에 의해 혈관 축소가 일어나기 전까지는 빠르게 흡수되고 그 이후는 천천히 흡수된다.

다른 논문들은 주입시간의 중요성을 강조했다. 1997년 Hanke 등의 논문에서 의사들은 현재 빠른 속도로 튜메선트 마취액 주입이 가능한 주입 펌프를 사용하고 있다고 밝혔다. 또한 빠른 주입으로 생기는 통증을 감소시키기 위해 더 많은 전처치 약물이 필요하다는 것도 보고하였다. 게다가 Seiger는 정맥절제술을 시행하는 동안 리도카인 튜메선트 용액을 주입할 때, 주사기를 뒤로 당겨서 혈액의 역류를 확인하지 않기 때문에 리도카인을 혈관 내로 주사할 수 있다고 보고하였다. 튜메선트 마취 시 희석한 리도카인을 빠르게 또는 천천히 주입함으로써 얻을 수 있는 효과는 이미 우리가 확인하였다. 우리는 에피네프린이 유발하는 혈관수축이 희석한 리도카인의 빠른 흡수를 막아줄 만큼 빠른지를 평가하기 위해 시술 초기에 리도카인 혈청농도를 측정했다.

표준적인 튜메선트 지방흡입을 받은 18명의 환자가 이 논문을 위한 실험에 참여했다. 수술 전 투약은 환자에 따라 다르게 했는데 어떤 환자에게는 1.0~2.0 mg의 로라제팜을 경구투여하였고, 메페리딘, phenergan 25~50 mg을 근육주사하였다. 다른 환자들에게는 클로니딘 0.1 mg 경구로, 그리고 플루라제팜 30 mg을 경구로, 그리고 미다졸람 1.0~3.0 mg을 정맥 내로 투여하였다. 튜메선트 용액은 0.05%와 0.1%의 두 가지 농도로 준비하고, 에피네프린은 0.75 mg/L(18명 중 16명) 0.65 mg/L(나머지 두 명), 중탄산염은 10 mEq/L를 혼합하였다. 용액은 37~40도로 데워졌다. 주입은 25 또는 20게이지 척추바늘과 14게이지 주입 캐뉼라를 Klein 펌프에 연결하여 3~9의 범위(속도는 50~450 ml/min에 상응)로 주입하였다. 주어진 세팅에서 실제 주입 속도는 주입 기구, 튜브 사이즈, 클램프 압력, 조직 저항에 달려있다. 리도카인의 혈중 농도는 주입 후 매 15분마다 측정하였으며, 이것을 2시간 동안 반복하였다.

각 환자의 최고 혈중 농도에 이른 리도카인 용량과 주입 속도, 시간은 표 5.1에 나타나있다. 튜메선트 마취의 주입속도는 27.1~200 mg/min이고 시간은 5분~2시간이었다. 총 리도카인 용량은 7.4~57.7 mg/kg였

환자와 결과									
Patient				Lidocaine		Infiltration		Lidocaine peak	
No.	Sex	Age	Weight (kg)	Total dose (mg)	Dose (mg/kg)	Total time (min)	Rate (mg/min)	Concentration (μg/mL)	Time (min)
1	F	45	59.0	3250	55.0	120	27.1	0.6	15
2	F	37	54.5	2000	36.7	60	33	1.9	120
3	M	43	89.0	3775	42.4	45	83	0.6	120
4	F	55	59.5	3000	50.4	22	136	1.1	45
5	M	24	74.5	4300	57.7	30	143.3	1.6	15
6	M	65	85.9	5000	58.2	27	185	0.9	120
7	F	54	62.8	3600	57.3	18	200	1.0	120
8	F	26	58.1	2725	46.9	100	27.2	‹0.5	15~120
9	F	19	51.8	2500	48.2	90	27.8	‹0.5	15~120
10	F	46	59.0	3325	56.3	115	28.9	‹0.5	15~120
11	F	40	45.5	2350	51.7	75	31.3	‹0.5	15~120
12	F	26	57.9	2325	40.1	73	31.8	‹0.5	15~120
13	F	39	47.2	2700	57.2	75	36.0	‹0.5	15~120
14	F	62	61.0	2850	46.7	75	38.0	‹0.5	15~120
15	F	30	64.5	2000	31.0	45	44.4	‹0.5	15~120
16	F	40	69.2	3600	52.0	80	45.0	‹0.5	15~120
17	F	44	89.5	4900	54.7	105	46.7	‹0.5	15~120
18	F	56	74.5	550	7.4	5	110.0	‹0.5	15~120

표 5.1 환자와 결과: 리도카인 양, 주입 속도, 최고 농도에 이른 시간

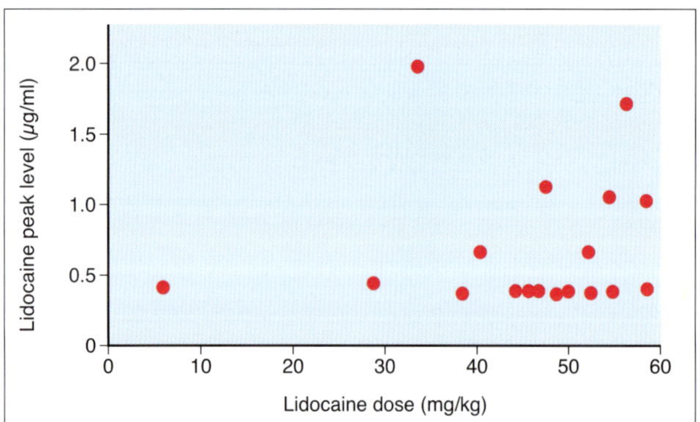

그림 5.1 리도카인 농도와 용량

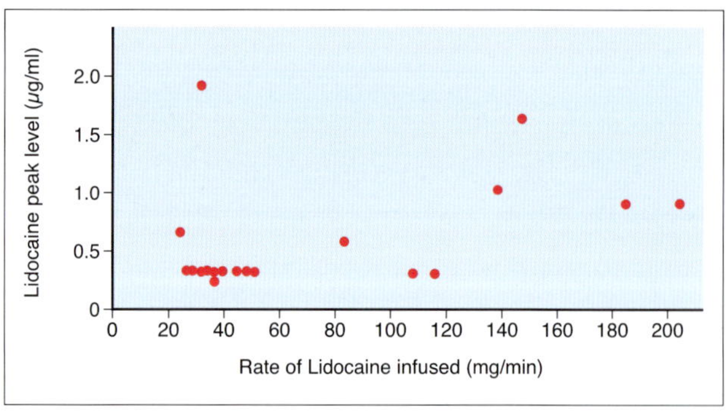

그림 5.2 리도카인 농도와 주입 속도

다. 18명의 환자 모두 2.0 μg/mL 이하로 독성 수준 아래였다. 11명의 환자는 리도카인 농도를 실험실에서 검출할 수 있는 최소 농도인 0.5 μg/mL 이하로 계속 유지하였다. 혈중 리도카인 농도와 리도카인 용량 사이의 관계는 그림 5.1에 나타나있다. 리도카인 용량과 혈중 리도카인 농도 사이에 선형 관계는 없다. 그림 5.2는 리도카인의 주입속도의 함수로 혈중 리도카인 농도를 그리고 있다. 이것도 선형 관계가 없다.

7명의 환자에게서는 표 5.2와 그림 5.3에서 보는 것처럼 시술 첫 2시간 동안 리도카인 농도가 다양하게 분포하였다. 2명의 환자에게서는 15분에 최대 농도를, 한 환자에게서는 45분에, 4명의 환자에게서는 2시간에 최대 농도를 보였다. 이 7명의 환자에게 주입된 리도카인 총용량은 36.7~57.7 mg/kg, 주입 속도는 27.1~200 mg/min으로 다양하였다. 최대 속도와 최대 용량을 주입받은 7번째 환자에게서는 기대했던 최고 농도를 보

2시간 동안의 리도카인 농도								
Patient	Total lidocane (mg/kg)	Rate (mg/min)	Plasma lidocaine levels (μgmL) at: (min) 15	30	45	60	120	Pre-op.med
1	55.0	27.1	0.6	0.6	0.6	0.6	0.5	Lor, M/P
2	36.7	33.0	1.5	1.1	1.0	1.1	1.9	Lor, M/P
3	42.4	83.0	〈0.5	〈0.5	〈0.5	〈0.5	0.6	Flu, Clon
4	50.4	136.0	0.6	0.8	1.1	1.0	1.1	Mid
5	57.7	143.3	1.6	0.8	〈0.5	0.8	〈0.5	Flu, Clon
6	58.2	185.0	〈0.5	〈0.5	〈0.5	〈0.5	0.9	Clon, Mid
7	57.3	200.0	〈0.5	〈0.5	〈0.5	〈0.5	1.0	Mid

표 5.2 2시간 동안의 리도카인 농도

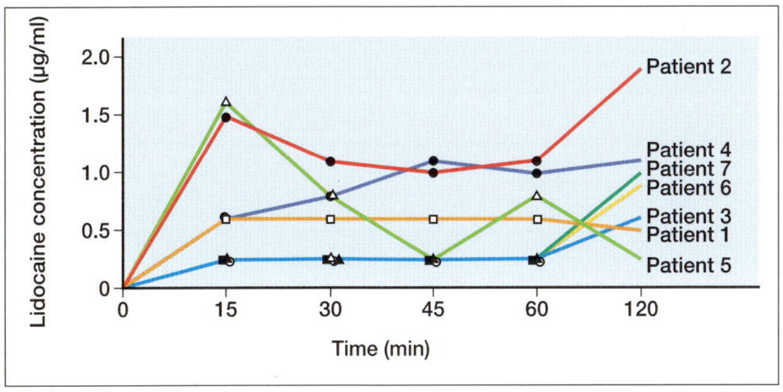

그림 5.3 2시간 동안의 리도카인 농도

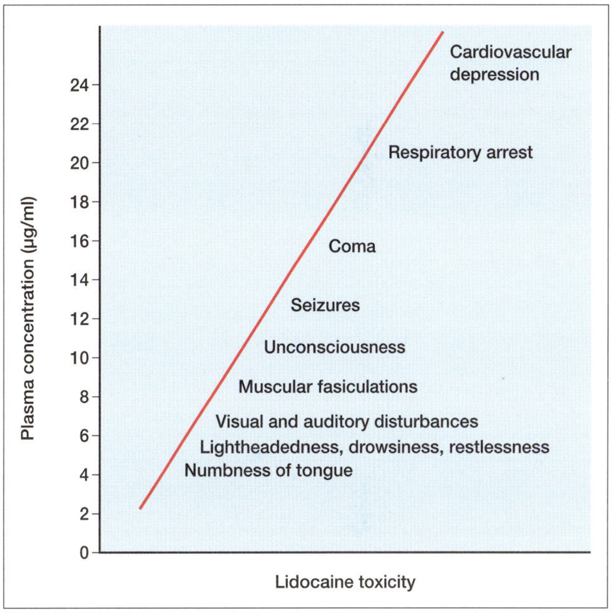

그림 5.4 리도카인 농도와 독성

여주지 못했다. 환자 1은 리도카인 농도가 상대적으로 낮고(36.7 mg/kg) 주입 속도도 2시간 동안 천천히 주입한 것에 비해 생각했던 것보다 높은 농도를 보였다. 18명 중 17명은 연구시간 동안 리도카인 농도의 변화폭이 0.5 μg/mL 이하였고, 한 명만 0.8 μg/mL였다.

튜메선트 테크닉에 의한 지방흡입의 안전성은 Hanke(1996년) 등에 의해 잘 정립되어 있다. 희석된 용액이 주입될 때 안전한 최대 리도카인 허용치는 55 mg/kg라고 Ostad 등에 의해 추정되었다. 리도카인 독성은 3.0~6.0 μg/mL 사이의 농도에서 생기는 주관적인 비특이성 증상을 가지고 있는 혈장 리도카인 레벨과 직접적인 연관이 있다. 객관적인 징후는 5.0~9.0 μg/mL 사이의 농도에서 생긴다.

최근에 빠른 펌프와 듀얼 펌프의 사용으로 리도카인 주입 속도가 증가하였다. 그러나 주입속도의 상승과 관련된 시술 초기의 리도카인 흡수에 관한 정보는 거의 없다. 몇몇 논문에서 주입이 완료된 후(Lillis) 또는 주입 3~4시간 후(Burk 등, Ostad 등)의 농도를 측정하였다. Hanke 등은 튜메선트 용액의 빠른 주입을 위해서는 일반적으로 불편함을 완화시키는 더 많은 진정이 필요하다는 것을 보여주고 있다. 그러므로 환자들은 초기에 생긴 주관적인 독성 증상들을 말할 수 없다.

5개의 논문에서 시술 초기의 리도카인 농도를 고찰했다. Piveral은 1.0% 리도카인과 1:100,000 에피네프린을 주입하고 매 15분마다 4시간 동안 측정한 결과 리도카인의 잠재적 독성 농도를 보고했다. 두 명의 환자는 15분 후에 4.2와 6.3 μg/mL의 독성 농도를 가졌다. 계속적인 샘플에서는 1.2 μg/mL와 그 이하였다. 이 결과는 15분 후에 측정된 샘플이 아니라면, 검출하지 못하였을 만큼 주입 동안 빠른 흡수가 일어난다는 것을 의미한다. 이것은 Piversal이 사용했던 리도카인 농도가 현재 쓰이는 표준 농도보다 높기 때문일 것이다. 주입 속도는 표기되지 않았다. 주입과정을 연구한 다른 논문에서 Lewis는 6명의 환자에게서 시술 첫 3시간 동안 매 5분마다 농도를 측정했다. 리도카인은 시술 초기인 15~30분에 최고 용량에 도달했는데, 0.25%의 높은 농도를 사용했다. 환자들은 비독성 농도인 0.8 μg/mL였는데, 이것은 상대적으로 총 리도카인 용량이 13.8 mg/kg로 작기 때문이다. Klien의 논문에서 리도카인의 안전 총 용량은 35 mg/kg라고 보여준다. 한 환자에게 900 mg의 리도카인을 천천히 주입하였다(0.1% 농도를 45분 동안). 농도는 5분과 15분 후에 1.0 μg/mL 이하였다. 그 후 7시간 동안 매 30분마다 측정한 값은 0.5 μg/mL였다. Lillis는 또한 0.1% 리도카인을 이용하여 시술한 첫 몇 시간 동안의 리도카인 농도를 측정하였다. 주입하는 동안은 농도를 측정하지 않았고 상대적으로 빠른 주입을 한 후 15, 30, 50분마다 측정하였다. 20명의 환자에서 심지어 리도카인 0.1%를 최대 농도인 88 mg/kg까지 주입하였을 때에도 리도카인 농도는 1.7 μg/mL 이하였다. Samdal 등의 논문에서는 리도카인을 주입하는 동안 5분, 15분, 30분, 1시간마다 농도를 측정하였는데, 저자의 논문과 비슷하다. 그들은 상대적으로 낮은 10.5~34.4 mg/kg의 리도카인 용량을 60~78 mL/min의 속도로 주입하면서 4명의 환자를 측정하였다. 첫 시간에 얻은 농도는 0.04~0.6 μg/mL 사이였다. 부가적으로 12명의 환자에게 주입한 후에 1, 2, 3, 6, 8, 10, 12, 14, 18, 24시간마다 농도를 측정하였다. 최대 농도는 주입 후 6~12시간 사이에 발생했고 0.9~3.6 μg/mL로 다양했다. 이로 인해 리도카인 최대 용량(mg/kg)과 최대 농도 사이의 선형 관계가 밝혀졌다.

다른 논문에서는 주입 중이 아닌 지방흡입 중에 리도카인 농도를 측정했다. 대부분은 24시간 동안 측정하였는데, 특별히 첫 몇 시간 동안은 측정하지 않았다. Ostad 등은 리도카인을 55 mg/kg까지 주입했고, 4, 8, 12, 24시간마다 측정된 비독성 수준의 리도카인 농도를 보고하였다. 주입 속도는 150 ml/min으로 세팅되었다. 그러나 실제 주입시간은 90~120분이므로 상응하는 속도는 25~35 mg/min이었다. 주입 속도(mg/min)는 펌프 속도 세팅인 150 ml/min보다 훨씬 느렸다. 4~8시간에 최대 농도에 도달하여 다른 논문인 Lillis나 Klein보다 다소 빨랐다. 이 논문에서 총 리도카인 용량과 리도카인 농도 사이의 선형관계는 보이지 않았다. 이 두 변수가 서로 선형관계가 아닌 이유는 "각 개인마다 잠재적인 흡수의 차이로 인한 피하지방 리도카인의 고르지 못한 분포"에 있는 것으로 보인다. 우리들처럼 Ostad 등의 논문에서 다양한 리도카인 농도를 사용하였고, 이것은 우리의 논문에서 본 것처럼 비선형관계를 설명하였다. Burk 등은 전신마취 하에 지방흡입을 한 10명의 환자에게 주입한 후에 3, 12, 24시간마다 리도카인과 에피네프린 농도를 측정했다. 희석된 리도카인(0.025%)이 주입되었고 평균 리도카인 용량은 21.6 mg/kg였다. 10명 중 9명에서 예측대로 12시간 후에 2.0 μg/mL 이하의 최대 농도에 이르렀다. 주입 동안의 농도와 첫 3시간의 농도는 측정되지 않았다. 이 논문은 에피네프린 농도를 측정한 몇 안 되는 논문이다. 농도는 3시간 후에 최대였으며 거의 생리학적 농도의 4배였다. Butterwick 등은 0.05~0.1%의 리도카인을 한꺼번에 주입하지 않고 천천히 또는 빠르게 주입한 결과, 주입하는 동안 독성 혈중 농도에 도달한다고 보고하였다. 그러므로 0.65 또는 0.75 mg/L 농도의 에피네프린으로 인한 혈관 축소가 주입 동안 리도카인의 빠른 흡수를 충분히 막아준다는 것을 나타낸다. 우리는 주입 속도가 조직의 저항과 기구에 따라 다양하기 때문에 펌프 주입 속도가 아닌 전체 주입 시간 동안 주입한 리도카인의 총 용량을 보았다. 이런 정의로 우리는 25 또는 20게이지 척추바늘이나 14게이지 주입 캐뉼라로 200 mg/min의 속도로 주입해도 안전하다는 사실을 밝혀냈다. 주입하는 동안 내내 리도카인 농도는 2시간에 0.8 μg/mL 이하의 좁은 범위 안에 머물렀고, 이것은 24시간 동안 측정한 다른 논문에서의 2, 3시간의 값과 비슷했다. 리도카인 농도와 주입 속도, 리도카인의 총 용량 사이의 관계는 없었다. 리도카인 농도와 수술 전 투약의 종류와도 관계가 없었다. 이렇게 다양한 경우에도 불구하고 환자들은 주입하는 동안 리도카인의 어떤 독성·증거도 보이지 않았다.

그러므로 우리는 0.75 mg/L의 에피네프린과 혼합된 0.05~0.1%의 리도카인을 혼합한 튜메선트 마취액이 빨리 주입된다 하더라도 리도카인 독성을 염려할 필요 없이 안전하다는 사실을 확인하였다.

참고문헌

Burk RW, Guzman-Stein G, Vasconez, LO. Lidocaine and epinephrine levels in tumescent technique liposuction. Plastic and Reconstructive Surgery 1996;97:1379–1384.

Butterwick KJ, Goldman MP, Sriprachya-Anunt S. Lidocaine levels during the first two hours of infiltration of dilute anesthetic solution for tumescent liposuction: rapid versus slow delivery. Dermatological Surgery 1999;25:681–685.

Hanke CW, Bullock S, Bernstein G. Current status of tumescent liposuction in the United States: National Survey Results. Dermatological Surgery 1996;22:595–598.

Hanke CW, Coleman WP III, Lillis PJ et al. Infusion rates and levels of premedication in tumescent liposuction. Dermatological Surgery 1997;23:1131–1134.

Klein JA. Tumescent technique for regional anesthesia permits lidocaine doses of 35 mg/kg for liposuction. Journal of Dermatological Surgery in Oncology 1990;16:248–263.

Lewis CM. The use of high-dose lidocaine in wetting solutions of lipoplasty. Annals of Plastic Surgery 1989;22:307–309.

Lillis PJ. Liposuction surgery under local anesthesia: limited blood loss and minimal lidocaine absorption. Journal of Dermatological Surgery in Oncology 1988;14:1145–1148.

Ostad A, Kageyama N, Moy RL. Tumescent anesthesia with a lidocaine dose of 55 mg/kg is safe for liposuction. Dermatological Surgery 1996;22:921–927.

Piveral K. Systemic lidocaine absorption during liposuction. Plastic and Reconstructive Surgery 1987;80:643.

Samdal F, Amland PF, Bugge JF. Plasma lidocaine levels during suction-assisted lipectomy using large doses of dilute lidocaine with epinephrine. Plastic and Reconstructive Surgery 1994;93:1217–1223.

Scott DB. Evaluation of clinical tolerance of local anesthetic agents. British Journal of Anaesthesia 1975;47:328–333.

Seiger ES. Ambulatory phlebectomy: tumescent anesthesia concerning method of infiltration. Dermatological Surgery 1998;24:933–939.

6 파워 지방흡입 : 결과와 합병증

Powered Liposuction : Results and Complications

Jennifer M. Geiger, Kathryn Frew, Bruce E. Katz

서론

다루어질 주제

지방흡입은 파워 기계들의 도입으로 기술적인 면에서 비약적인 발전을 거두었다. 전통적인 캐뉼라에 비해 빠르게 전후진을 할 수 있는(그림 6.1) 캐뉼라의 장점을 설명하고 있다. 가장 주목할 만한 장점은 지방제거의 효율성과 수술 피로가 감소할 뿐만 아니라 통증과 멍, 부종의 감소로 회복 기간도 빨라졌다는 것이다(Box 6.1). 이런 기구들은 또한 좀 더 정교한 조작이 가능해서 "터치업(touchups)"을 줄이고 종합적인 결과를 개선시켰다(그림 6.2). 파워 지방흡입(PL)의 안전성 기록이 전신마취 하의 전통 지방흡입(TL)에 비해 양호했고 부분마취 하의 전통적인 방법과는 비슷하였다. 전통적인 기구를 사용하는 어느 경우에도 파워 지방흡입방법을 사용할 수 있다. 이 장에서는 장비의 개발과 역사에 관해 상세한 설명을 하고 어떻게 선택하고 사용할 것인지에 대한 내용뿐만 아니라 안전성과 결과에 관한 정보도 제공하고자 한다.

치료 전략에 대한 개요

치료 접근

파워 지방흡입은 전통적인 지방흡입을 대체할 수 있다. 그러므로 전통적인 방법의 적절한 후보가 파워 지방흡입의 후보도 될 수 있다. 게다가 재수술인 경우 PL은 TL보다 더욱 유용하다. 엉덩이, 옆구리처럼 섬유화된 곳에 특히 유용하다. PL 시 발생하는 진동을 환자들은 거의 마사지의 형태로 받아들인다. 매뉴얼 튜메선트 지방흡입과 마찬가지로 환자들은 수술하는 동안에 필요할 때 일어설 수 있어서 직립 시에만 보이는 변화에 대해 섬세한 조율을 할 수 있다. 파워 손잡이는 환자가 서 있는 상태에서도 쉽게 사용할 수 있다.

파워 지방흡입의 장점

- 지방 제거율의 증가
- 멍과 부종의 감소
- 빠른 회복 기간
- 수술 피로도 감소

Box 6.1 파워 지방흡입의 장점

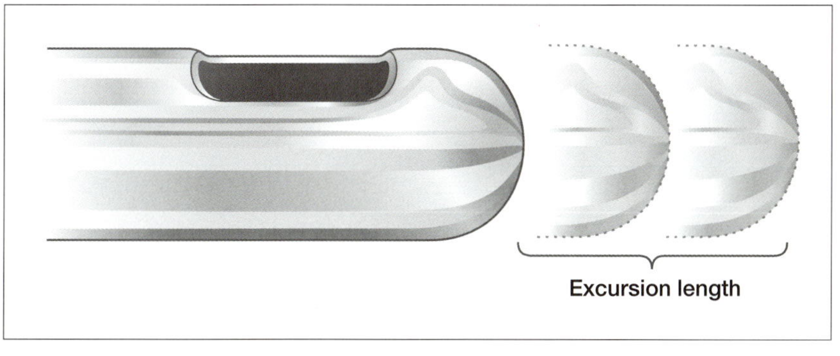

그림 6.1 파워 캐뉼라의 방식

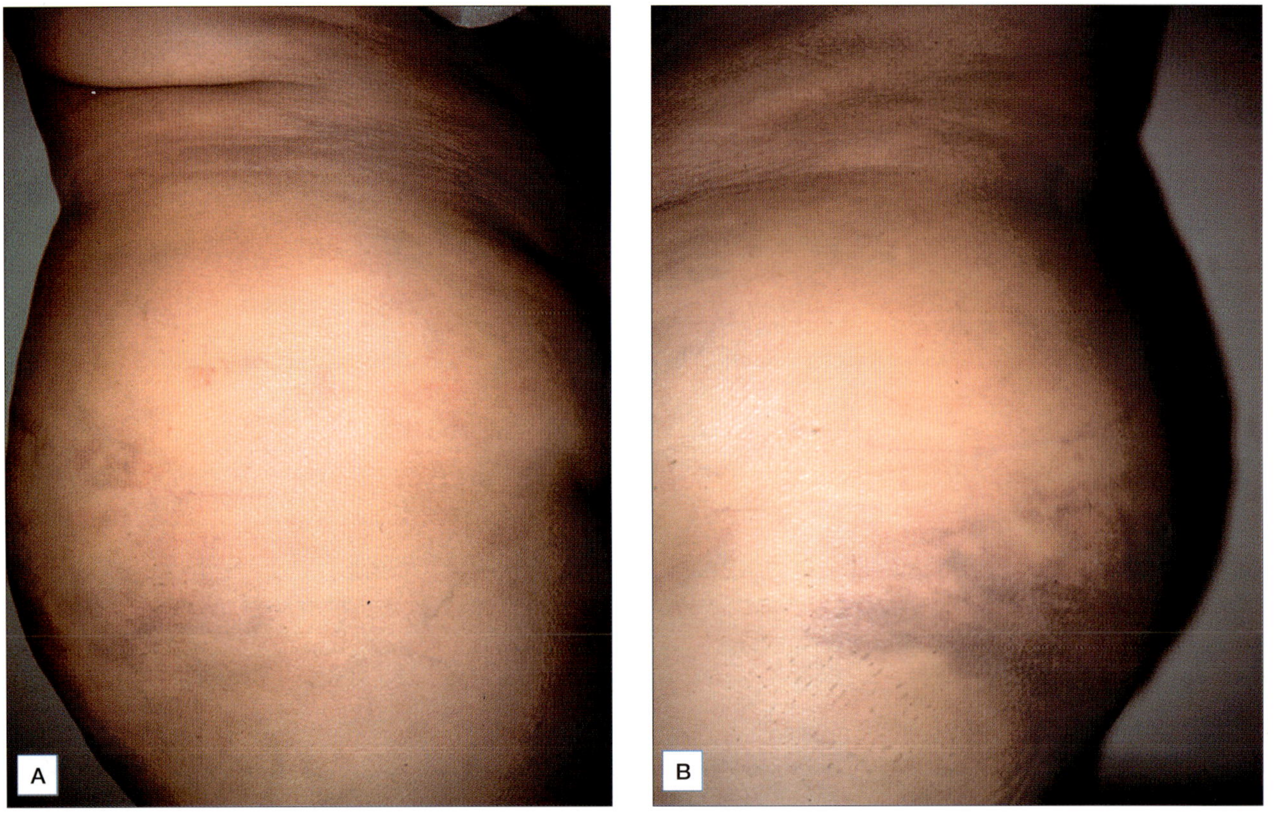

그림 6.2 PL(A)의 TL(B)과 비교하여 멍 감소의 예

주 결정요인

PL은 여러 제조사에서 만든다(그림 6.3~6.5). 가격 범위는 5,000~13,000달러이다. 파워 지방흡입은 근골격계 손상을 줄이면서 많은 케이스를 시술하거나 좀 더 효율적으로 안전하게 시술할 수 있다는 이점이 있다. 수술자는 TL에서 경험했던 것과 비슷한 결과를 기대할 수 있고, 또한 앞으로 이 장에서 세부적으로 논의될 몇 가지 부가적인 이익도 기대할 수 있다.

치료 기술

장비

지방흡입을 위한 장비들은 Arpad와 Georgio Fischer가 처음으로 만든 장비로부터 현대의 장비까지 수십 년 동안 발전해 왔다. 초기의 장비들은 지방을 제거하는 데 자르고 흡입하는 것에 의존함으로써 "cellulosuctionatome"과 관련되어 "planatome"으로 불렸다. 그들은 결국 날카로운 칼이 포함된 끝이 무딘 캐뉼라로 디자인을 바꾸었다. Yves-Gerard Illouz에 의해 뒤쪽에 눈금이 있는 좀 더 단순하고 끝이 무딘 캐뉼라로 바뀌었을 뿐 아니라, Fischer에 의해 2차 원형도 개발되었다. 미국에서 작은 캐뉼라도 지방을 충분히 제거할 수 있다는 사실을 알기 전까지는 매우 큰(8~10 mm) 캐뉼라가 사용되었다. 여전히 섬유화된 부위를 다루는 데 도움이 될 만한 디자인이 꾸준히 연구되고 있는데, 캐뉼라 끝에 날카로운 구멍이 있는 것이 효과적이기는 하지만 대신에 출혈량이 증가하는 단점이 있다. 1990년대에 지방을 녹이고 쉽게 터널을 만드는 초음파 장치가 소개되었다. 이런 테크닉은 비록 수술 시의 수고는 덜어주었지만 여러 문제에 봉착하였다. 가장 심각한 것은 열화상과 피부 괴사의 위험이다. 조직을 통한 침투는 정확한 조절이 힘든 버터에 뜨거운 칼을 넣는 것에 비유된다. 용이성과 효율성을 증대시킬 수 있는 다른 방법이 꾸준히 모색되었고 결국 파워 장치들이 출현하게 되었다. 초기에는 캐뉼라 속에 칼이 든 것으로 Fischer가 만든 것과 매우 유사했지만, 출혈 위험성 때문에 현재 쓰이는 왕복 장치들로 교체되었다.

본래, 파워 지방흡입 장치들은 압축 공기로 작동되었다. 이 디자인의 문제점은 불편함과 압축 공기를 유지하기 위한 불편함과 비용 그리고 기계가 내는 소음이었다. 이런 장치들은 표준 110V로 작동되는 전기 장치들로 교체되었다. 현재는 진동률, 방사 운동, 전기 대 공기압, 소음에 따라 다양한 제품이 시판되어 있다 (Box 6.2). 한 논문에서는 그 기계와 친숙한 각기 다른 수술자가 사용하는 4개의 제품 사이에 나타난 지방 제거율의 차이를 보여주었다. 제거된 지방량은 21~45%의 차이를 나타냈다(표 6.1). 좀 더 숙련된 수술자들은 높은 제거율을 나타내기 때문에 특정 장치에 대한 숙련도와 편안함이 가장 중요하다고 생각된다(표 6.2).

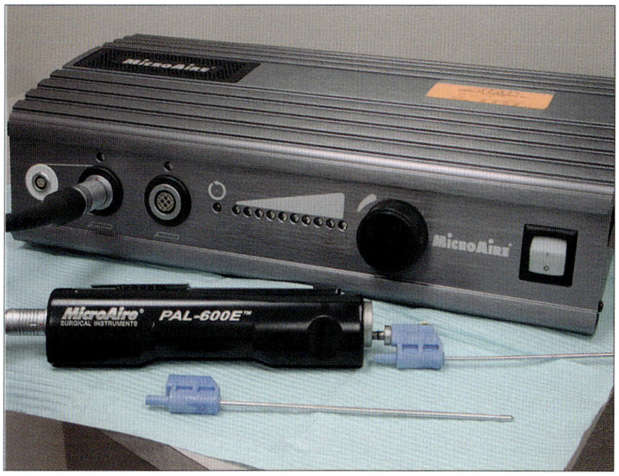

그림 6.3 MicroAire powered liposuction unit. (Courtesy of MicroAire)

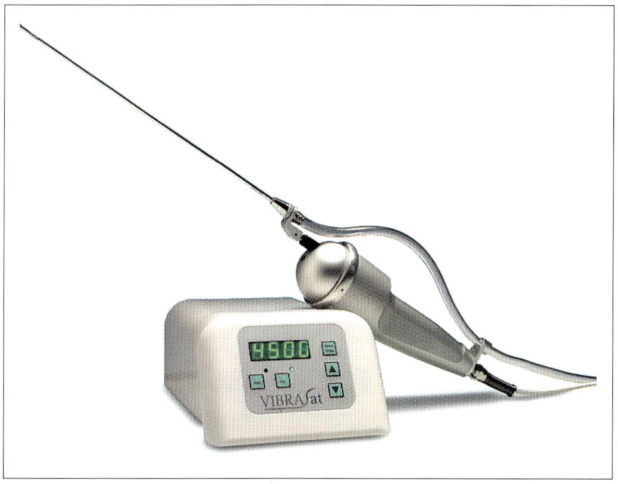

그림 6.4 VibraSat powered liposuction unit. (Courtesy of VibraSat (Laserpoint AG))

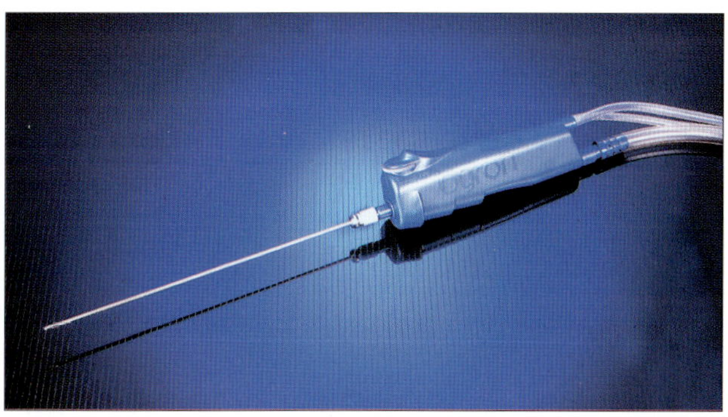

그림 6.5 Byron powered liposuction handpiece. (Courtesy of Byron Medical)

치료 체계

동의서를 받은 후 시술 당일 환자의 사진을 찍은 다음 치료 부위와 좀 더 주의를 기울여야 할 부위, 절개창 부위를 스킨마커로 표시한다. 사진은 고품질로 다양한 각도와 위치에서 찍어야 한다. 이미 존재하는 비대칭 부분은 환자가 간과할 수 있기 때문에 알려 주어야 한다. 환자에게 보통 TL 전에 주는 수술 전 약물을 투여하고 치료 부위뿐 아니라 그 주변도 항균 세정제로 닦

파워 지방흡입 장치들

Byron (그림 6.5)
- Excursion 12.7 mm
- Strokes per minute range from 0 to 800
- Disposable powered handpiece
- Handpiece weighs 1.25 lb (0.50 kg)
- Higher noise level and vibration

Wells Johnson
- Handpiece weight 12 ounces (0.30 kg)
- Excursion of 2.0 mm in a concentric motion
- High vibration and noise level

MicroAire (그림 6.3)
- Excursion of 2.0 mm
- Handpiece weight 19.2 ounces (0.50 kg)
- Speeds of 400~4000 cycles per minute
- Low vibration and noise
- Very precise but slightly heavy

LaserPoint VibraSat (그림 6.4)
- 2.8 mm excursion
- 3000~5000 strokes per minute
- handpiece weight 1.65 lb (0.75 kg)
- Strokes per minute adjustable in 100~1000 increments

Box 6.2 파워 지방흡입 장치들

지방 제거율		
Manufacturer	Number of measurements	Mean increase in extraction with power on (%)
Byron	7	45%
Medtronic/Xomed	32	40%
Numed	21	31%
Wells Johnson	26	21%
All instruments	86	30%

표 6.1 지방 제거율

파워 지방흡입의 지방 제거에 대한 학습곡선 효과	
Surgeon experience	Number or percentage
Surgeon with ≤ 7 powered liposuction cases	
Total no.	19
Increase in extraction with power on (%)	−2
Surgeon with ≥ 8 powered liposuction cases	
Total no.	67
Increase in extraction with power on (%)	45

표 6.2 파워 지방흡입의 지방 제거에 대한 학습곡선 효과

는다. 절개창을 에피네프린이 함유된 0.5% 리도카인 또는 튜메선트 용액으로 마취하고, 11번 Bard-Parker 칼로 절개한다. 이 절개창은 가능하면 속옷으로 감출 수 있는 곳에 하고, 수술 자국이 드러나지 않도록 비대칭적으로 위치해야 한다. 수술대와 수술 기구, 환자는 소독포로 덮고 수술자와 조수는 소독 장갑과 소독 방수 가운을 입어야 한다(그림 6.6).

다음에 튜메선트 용액을 다양한 속도로 조절가능한 펌프를 이용하여 주입한다(그림 6.7). 파워 지방흡입은 파워 장치에 연결되는 손잡이에 흡인 튜브와 캐뉼라를 연결하여 시작한다(그림 6.8). 분당 800~10,000 범위의 스트로크를 미리 정해 둔다. 시술이 끝나면 흡수 패

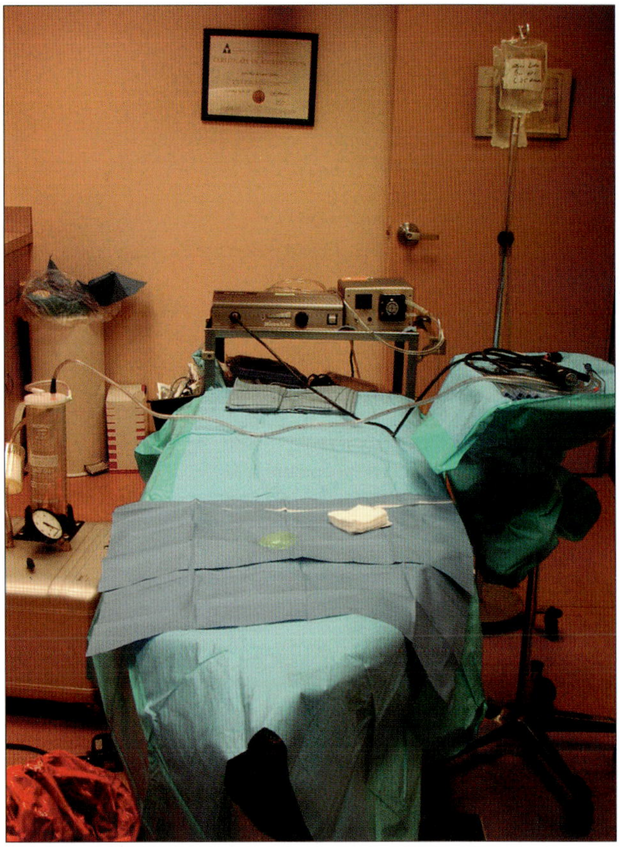

그림 6.6 파워 지방흡입을 위한 수술방 장비 셋업

드를 절개창에 둔다. 압박복을 즉시 입히고 첫 주는 24시간, 두 번째 주부터는 깨어 있는 동안 부종과 불편함을 덜기 위해 적어도 12시간 동안 착용하게 한다. 환자는 수술 전에 압박복 착용 조건에 대해서 설명을 듣는다. 그러나 환자들은 압박복을 입는 것이 편안하고, 부종을 감소시키기 때문에 권장된 시간보다 더 오랫동안 착용하는 경우가 자주 있다. 수술 후 평가를 위해 1주일, 1, 3, 6개월 후에 환자로 하여금 방문하도록 한다.

문제 해결

PL을 시술하는 의사들은 새로운 테크닉을 숙련할 때처럼 학습 곡선이 나타나게 된다. 파워 지방흡입이 처음인 의사들은 매뉴얼 방식에 비해 차이가 없다고 말한다. 흥미롭게도 전술한 논문에서 8개 이상의 PL 케이스를 시술했던 의사들은 지방 제거율이 45%나 증가하였다. 특히 한 의사는 첫 7케이스까지는 차이가 없었지만, 다음 14케이스부터는 같은 장비를 사용해서 53%

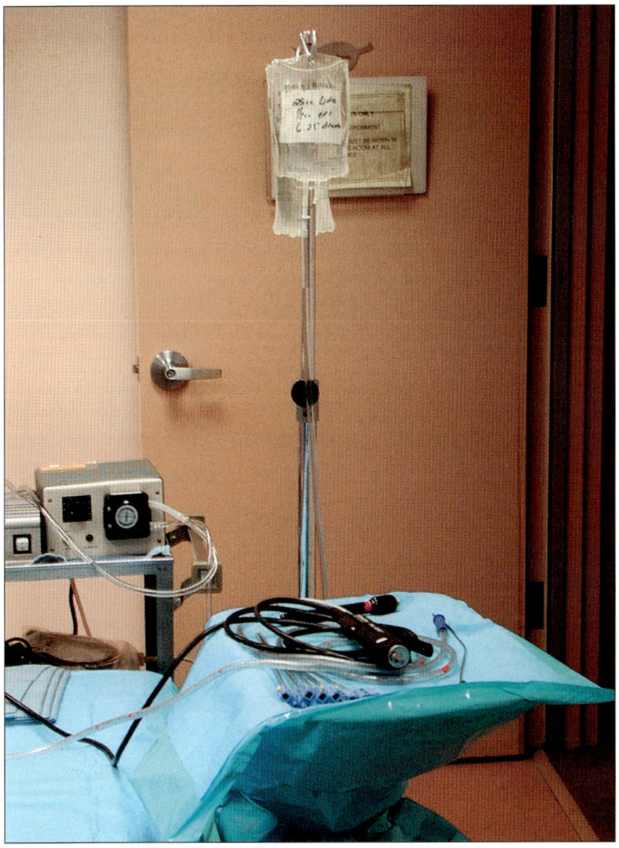

그림 6.7 튜메선트 용액 주입 펌프

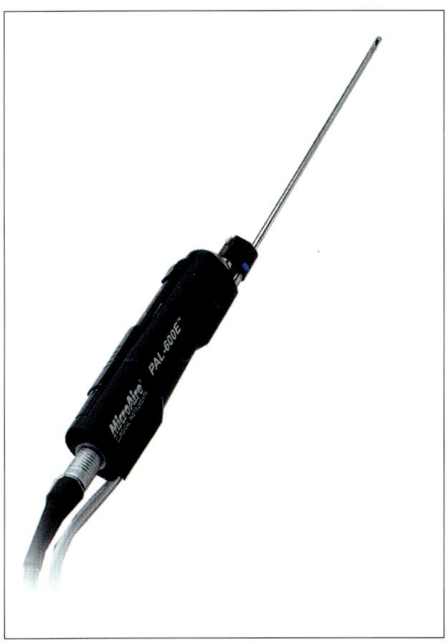

그림 6.8 파워 지방흡입 핸드피스 (Courtesy of MicroAire)

이상의 지방을 더 제거하였다. 처음 PL을 쓸 때 TL처럼 빠른 스트로크를 하는 경향이 있다. 캐뉼라를 매우 천천히 앞뒤로 움직이는 것이 PL에서는 훨씬 효과적이라는 것을 알아야 한다. 게다가 캐뉼라의 빠른 진동이 효과적으로 큰 터널을 만들기 때문에, PL이 처음인 의사들은 TL에서 사용하던 것보다 더 작은 캐뉼라로 시작하길 바란다.

부작용 및 합병증과 대안적 접근법

최근까지 PL의 부작용에 대한 가장 큰 규모의 연구에서 PL은 전신마취의 TL보다 부작용이 적고 튜메선트 부분마취의 TL과 비슷한 정도의 합병증이 생긴다고 밝혀졌다. 이 연구는 피부과 의사와 미용외과 의사에 의해 시행된 207 케이스의 역추적 차트 검토로 구성되어 있다. 82%가 여성, 18%가 남성이었고, 나이는 18~68세 사이였다. 환자에게 수술 전후 항생제를 경구로 투여했고 메페리딘, 하이드록시진, 미다졸람을 근육 주사했다. 0.075% 또는 0.05% 튜메선트 용액을 주입했다. 흡입은 3 또는 4 mm 메르세데스나 액셀러레이터 캐뉼라를 사용했다. 정교한 고르기는 2나 2.5 mm 캐뉼라를 사용했다. 또한 부분 또는 전신 부작용을 조사하였다. 전신 부작용으로는 경구, 근육 주사에 대한 알레르기 반응과 열성 반응, 전신 감염, 심부정맥, 빈혈, 수혈이 필요할 정도의 체액과 혈액의 소실, 폐 또는 지방색전증, 저수액성 쇼크, 복강 또는 흉강 관통, 발작, 혈전정맥염, 사망이 조사되었다. 부분 합병증으로는 피부나 피하감염과 영구적인 피부 불균일(움푹 패이거나 수축된), 수액낭, 테이프에 대한 알레르기성 접촉 피부염, 피부 궤양이나 괴사, 영구적인 감각신경 손상, 심한 흉터, 수술 후 지속적인 부종 등이 조사되었다. 평가된 207명의 환자 모두 평균 3.1 부위에서 5 ℓ 이하의 지방이 제거되었다. 결과적으로 단지 3개의 합병증만 발견되었다. 모두 흡인과 압박으로 해결된 단순한 수액낭이었다(표 6.3).

한쪽은 튜메선트 TL을 다른 한쪽은 튜메선트 PL을 받은 21명을 비교한 다른 논문에서는 많은 차이점이 보고되었다. 수술 중의 통증은 TL보다 PL이 45%가 적은 반면 시술자의 피로도도 49% 낮았다. 환자들은 수술 5일과 2주 후에 평가되었다. 환자들은 통증, 멍, 부종이 5일째는 PL쪽이 32~38%가 적게 나타났고, 2주째는 27~48% 적게 나타났다고 보고하였다. 흡입된 지방의 총량 또는 상층이나 하층의 부피가 양쪽에서 같

파워 지방흡입 연구의 합병증 발생률	
Surgeon experience	**Number or percentage**
Total number of cases reviewed	207
Average number of body	3.1
% females treated	82
% males treated	18
Range of ages (years)	18~68
Mean age (years)	30
Number of local complication	3
Local comlication rate (%)	1.4
Systemic complication	0

표 6.3 파워 지방흡입 연구의 합병증 발생률

았다. 그러나 PL을 사용했을 때 시간이 35% 단축되었고 분당 흡인율은 PL쪽이 31% 높게 나타났다(표 6.4).

환자, 시술자 양쪽 모두 5일째 PL쪽에 대해 더 만족했고(표 6.5) 2주째도 PL쪽의 환자 만족도가 더 컸다. 2주째에는 시술자 양쪽의 만족도가 같았다(표 6.6).

저자는 PL쪽의 합병증으로 수액낭의 일례를 보고했다. 환자의 샘플이 작아서 이것이 PL과 관련이 있는지 아니면 우연인지는 불분명하다. 캐뉼라의 방사형 운동은 실제 캐뉼라 크기보다 더 큰 터널을 만들 가능성이 있다. 튜메선트 마취로 TL을 받은 15,336명의 환자에 대한 조사에서 수액낭의 발생률은 0.1695%였다. 전신마취 하에서 시행된 다양한 연구에서는 1.6~19%로 다양하였다. 이런 비교는 언급된 연구들이 크기나 디자인이 다양하다는 사실 때문에 일반적인 결론을 내리기에는 한계가 있다.

다른 논문에서 PL 후에 몇몇 여성이 자신의 가슴이 커졌다는 것을 알게 되었다는 것을 밝혔다. 이 논문은 78케이스를 역추적하여 34%에서 브라 크기가 적어도 한 컵 이상 커지거나 주관적인 느낌으로 커졌다고 보고하였다. 이 그룹에서 32%가 브라 크기에서 최소한 한 컵 이상 커졌다. 유방의 확대를 경험한 환자와 그렇지 않은 환자 사이의 변수들을 분석하였다. 변수들로는 흡인한 지방량, 나이, 시술 전 체중, 에스트로겐 사용 여부, 지방흡입 부위, 몸무게의 변화 등이다. 흡입된 지방량은 유방 크기와 가장 두드러진 관련이 있었다. 유방이 커진 그룹(반응 그룹)의 평균 흡입량은 2,139 ml인 반면 그렇지 않은 그룹(무반응 그룹)의 평균은 1,607 ml였

PL과 TL의 수술 결과 (P<0.05 rank test)	
Factor measured	**Result**
Procedure time	PL 35% less than TL
Fat aspirated per minute	PL 31% greater than TL
Intraoperative pain	PL 45% less than TL
Surgeon strain	PL 59% less than TL

표 6.4 PL과 TL의 수술 결과 (P < 0.05 rank test)

PL과 TL의 수술 5일 후 결과 (P<0.05 rank test)	
Factor measured	**Result**
Pain	PL 38% less than TL
Ecchymoses	PL 37% less than TL
Edema	PL 32% less than TL
Patient satisfaction	PL greater than TL
Surgeon satisfaction	PL greater than TL
Number of complications	0

표 6.5 PL과 TL의 수술 5일 후 결과 (P< 0.05 rank test)

PL과 TL의 수술 2주 후 결과 (P<0.05 rank test)	
Factor measured	**Result**
Pain	PL 35% less than TL
Ecchymoses	PL 48% less than TL
Edema	PL 27% less than TL
Patient satisfaction	PL greater than TL
Surgeon satisfaction	PL = TL
Complications	1 seroma in PL group

표 6.6 PL과 TL의 수술 2주 후 결과 (P<0.05 rank test)

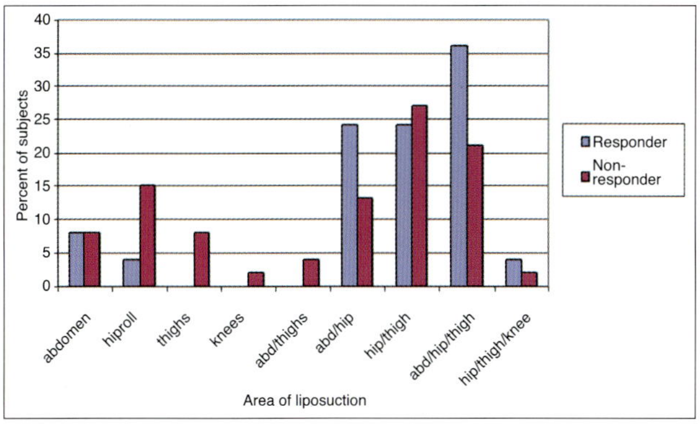

그림 6.9 파워 지방흡입 후 유방 확대 – 흡입 부위에 다른 반응률

다. 몸무게의 변화는 두 그룹이 같았다. 유방이 커진 그룹에서 치료된 부위는 복부와 엉덩이를 포함한 부위이며 그 중 하나이거나 또는 다른 부위와 결합된 경우도 해당된다. 대조적으로 무반응 그룹은 모든 신체 부위에 있다. 이 논문에 의하면 결론적으로 많은 양의 지방흡입은 호르몬 환경을 바꾸어 안드로겐 수용체가 감소할 수 있다는 가능성을 제기한다. 만일 에스트로겐에 대한 안드로겐의 비율이 충분히 감소한다면, 유방 같은 조직의 성장 효과가 있을 수 있다.

결론적으로 PL은 몇 가지 이유로 상당한 효과를 주는 새로운 기술이다. PL에서 생기는 합병증은 전신마취 하의 TL보다 적고 튜메선트 마취의 TL과 같다. PL은 통증, 출혈반, 부종의 감소로 회복 기간과 치유가 더 빠르다. PL은 분당 지방흡입량이 더 많아서 시술 시간이 덜 걸리고 시술자의 피로가 적다. 환자가 서있는 상태에서도 쉽게 파워 핸들을 쓸 수 있어서 시술자는 좀 더 정확한 결과를 얻을 수 있다. 파워 지방흡입은 또한 어떤 환자에게든 유방 크기의 확대라는 예기치 않은 혜택을 준다. 튜메선트 TL과 비교하여도 안전한 면을 가진 PL의 부가적인 혜택으로 지방흡입에서 PL이 중요한 역할을 할 것으로 생각된다.

참고문헌

Coleman WP III Katz BE, Bruck M, Narins R, Lawerence N, Flynn TC 2001 The efficacy of powered liposuction. Dermatologic Surgery 27:735–738

Courtiss EH, Choucair RJ, Donelan MB 1992 Large-volume suction lipectomy: an analysis of 108 patients. Plastic and Reconstructive Surgery 89:1068–1079

Field LM, Asken S, Caver CV, Chrisman BB, Collins PS, Farber GA, Glogau RG et al 1984 Liposuction surgery: a review. Journal of Dermatologic Surgery and Oncology 10:530–538

Flynn TC, Coleman WP III, Field LM, Klein JA, Hanke CW 2000 History of liposuction. Dermatologic Surgery 26:515–520

Hanke CW, Bernstein G, Bullock S 1995 Safety of tumescent liposuction in 15336 patients. Dermatologic Surgery 21:459–462

Katz BE, Brunk MC, Felsenfeld L, Frew KE 2003 Power liposuction: a report on complications. Dermatologic Surgery 29:925–927

Katz BE, Bruck MC, Coleman WP III 2001 The benefits of powered liposuction versus traditional liposuction: a paired comparison analysis. Dermatologic Surgery 27:863–867

Pitman GH, Teimourian B 1985 Suction lipectomy: complications and results by survey. Plastic and Reconstructive Surgery 76:65–69

Yun PL, Bruck M, Felsenfeld L, Katz BE 2003 Breast enlargement observed after power liposuction: a retrospective review. Dermatologic Surgery 29:165–167

7 튜메선트 부분마취 지방흡입을 통한 여성 유방 축소술

Female Breast Reduction by Liposuction Using Tumescent Local Anestheasia

Loek Habbema, C. William Hanke

서론

다루어질 주제

큰 유방이 종종 문제가 되기도 한다. 많은 여성들은 어깨를 꽉 조이는 브라 끈으로 자극과 통증을 받고 있다. 큰 유방으로 인해 운동이 제한되고 맞는 옷을 찾기가 어렵다. 이런 여성들은 사회 활동이 불편해질 수 있고, 헐렁하고 세련되지 못한 옷을 입게 된다.

유방의 부피를 축소하는 전통적인 방법은 절제이다. 이 방법은 전신마취 하에서 시행되며 눈에 잘 띄는 흉터가 남게 된다. 또한 회복 기간이 길고 합병증 위험도 상당히 높다. 그리고 수술 후 수유 기능이 손상될 수도 있다.

이 장에서 튜메선트 부분마취의 지방흡입을 통한 유방 축소의 대안을 제시하겠다. 이 방법의 장점은 (1) 입원할 필요가 없고, (2) 수술 후 합병증의 위험이 적고, (3) 영구적인 흉터가 없으며, (4) 회복기간이 빠르다는 점이다.

환자 선택

환자는 키에 비해 큰 유방을 가지고 있어야 한다. 체중 과다 환자는 체중 감소 후에도 가슴이 작아지지 않을 때 적용 가능한 방법이다.

최소 연령으로 보통 성인(즉 18세)을 고려한다. 만일 거대 유방 환자가 목과 등에 통증이 있다면 의학적인 원인은 배제되어야 한다.

지방흡입에 의한 유방 축소에 대해 정보를 요구하는 여성은 이미 절제에 의한 유방 축소를 고려했거나 이 방법을 거절한 여성일 가능성이 높다. 나이 든 여성은 절제 시술 그 자체를 두려워하는 반면 젊은 여성은 흉터가 남는 것을 원하지 않는다. 환자에게 수술적 절제보다는 부피 감소가 적다는 사실을 환기시켜야 한다. 지방흡입은 일반적으로 단지 지방만을 제거하고 절제는 유선조직과 결체조직을 동시에 제거할 수 있다. 젊은 여성은 나이 든 여성보다 유선 조직이 많다. 지방흡입에 의해서 제거할 수 있는 유방의 지방량은 예측하기 어렵기 때문에 이것을 충분히 환자와 얘기해야 한다. 절제 방법을 거절한 환자들은 지방흡입에 의한 유방 축소의 예상치 못한 현상들을 이해해야 한다. 그러나 많은 양의 축소를 원하는 환자는 좋은 시술 대상자라 할 수 없다.

환자가 지방흡입으로 기대할 수 있는 크기 감소 정도에 대한 믿을 만한 기준점은 없다. 브라 크기는 개인의 선호도에 따라 다르기 때문에 기준이 될 수 없다. 예를 들어 어떤 여성은 반만 차는 브라를 선호하는 반면 다른 여성은 꽉 찬 브라를 선호한다. 정도가 심한 유방하수를 교정하기 원하는 환자들도 지방흡입의 적절한 대상은 아니다. 지방흡입은 어느 정도 유방을 올려주기는 하지만, 그 정도가 다양하기 때문에 예측할 수 없다. 유방하수의 교정은 환자 나이와 상관이 없다.

유방암 과거력은 시술에 있어 절대적 금기이다. 가족 중에 유방암 환자가 있어도 금기인데, 암 전문의와의 협의 하에 시술이 가능할 수도 있다.

이상적인 환자는 절제를 원하지 않으면서 상당한 양의 지방이 있을 걸로 기대되는 중등도 크기의 유방을 가진 여성이다(Box 7.1, 7.2, 표 7.1).

튜메선트 부분마취 지방흡입에 의한 유방 축소술의 적응증

- 전에 수술하지 않은 큰 유방
- 축소술 이후의 큰 유방
- 수술 받지 않은 유방에서의 비대칭
- 축소술 이후의 비대칭
- 절제에 의한 유방 축소술을 거절
- 전신마취의 후보가 아닌 환자

Box 7.1 튜메선트 부분마취 지방흡입에 의한 유방 축소술의 적응증

튜메선트 부분마취 지방흡입에 의한 유방 축소술의 제외 기준

절대적 :
- 유방암의 과거력
- 매달린 유방
- 비현실적인 기대치
- 진단되지 않은 유방 종괴

상대적 :
- 유방암의 가족력
- 섬유유선형 유방

Box 7.2 튜메선트 부분마취 지방흡입에 의한 유방 축소술의 제외 기준

기대 효과

지방흡입에 의한 유방 축소의 목표는 유방의 부피를 감소시키면서 합병증과 흉터가 거의 없도록 하는 것이다.

경험상 적절히 선택된 케이스에서 20~65%의 축소가 가능하였다. 평균은 40% 정도였다. 20% 정도의 축소로 시각적 변화가 미묘할 때도 환자는 결과에 만족하였다. 30% 이상의 부피 감소가 있었던 환자들은 대단히 만족하였다. 유방은 자연스런 모습을 유지하였다. 시술 받은 여성들은 수술 전과 같은 모양이지만 무거운 느낌이 없어졌다고 하였다.

30% 이상의 부피 감소가 있을 때 수술 전 있었던 등과 어깨 통증이 없어지거나 상당히 감소하였다. 수술 후 개선도는 부피 측정과 사진을 통해 객관적으로 측정되었다.

수술 전에 환자들은 수술 후의 가슴이 빈 가방처럼 보이지 않을까 염려한다. 파워(진동)를 사용한 마이크로 캐뉼라로 튜메선트 부분마취 지방흡입을 하는 시술

절제나 지방흡입에 대한 선호도 결정인자들

	절제	지방흡입
환자 인자		
기존의 심각한 하수	+	
큰 흉터에 대한 거부반응		+
전신마취에 대한 거부반응		+
하수를 원하지 않음	+	
축소율에 대한 확신	+	
장비 및 시설		
비용		+
이용율		+
기대효과		
용적 축소	++	+
통증 완화	++	+
하수 축소	++	+
자연스런 면	+	++
다른 주 결정인자		
합병증의 최소화		+
짧은 휴양기간		+
원래의 모유수유 능력		+
원래의 유두 민감도	−/+	+

표 7.1 절제나 지방흡입에 대한 선호도 결정인자들

자는 복부와 목에서 상당한 피부 수축이 생긴다는 사실을 알고 있다. 유방에서도 나타나는 이와 같은 현상은 다음과 같은 요인으로 설명될 수 있다.

(1) 유방 무게의 감소, (2) 피하지방의 결체조직이 자극을 받고 회복기 동안에 수축하는 경향, (3) 쿠퍼씨 인대의 수축, (4) 흉터 조직으로 인한 수축. 이 현상들로 왜 상대적인 강한 하수의 감소가 일어나는지 설명할 수 있다. 또한 50% 이상의 부피 축소에도 왜 "빈 가방" 같은 현상이 일어나지 않는지도 설명할 수 있다.

치료 전략에 대한 개요/치료 접근

절제에 의한 유방 축소가 일반적인 표준 수술이다.

다양한 테크닉이 있지만, 대부분 긴 흉터가 남는다. 절제에 의한 유방 축소는 전신마취 하에 이루어진다. 환자는 회복하는 데 수주 이상이 걸린다. 절제는 지방과 유선조직을 같이 제거할 수 있는 이점이 있고 동시에 하수도 해결할 수 있다. 그러나 절개 후의 유방 모습은 본래의 모습을 유지하지 못하며 똑같지도 않다.

이런 이유들 때문에 지방흡입에 의한 유방 축소가 절제에 의한 방법보다 훨씬 매력적이고, 어떤 환자에게는 보완적인 대체효과도 있다. 어떤 환자들은 전신마취나 깊은 수면마취와 적어도 하루 이상의 입원 등의 이유로 절제를 거부할 것이다. 튜메선트 부분마취에 의한 지방흡입의 안전성은 많은 환자에게 흥미를 끌 것이다.

환자 상담

환자 상담 시에는 환자의 과거력, 수술 설명, 환자의 기대치 등을 기록해야 한다.

환자가 무엇을 원하는가?

환자가 하수의 감소 또는 모양의 변화를 원한다면, 지방흡입은 올바른 방법이 아니다. 만일 부피 감소가 목적이라면 지방흡입은 적절한 방법이 된다.

환자가 절제에 의한 수술을 고려했었는가?

만일 환자가 절제에 의한 유방 축소를 고려하지 않았다면 일반외과의 의견을 묻도록 충고하는 것이 좋다. 그러나 긴 흉터, 입원, 전신마취 등을 거부한다면 두 번째 의견은 불필요하다. 짧은 회복 기간과 낮은 합병증 발생률은 지방흡입에 의한 유방 축소의 중요한 결정요인이다.

유방 크기의 변화가 있는가?

만일 임신이나 피임의 효과를 빼고 유방 크기가 수년간 증가했다면 아마 지방이 증가했을 것이다. 이것은 지방흡입으로 상당한 축소가 가능하다는 것을 의미한다. 사춘기 동안 체중이 많이 증가했다면 유방에는 많은 지방이 있을 것이다. 큰 유방이 유선조직의 증식으로 인한 것일 때는 지방흡입이 성공하기 어렵다. 무거운 유방이 몸무게의 증가와 관련이 있을 때 지방흡입에 의한 축소술은 성공할 수 있다.

치료 기술

수술 전

튜메선트 부분마취에 의한 지방흡입의 가이드라인을 따라야 한다. 적절한 혈액 검사와 수술 전 검사를 해야 한다. 수술 전 유방 촬영을 실시해야 하는 이유는 다음과 같다. (1) 악성이나 양성종양이 있는지 확인하기 위해, (2) 유방 사진은 기본으로 제공한다. 생길 수 있는 석회화를 발견하기 위해 유방 촬영은 매년 실시해야 한다. 그러나 유방 사진은 유방의 지방량을 보는 데 유용하지 않다. 유방 사진에서 치밀 유선조직으로 판독되더라도 특별히 근육 앞쪽에서 상당한 양의 지방이 흡입될 수 있기 때문이다.

수술 전 사진을 다음과 같은 각도로 촬영한다. 정면, 45도, 오른쪽, 왼쪽.

유방하 주름과 유방의 가장 낮은 점 사이, 그리고 유방하 주름과 젖꼭지 사이의 최단 거리를 측정하여 하수 정도를 확인한다(그림 7.1).

유방의 부피는 물 치환법으로 측정한다. 4 ℓ의 비커에 미지근한 물을 가장자리까지 가득 채운다. 유방을

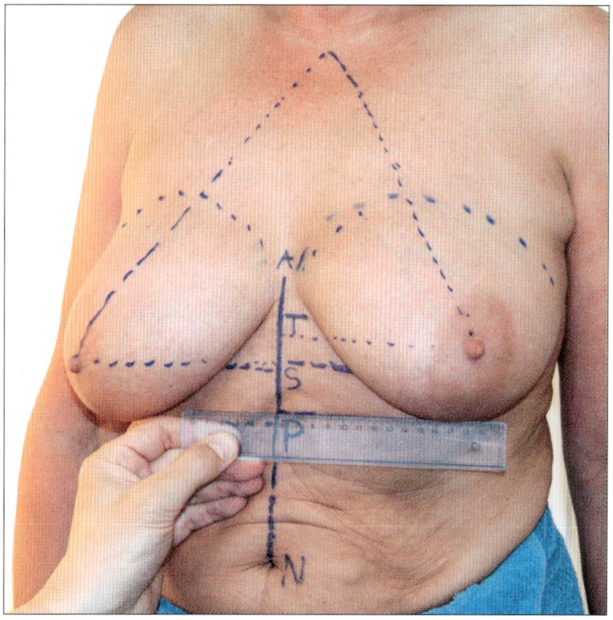

그림 7.1 지방흡입에 의한 유방 축소술 전에 유방하수 정도의 측정

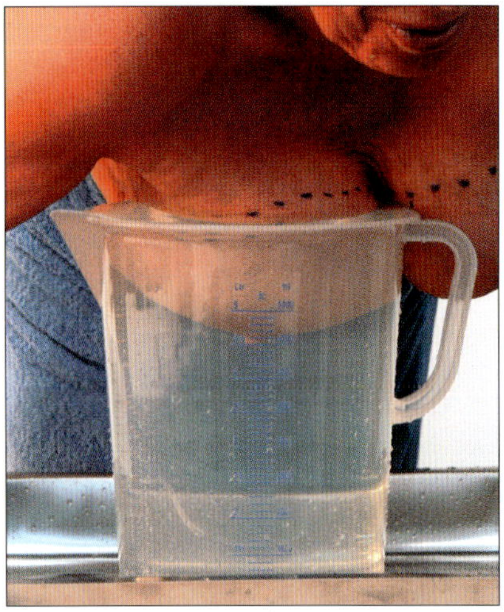

그림 7.2 물 치환법으로 측정되는 유방 부피

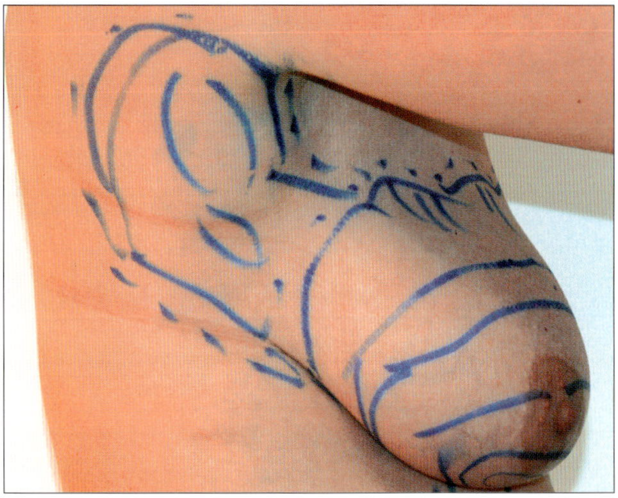

그림 7.3 수술 전 표시. 지방 축적이 뒤쪽 겨드랑이까지 연장되어 있다.

비커에 담근다. 넘친 물은 유방의 부피를 의미한다. 이 값은 비커를 다시 채우는 물의 양이다. 정확한 측정값을 얻기 위해 각 유방을 두 번씩 측정한다.

직립자세에서 수술을 디자인한다. 바깥 윤곽은 유방하 주름과 가슴의 위쪽을 따라 그린다. 촉진으로 위치를 정한다. 만일 겨드랑이쪽으로 유방 연장을 치료하려면 그쪽까지 표시한다. 이것은 겨드랑이 아래와 등 중앙까지 연장된다(그림 7.3). 동심원의 유방 축에 직각으로 마지막 표시를 한다. 수술 전 항생제를 투여한다.

장비

장비는 다른 신체 부위의 지방흡입과 같다. 튜메선트 부분마취약을 주입 펌프를 이용하여 전체 리도카인(리그노카인) 용량을 측정하면서 천천히 고르게 넣는다. 20게이지 바늘이 선호된다.

파워(즉 진동) 캐뉼라는 특히 많은 유선 조직이 있을 때 선호한다. 3 mm 이상의 세 개의 구멍이 있는 캐뉼라가 사용될 수 있다. 그러나 섬유선(fibrograndular) 유방에서는 많은 구멍이 있는 캐뉼라가 훨씬 더 효과적이다. 어떤 캐뉼라든지 많은 양의 지방을 너무 공격적으로 제거하면 표면이 불규칙해질 수 있다.

마취와 기술적인 면

1. 튜메선트 부분마취 용액을 준비한다(표 7.2).
2. 각 유방의 여섯 군데 피부에 부분마취제를 주입한다.
3. 20게이지 바늘로 피부를 통해 마취액을 주입하기 시작한다.
4. 20게이지 바늘은 규칙적으로 유방조직 내에서 재위치시켜 각 부위가 마취되도록 한다. 주입은 근육층 위부터 시작한다.
5. 마취액의 부피는 측정된 유방 부피의 100~120%가 될 것이다(예를 들면 유방 부피가 1,000 ml라면 1,000~1,200 ml의 마취액이 주입된다).
6. 일단 주입이 끝나면 최대 마취효과와 혈관 축소를 위해 30분을 기다린다.
7. 유방을 부풀리기 위해 두 번째 주입을 한다. 보통 측정된 유방 부피의 150%에 해당한다(예를 들면 측정된 유방 부피가 1,000 ml라면 양쪽에 각각 1,500 ml의 튜메선트 용액을 주입한다. 그림 7.5).
8. 유방하 주름의 바깥쪽과 중앙에 절개창을 낸다.

튜메선트 부분마취 용액

Component	Quantity
Sodium chloride 0.9%	1,000 mL
Lidocaine	500 mg
Epinephrine (adrenaline)	1.0 mg
Sodium bicarbonate	10 meq

표 7.2 튜메선트 부분마취 용액(0.05% lidocaine (lignocaine))

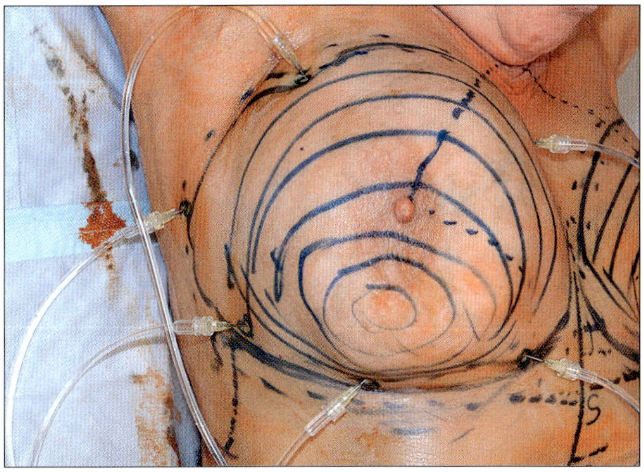

그림 7.4 많은 주입 바늘을 이용한 튜메선트 부분마취제의 주입

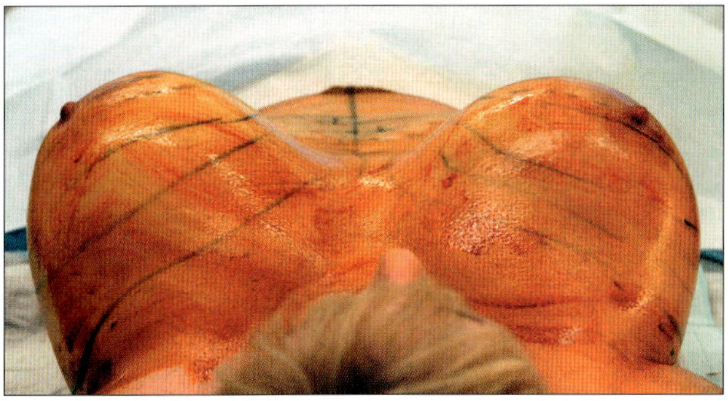

그림 7.5 튜메선트 부분마취액이 완전히 주입된 양쪽 유방

지방흡입은 파워 캐뉼라로 시작한다(그림 7.6). 유방의 다양한 층에서 격자 모양으로 시행한다. 가능하다면 전체 시술을 유방하 절개창에서만 시행한다. 파워 지방흡입을 하지 않으면 지방을 균일하게 제거하기 위해 더 많은 절개창이 필요하다. 대부분의 지방은 깊은 곳에 있지만, 표피층도 흡입해야 한다. 대부분의 유선조직은 유두 주위에 있고 상측 사분면으로 연장된다. 유선조직은 보완적으로 제거하는 것이 가장 좋다.

9. 다른쪽을 시술하기 전에 한쪽 유방을 마무리한다. 유방의 크기가 같다면 같은 양을 흡입하기 위해서 주의를 기울여야 한다. 시술이 끝날 무렵 앉은 상태에서 유방의 최저점을 표시한다. 여기에 절개창을 만들고 흡입을 걸거나 또는 걸지 않고 모든 방향으로 캐뉼라를 움직인다. 이 방법은 수술 후 배액량을 최적화한다.

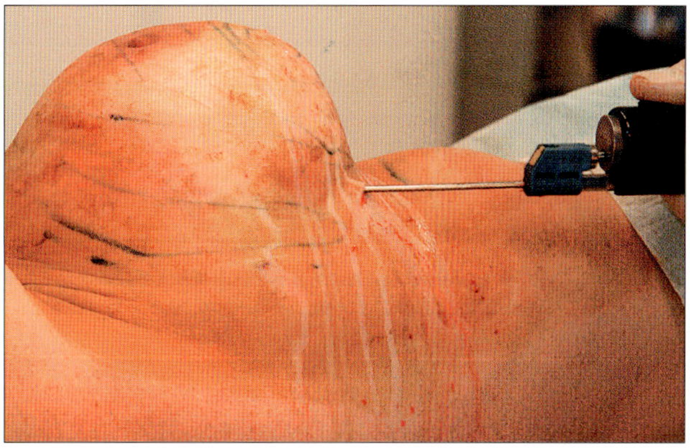

그림 7.6 튜메선트 부분마취 하에서 유방 축소에 파워 지방흡입이 사용된다.

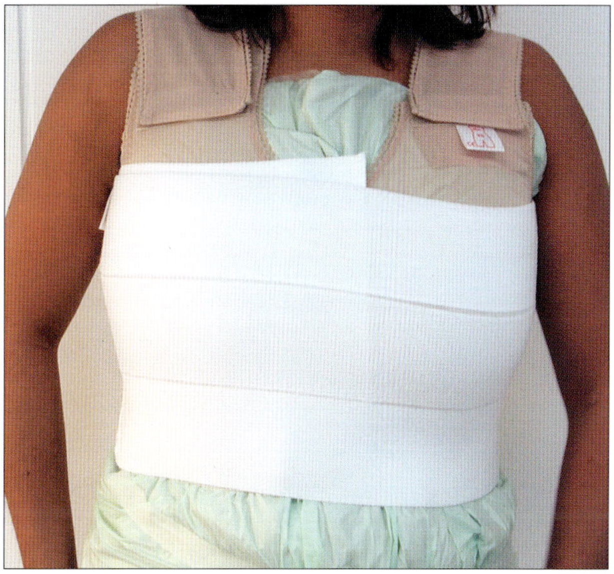

그림 7.7 유방 축소술 후 흡수 드레싱과 압박복

10. 유방을 특별한 흡수 압박복으로 덮어서 약간 강한 정도로 압박을 한다(그림 7.7).

문제 해결

1. 수술자는 유방의 상부에서 많은 지방을 흡입하지 않도록 주의해야 한다. 그렇지 않으면 불규칙하고 부자연스런 모양이 되며 깊이 파인 옷을 입을 때 보일 수 있다.
2. 만일 유방조직이 매우 치밀하다면, 직경이 작은 캐뉼라를 이용하여, 더 쉽고 효과적으로 삽입할 수 있다.
3. 두 번째 유방을 흡입한 후에 캐니스터 내 위층과

아래층으로 구별해 제거된 최후의 지방량을 측정하는 데 1시간 정도 소요된다.

4. 괴사와 감각 소실을 피하기 위해 젖꼭지 아래를 너무 과하게 흡입해서는 안 된다.
5. 많은 양의 지방이 제거되면 불규칙한 면이 생기기 쉽다.
6. 겨드랑이 밑의 지방제거에서는 거의 항상 좋은 결과가 나타난다.

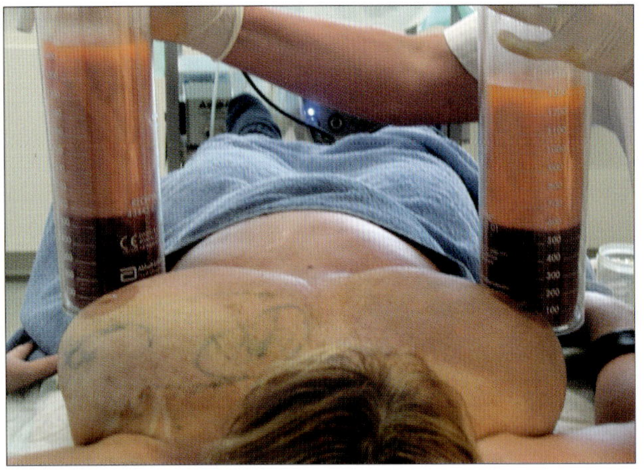

그림 7.8 양쪽 유방에서 상대적으로 같은 양의 상층 지방이 흡입되었다. 노란 지방 아래의 용액에는 1% 미만의 혈액이 들어 있다.

수술 후 기간

환자는 수술 다음날 아침 샤워를 할 수 있다. 흡수 드레싱은 버리지만, 압박은 계속한다. 가장 아래쪽 절개창에는 약간의 배액이 있을 수 있다. 첫 주 동안 수액낭과 부종을 예방하기 위해 상대적으로 강한 압박을 유지한다. 첫 주 후에는 스포츠 브라를 사용한다. 가벼운 운동은 2주 후부터 시작할 수 있다. 치료 후 수주 동안 유방에서 딱딱한 덩어리가 느껴질 수 있다. 유방 아래

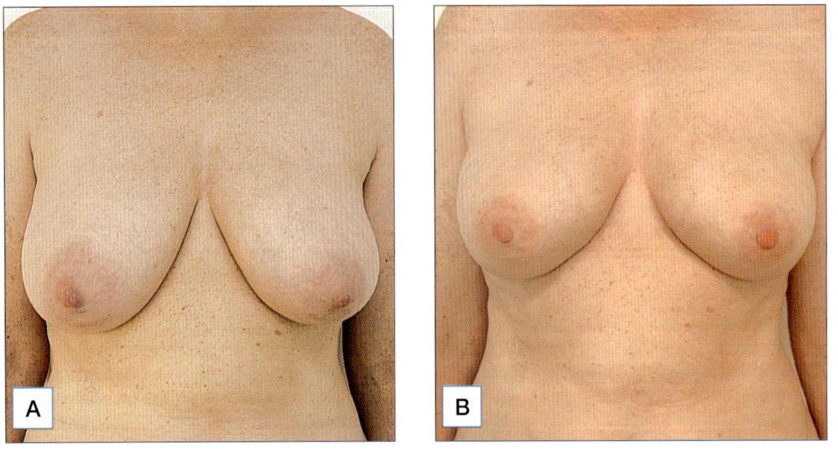

그림 7.9 (A) 튜메선트 부분마취에 의한 지방흡입 유방 축소술을 받기 전의 48세 여성. (B) 같은 환자의 수술 6개월 후의 모습은 하수가 감소하고 유방이 올라간 것을 보여준다.

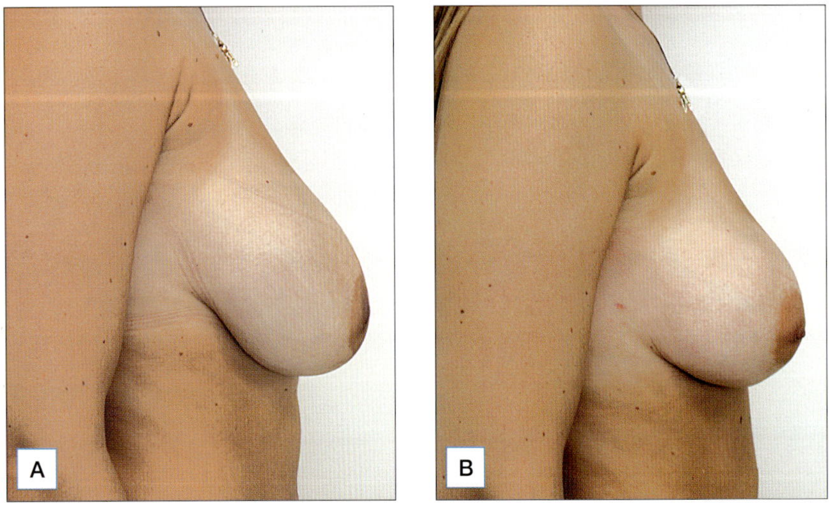

그림 7.10 (A) 튜메선트 부분마취에 의한 지방흡입 유방 축소술을 받기 전의 38세 여성. (B) 같은 환자의 수술 3개월 후의 모습은 하수가 감소하고 유방이 올라간 것을 보여준다.

쪽 덩어리가 마지막으로 풀릴 때까지는 4개월이 걸린다(그림 7.9, 7.10).

수술 과정 자체는 일반적으로 환자가 생각한 것보다 쉽다. 일반적인 사무직업은 수일 후부터 시작할 수 있지만, 과격한 육체 활동은 움직이는 동안의 유방의 민감성 때문에 연기해야 한다.

부작용과 합병증

대부분의 환자는 유두 주변의 감각이 일시적으로 소실될 수 있다. 유방은 수술 후에 적어도 수주 동안은 압력이나 접촉에 민감해진다. 또한 혈종이 수시간 또는 수일 후에 생길 수 있다. 배액을 시도하기 전에 튜메선트 부분마취로 혈종의 침윤이 필요할 수 있다. 이러한 경우에는 배액시킨 다음 강한 압박을 가해야 한다. 감염의 가능성을 배제하기 위해 예방적 항생제 투여가 권장된다.

참고문헌

Di Giuseppe A 2003 Breast reduction with ultrasound-assisted lipoplasty. Plastic and Reconstructive Surgery 112:71–82

Fulton JE. Rahime AD, Abuzeni P 2001 Breast reduction with tumescent liposuction. American Journal of Cosmetic Surgery 1:15–20

Gray LN 2001 Lipoplasty-only breast reduction. Aesthetic Surgery Journal 21:273–276

Klein JA 2000 Female breasts. In: Tumescent technique. Mosby, St Louis, 413–426

Matarasso A 2002 Suction mammaplasty: the use of suction lipectomy alone to reduce large breasts. Clinics in Plastic Surgery 29:433–443

8 남성형 유방의 지방흡입

Liposuction of the Male Breasts

Jeffrey L. Melton, C. William Hanke

서론

다루어질 주제

일반적으로 남성의 큰 가슴은 당황하게 만들고 다양한 활동에 제한을 주거나 사회적 관계에 영향을 미친다. 일반적으로 체중감소는 남성형 유방 축소에 효과가 별로 없다. 또한 근력 운동은 가끔 역효과를 초래한다. 기초 근육량 증가로 가슴이 더 튀어나오기 때문이다. 지방흡입 전에는 직접적으로 칼을 이용한 절제가 남성 유방 축소에 가능한 유일한 수술적 방법이었다. 칼을 쓴 절제는 흉터가 오래가고 유륜에 위치해서 잘 감추어지지 않는다. 오목해지거나, 빗살무늬가 생기거나 울퉁불퉁하거나 하는 비대칭의 결과가 자주 발생한다. 하지만 지방흡입에 의한 방법은 훨씬 자연스런 결과를 만든다(그림 8.1, 8.2). 흉터가 거의 없기 때문에 환자들은 대부분 만족해 한다. 이 장에서는 커진 남성형 유방을 지방흡입으로 치료하는 시술에 대해 논의하기로 한다. 여성 유방 축소는 앞의 제 7장에서 이미 다루었다.

전통적으로 남성 유방비대는 두 그룹으로 나누었다. 가성 여성형 유방은 남성 유방에 많은 지방조직이 있는 것을 말한다. 이 증상은 꽤 흔한데, 성인 남성의 50~60%를 차지한다. 대조적으로 진성 여성형 유방은 많은 유선조직이 있는 것을 말하는데 가성 여성형 유방보다 드물다. 임상적으로는 이 두 그룹이 겹친다. 각 환자는 진성 여성형 유방과 가성 여성형 유방 사이 연속 선상의 어떤 지점에 존재하느냐 하는 것이 문제가 된다(표 8.1). 만일 주로 지방이 문제라면, 지방흡입을 하기도 쉽고 좀 더 양호한 결과를 얻을 수 있다. 하지만, 진

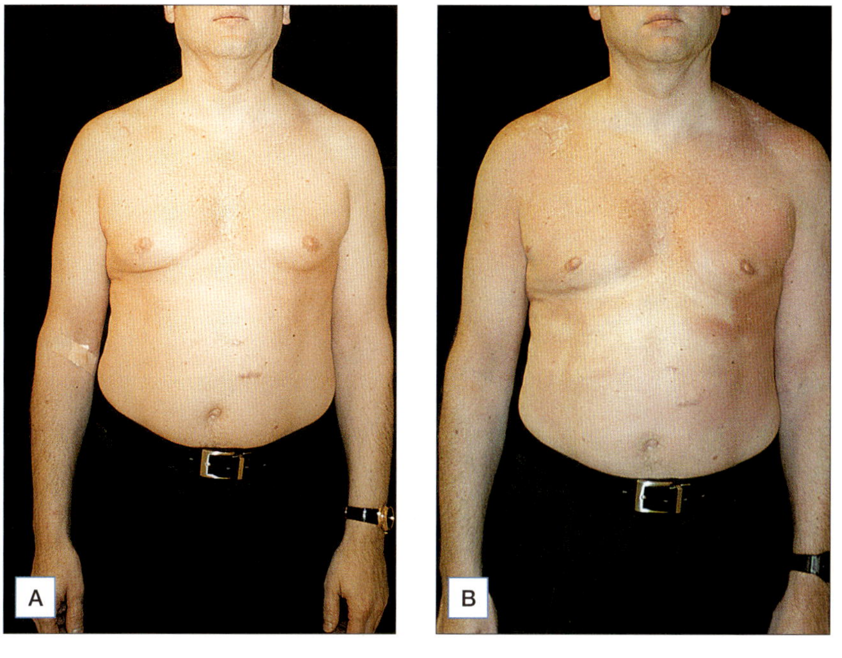

그림 8.1 커진 유방을 가진 남성의 정면 모습 (A) 수술 전. (B) 6주 후. 윤곽이 개선되었다.

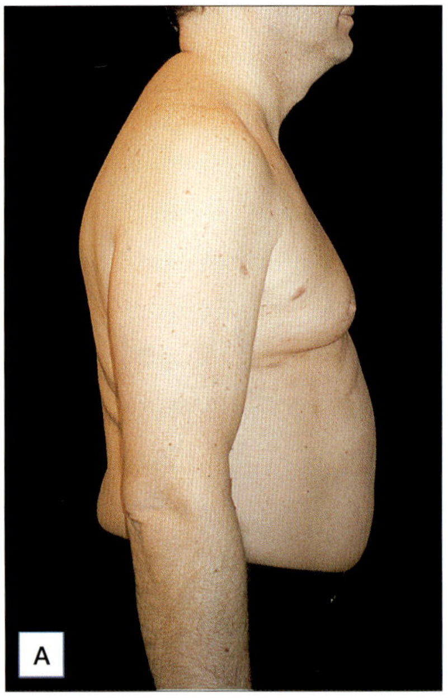

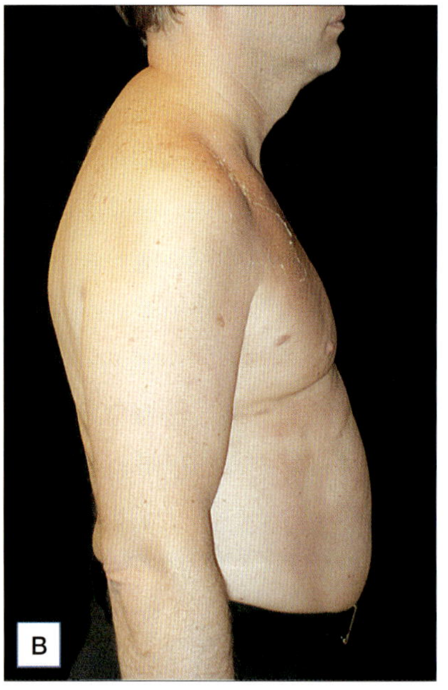

그림 8.2 커진 유방을 가진 남성의 옆모습 (A) 수술 전, (B) 6주 후

비대해진 남성 유방의 분류			
	Gynecomastia	**Intermediate**	**seudogynecomastia**
Glandular tissue present	Yes	Normal to "some"	Normal
Fat present in excess	Less	Yes	Yes
Amenable to liposuction	Yes, to a somewhat lesser degree	Yes	Very
Incidence	Uncommon	Common	Very common

표 8.1 비대해진 남성 유방의 분류

성 여성형 유방도 지방흡입에 잘 반응한다.

지방과 섬유 유선조직은 진피 아래와 대흉근 사이에 위치한다. 지방과 섬유 유선조직의 상대적인 분포를 수술 전에 파악해야 하지만 확실하게 알 수는 없다. 유륜부 근처의 딱딱한 결절조직이 보일 때처럼 유륜부에 국한되어 가슴 중앙부가 튀어나오면 섬유 유선조직이 비교적 많다는 것을 암시한다. 주로 지방에 의한 확대는 좀 더 넓고 겨드랑이 아래쪽을 향해 측면으로 연장된다.

가성 여성형 유방은 비만과 관련이 있다. 이미 알려진 여성형 유방의 원인으로는 여러 약물들뿐 아니라 생식샘 저하증과 간경화가 있다(Box 8.1). 진성과 가성 여성형 유방의 구분이 문제는 아닌 것 같다. 중심에서 벗어난 결절, 피부에 빗살 무늬의 결절 또는 분비물, 궤양 등은 유방암이나 다른 종양들의 징후이다. 그러므로 유방의 비대칭이 보인다면 유방 X-ray 검사를 빨리 받아 보아야 한다.

환자 선택

큰 유방을 가진 환자는 그들의 외모를 개선시키고자 하는 마음이 있어야 한다. 또한 환자는 건강한 상태이어야 한다. 높은 연령 자체가 절대적인 예외사항은 아니다. 21세 이하의 환자들은 환자의 성숙도와 동기, 신체와 유방 성장 전후 관계에서 환자의 목표를 고려해야 한다.

비현실적인 기대를 가진 환자들은 제외해야 한다.

여성형 유방과 관련된 약물 목록

Anabolic steroids	Ketoconazole	Digitalis
Marijuana	Etretinate	Alkylating agents
Estrogens	Theophylline	Methyldopa
Thyroid hormone	Metronidazole	Reserpine
Cimetidine	Amiodarone	Sulindac
Spironolactone		

Box 8.1 여성형 유방과 관련된 약물 목록

유방암이 의심되는 환자들은 검사를 의뢰한다. 합성 스테로이드 사용자들은 약물을 계속하거나 다시 사용하면 재발의 위험성이 높다. 과거에 상당한 체중 감소가 있었던 환자는 충분한 조직 제거가 어려울 수 있다. 매우 드물긴 하지만 굉장히 크거나 매달린 유방 또는 현저한 피부이완 등이 있다. 이런 환자들은 피부가 늘어날 가능성이 높다. 이러한 경우에 늘어난 많은 피부 여분을 수요하기 힘들다면, 표준 유방 축소술이 고려된다. 하지만 이 수술은 눈에 띄는 흉터를 남기게 된다.

남성 유방의 지방흡입 후에 켈로이드성 흉터가 나타날 수 있다. 그래서 켈로이드성 흉터의 과거력이 있는 환자는 켈로이드 형성의 가능성을 고려해야 한다.

지방흡입의 대상이 되는 이상적인 환자는 그의 외모를 개선시키고자 하는 강한 동기와 현실적인 기대를 갖는 사람이다. 또한 이상적인 환자는 지방이 최대로 부드럽고 결절조직이 최소로 굳어있는 21~55세의 연령이며, 적절한 체중을 가졌거나 그에 근접한 사람이다. 또한 급격한 체중 감소를 경험한 적이 없고, 피부이완이 심하지 않거나, 이미 존재하는 피부의 여분이 없고 건강한 상태에 있는 환자이다. 지방흡입으로 인한 흉터들은 보통 잘 보이지 않지만, 이상적인 후보는 작은 절개 흉터를 가릴만한 넓은 가슴털이나 점, 또는 다른 피부 병변이 있는 편이 좋다.

기대 효과

약간의 과체중이거나 정상 체중이면서 큰 유방 때문에 괴로운 건강한 남성은 이 시술로 큰 효과를 얻을 수 있다. 환자들은 거의 대부분 결과에 만족한다. 시술 결과는 보통이거나 그 이상으로 훌륭할 수 있다. 보통 50% 정도 크기가 감소한다. 환자들은 수술 후 옷맵시에 크게 만족한다. 또 대부분의 환자들은 셔츠를 입지 않고 다른 사람 앞에 서는 것을 편안해 할 것이다. 대부분 환자들은 결과가 영구적이다.

안락함과 편리함

수술팀이 튜메선트 마취 과정과 마이크로 캐뉼라를 다루는 데 숙달되었다면 튜메선트 테크닉을 사용한 남성 유방의 지방흡입을 환자는 꽤 편안하게 받을 수 있다. 수술 중 마약류나 진정제는 필요하지 않고 환자들은 전과정에서 편안해 한다. 단지 수술 전 로라제팜(1 mg)을 경구투여한다.

전신마취를 하지 않기 때문에 회복이 빠르다. 입원은 필요없다. 환자들은 수술 직후부터 일상적인 가벼운 일이나 사무 작업을 할 수 있다. 환자들은 보통 3일 내에 업무에 복귀한다. 수술 후의 압박복이 활동을 방해하지는 않는 것 같고, 대부분 옷에 가려져 보이지 않는다. 수술 후 수일 정도 가벼운 불편함이 있는 데 보통 아세타아미노펜으로 조절된다. 힘든 육체 운동이나 욕조 목욕, 수영은 10~14일 정도 피해야 한다.

안전성

튜메선트 테크닉의 인상적인 이점은 특별히 남성 유방에 지방흡입을 적용할 수 있다는 것이다. 지방흡입에서 조직의 섬유화와 혈관 분포가 출혈의 결정적인 주요 요인이다. 이런 것들이 유방에서 가장 큰 부분을 차지한다. 따라서 튜메선트 테크닉의 지혈 효과가 남성 유방의 지방흡입을 가능하게 한다. 더욱이 전신마취와 관련된 위험을 피할 수 있다. 튜메선트 테크닉으로 남성 유방 지방흡입의 안전도는 훌륭하다고 할 수 있다.

생길 수 있는 합병증

Box 8.2의 목록을 참고하라.

비용

비용에 영향을 주는 환자의 요인은 유방의 크기와 측면으로 연장, 유방의 섬유화 정도이다. 합리적인 비용은 3,000~7,000달러이다. 장기적인 결과로 비용 대비 효과가 좋아 외모를 개선하고자 하는 환자들에게 매력적인 방법이 될 수 있다.

치료 전략에 대한 개요

치료 접근

- 지방흡입
- 즉시 또는 나중에 시행하는 직접적인 절제와 함께 지방흡입
- 표준 축소 성형술

주 결정요인

시술 방법을 선택하는 주 결정 요인은 유방의 현재와 예전의 크기, 수술 후 늘어난 피부의 여분 정도이다.

유방 전체 크기에 대한 피부 여분에 대한 의견은 환자마다 다르다. 만일 환자가 주로 옷 입은 외모를 걱정한다면 여분의 피부는 덜 중요하다. 대부분의 환자들은 단지 지방흡입만으로도 만족감을 느낀다. 단지 몇몇의 경우에만 수술과 동시 또는 후에 직접적인 섬유 유선조직의 절제가 필요하다. 유방의 크기가 그렇게 크지 않은 경우 지방흡입으로 시작하는 것이 합리적이다. 만일 제거가 충분하지 못하면 직접적인 절제를 즉시 또는 차후에 시행하면 된다. 그러나 대부분의 경우 지방흡입으로 유방의 지방을 충분히 제거할 수 있다. 직접적인 절제는 항상 나중에 하기 때문에 지방흡입에 의한 치유가 완료된 후 결과를 평가하는 것이 가장 합리적이다. 대부분의 환자들은 결과에 만족할 것이다. 그렇지 않다면 직접적인 절제를 하면 된다. 이러한 접근은 대부분의 환자들에게 유륜 주위 부자연스런 반원의 흉터를 피할 수 있게 해준다.

매우 적은 케이스지만 유방이 굉장히 크고 매달린 형태로 지방흡입만으로는 많은 피부 여분이 생길 것으로 예상되는 경우 표준 축소 성형술을 고려할 수 있다. 많은 체중 감소로 이미 피부의 여분이 많은 경우 또한 표준 축소 성형술을 고려할 수 있다. 그러나 이런 각각의 경우에도 가장 합리적인 과정은 지방흡입을 먼저 시도하는 것이다. 만일 지방흡입 후에 피부의 수축이 불충분하다면, 나중에 표준 축소성형술을 하면 된다. 이런 순서로 하면 많은 환자는 큰 흉터를 피할 수 있다.

남성 유방 지방흡입술의 합병증

흔한 합병증 :
- 불편함
- 부종
- 멍
- 일시적인 감각 소실
- 염증 후 과다색소침착

드문 합병증 :
- 혈종(hematoma)
- 비대칭
- 부적절한 제거
- 피부 불균일
- 피부 과잉(skin redundancy)
- 출혈
- 흉터 발생
- 유두 괴사
- 감염
- 재발

Box 8.2 남성 유방 지방흡입술의 합병증

환자 상담

환자의 과거력을 알아보는데 도움이 되는 질문은 다음과 같다. 그것 때문에 괴롭거나 처음 알게 된 것이 언제인가? 최근에 변화가 있는가? 최근에 비대칭적으로 커졌나? 최대 몸무게는 얼마였는가? 현재 몸무게는 얼마인가? 지난 10년간 몸무게의 변화는 어떤가? 당신의 생활 방식에 영향을 미치는 것은 어떤 상황인가? 옷을 입거나 입지 않은 모습 혹은 둘 다 개선하고자 하는 마음이 있는가? 그 중에 상대적으로 더 중요한 것은 무엇인가? 직업은 무엇인가? 어떤 육체적 활동을 하는가? 전에 신체 부위에서 지방흡입이나 다른 수술을 받았거나 흉터가 있는가?

이학적 검사

가슴에 흉터나 점, 털 등이 있는지 확인한다. 크기와 대칭성을 관찰해야 한다. 지방이 측면으로 연장됐는지 파악해야 한다. 유방을 촉진해야 한다. 팔을 양옆에 붙이고 흉근을 수축시킨 상태에서는 아래 근육으로부터

유방조직과 지방을 쉽게 구별할 수 있다. 이 자세에서 유방은 상하 축으로 움직인다. 환자의 팔을 머리 뒤로 하면, 흉근은 늘어난다. 이것도 또한 유방의 촉진을 용이하게 한다. 이것은 딱딱한 결절 형태의 유선조직과 부드러운 지방의 상대적인 분포를 추정하는 데 도움이 되지만, 부정확하고 접근이 어렵다.

치료 기술

환자

큰 유방을 가지고 있어 크기를 작게 하고 싶은 남성에게 알맞다.

장비

흡인기, 튜브, 캐뉼라, 아이리스 시저, 11번 메스, 1.0, 1.5, 2.0 mm 펀치생검기, 튜메선트 용액, 3 ml 주사기와 30게이지 바늘, 3 inch(75 mm) 길이의 18게이지 척추 바늘, 주입 캐뉼라(선택사항), 주입 펌프, 무균의 흡수패드, 환자 감시장치, 압박복, 결박끈.

치료 체계

아스피린이나 다른 비스테로이드성 항염증제는 시술 7일 전에 복용을 중단한다. 환자에게 리도카인(리그노카인)의 대사를 방해하는 약도 알려주어 중단하도록 한다. 대안으로 최대 리도카인 용량을 그에 맞춰서 조절한다. 수술 전 항생제(세파렉신)를 전날 저녁과 수술 당일 아침에 먹는다. 환자는 수술 당일에 히비클라인으로 샤워한다.

환자의 기립자세에서 원하는 부위를 검토한 후 의논하여 표시한다(그림 8.3). 절개창 또는 구멍의 위치를 서로 논의하여 표시한다. 환자는 얼굴을 위로 향하고 눕는다. 피부를 소독하고 튜메선트 용액이 들어갈 부분을 표시한 후 30게이지 바늘로 피부마취를 한다. 마취된 부위를 통해 깊은 지방으로 접근한다. 만일 18게이지 바늘을 사용한다면 미리 틈이나 구멍을 내지 않고 바로 찌를 수 있다. 남성 유방에서는 주입을 위해 척추 바늘이 선호되는데 치밀하고 섬유화된 조직을 정확히 뚫을 수 있다. 주입은 낮은 속도로 시작해서 점차 높인다. 환자의 반응에 따라 속도를 조절한다. 대부분의 경우 유방 한쪽 당 튜메선트 용액의 양은 150~500 ml이다. 대부분 에피네프린 1:1,000,000과 1.25% 리도카인을 쓴다. 흡입 전에 20분 정도 두어서 에피네프린의 지혈 효과가 완전히 나타나게 한다(그림 8.4).

흡인하기 위해 보통 측하방, 중앙, 상측방의 3개의 포인트를 잡는 것이 바람직하다. 접근을 쉽게 하기 위해서 더 만들 수도 있다. 마취된 곳에 절개창 또는 둥근 창을 만든다. 절개창은 11번 메스로, 구멍은 1.0~2.0 mm 피부 생검 펀치로 만든다. 구멍 또는 절개창 밑을 아이리스 시저로 잘라 캐뉼라가 들어가기 쉽게 한다. 가장 작은(16 또는 18게이지) 캐뉼라로 시작하여 저항

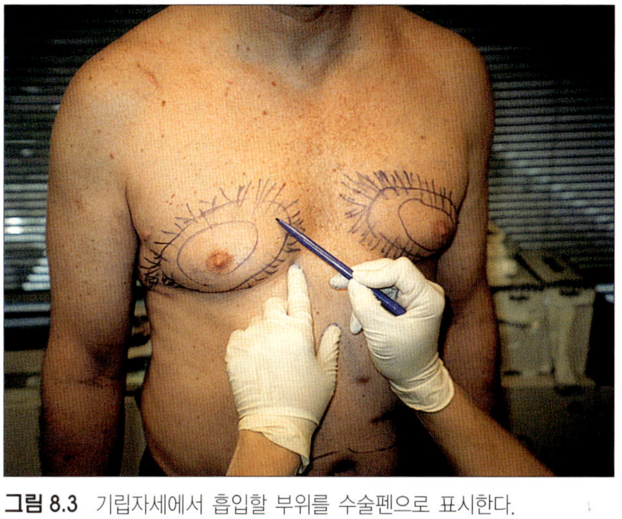

그림 8.3 기립자세에서 흡입할 부위를 수술펜으로 표시한다.

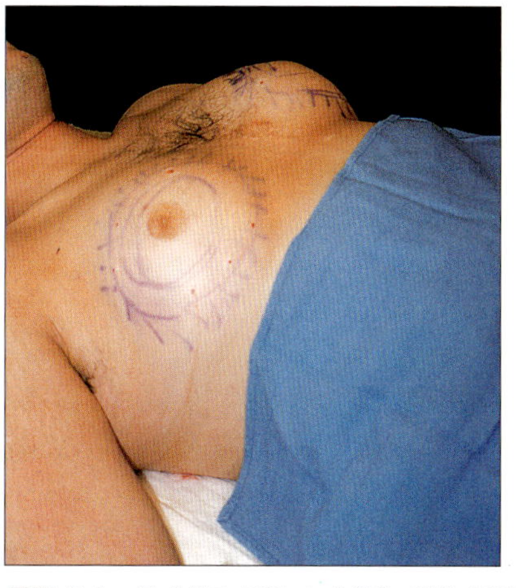

그림 8.4 튜메선트 주입과 흡입을 위한 구멍을 만든 후 피부가 약간 하얗게 변한 모습이 보인다.

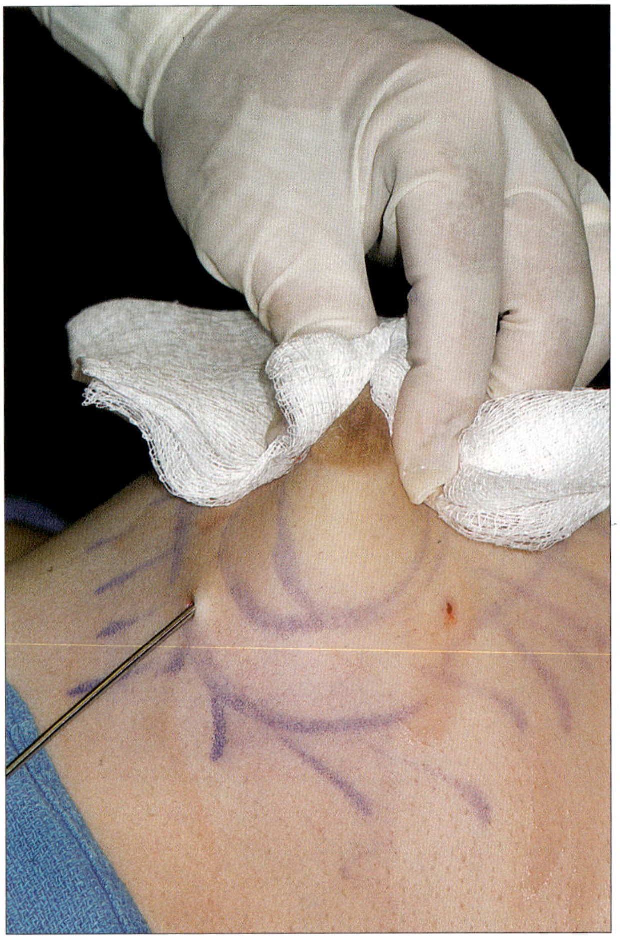

그림 8.5 유방을 잡고 하면 효율이 좋아진다. 거즈를 사용하면 잡기 쉽다.

을 최소로 한다. 16게이지 특히 18게이지 캐뉼라는 약해서 치밀유방에서는 조심하지 않으면 쉽게 부러진다. 이어서 11 또는 12게이지의 더 큰 캐뉼라로 순차적으로 진행한다. 각 캐뉼라로 매 구멍마다 부챗살 모양으로 빨아 들인다. 어느 정도 지방이 제거되면 흡입하는 동안 유방을 잡기가 쉽다. 유방을 잡고, 잡은 지방 내에서 캐뉼라를 재위치시키면 나머지 지방을 쉽게 뺄 수 있다. 유방을 잡는 것은 아래 근육으로부터 분리시켜 근육 손상을 막아준다. 자주 잡는 위치나 캐뉼라 크기와 스타일, 접근 위치, 심지어 캐뉼라 길이를 바꿈으로써 지방을 좀 더 효과적으로 균일하게 제거할 수 있다. 환자 팔을 가슴 옆에서 머리 위까지 주기적인 변화를 주면 결과를 최대화하는 데 좋다.

겨드랑이 쪽으로 연장된 외측에 지방이 많다면 흡입으로 결과를 향상시킬 수 있다. 이 부위의 지방이 축적된 곳은 겨드랑이의 앞밑쪽이다. 그러나 겨드랑이 실질은 지방흡입을 하지 말아야 한다. 거의 지방이 없고, 신경 혈관구조에 손상을 줄 수 있다.

최종적으로 이 부위의 지방흡입은 다른 부위보다 좀 더 완벽해야 한다. 제거된 양을 보기 위해 핀치 테스트를 한다. 지방은 최대한 제거하여 더 이상의 노력으로도 지방이 거의 나오지 않을 때 멈춘다(그림 8.6). 그러나 이것은 적절히 조절되어야 하는데, 그 이유는 진피의 혈관 구조에 너무 많은 손상을 주어서 생길 수 있는 유두 괴사의 위험을 줄이기 위해서이다. 캐뉼라 구멍을 아래쪽으로 유지하면 이런 진피 혈관 구조의 손상을 최소화할 수 있다.

절개창이나 구멍은 일부러 열어둔다. 이것은 혈액이 묻은 튜메선트 용액의 배액을 원활하게 하여 회복과 치유를 빠르게 해주기 때문이다. 배액은 보통 48~72시간 내에 끝난다.

시술 후 환자에게 수술 그물과 흡수 드레싱을 하고 압박복과 탄력 바인더를 입힌다(그림 8.7~8.9). 탄력 바인더는 강한 압박을 주는 데 24시간 동안 착용시킨다. 압박복은 3~14일 정도 입게 한다.

문제 해결

함정:

- 튜메선트 주입 후 너무 늦게 또는 너무 일찍 흡입을 시작하는 것
- 불충분한 마취량과 농도
- 불충분한 절개창의 수
- 부적당한 수술 후 압박/혈종
- 겨드랑이 실질은 피하라

부작용 및 합병증과 대안적 접근법

수술 후 경도의 불편함, 부종, 멍과 배액은 일반적인 과정이다. 드물게 수술 부위의 감각이 소실될 수 있지만 보통은 일시적이다. 혈종은 압박이 적절하지 못하면 첫 24시간 이내에 잘 발생한다. 혈종은 표준 튜메선트 테크닉으로 재흡입할 수 있다. 드문 합병증으로는 비대칭과 불완전한 제거, 피부의 불균일, 피부의 여분, 출혈, 흉터, 유두 괴사, 감염 등이 있다. 재발률은 낮지만

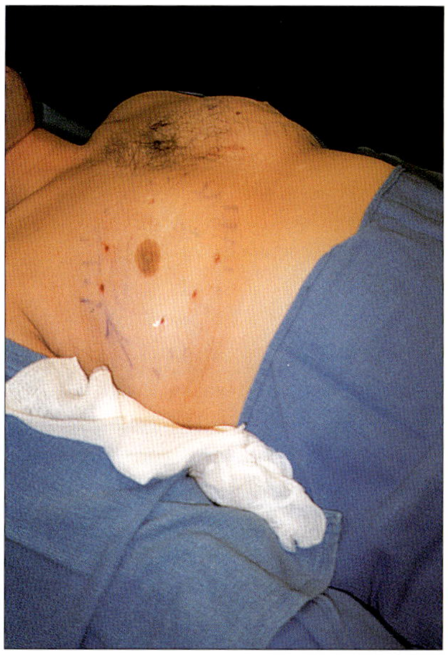

그림 8.6 수술 후

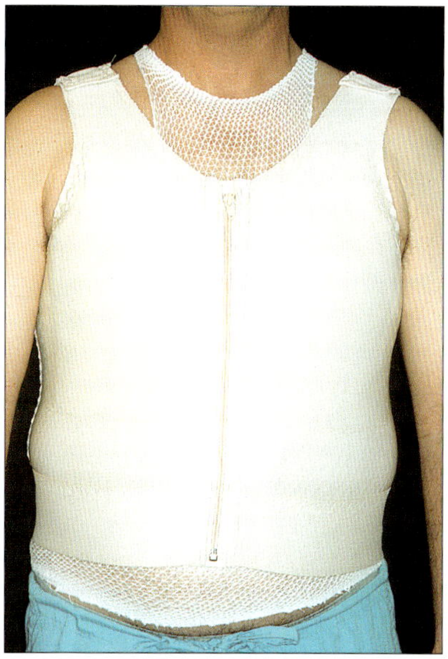

그림 8.8 수술 그물 위의 압박복

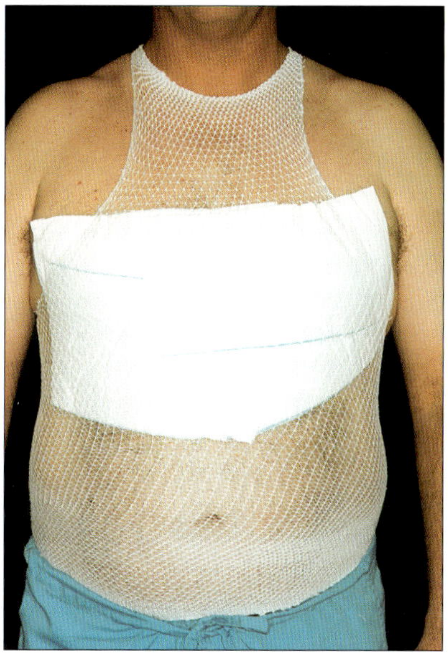

그림 8.7 수술 그물이 흡수 패드를 고정시켜 준다.

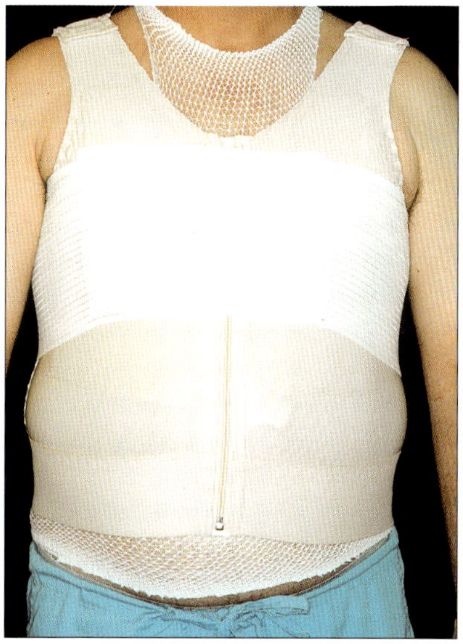

그림 8.9 압박복 위에 복대를 대어 처음 24시간 동안 충분히 압박한다.

유발인자가 남아 있다면 재발될 수도 있다.

경험자들을 위한 최신 토픽

파워 지방흡입은 남성 유방 축소에 상당한 도움을 준다. 조직 제거는 최대화하고 수술자의 피로는 최소화해 속도를 향상시킨다.

참고문헌

Coleman WP III, et al 1999 Guidelines of care for liposuction. Journal of the American Academy of Dermatology 41:624–634

Hanke CW, Coleman WP 3rd 1999 Morbidity and mortality related to liposuction. Questions and answers. Dermatologic Clinics 17:899–902,vii

Evidence-based review of risks and complications

Klein JA 1999 Post tumescent liposuction care. Open drainage and bimodal compression. Dermatologic Clinics 17:881–889

Klein JA 2000 Tumescent technique: tumescent anesthesia and microcanular liposuction. Mosby, St Louis

Tashkandi M, Al-Qattan MM, Hassanain JM, Hawary MB, Sultan M 2004 The surgical management of high-grade gynecomastia. Annals of Plastic Surgery 53:17–20

9 목과 턱 지방흡입

Liposuction of the Neck and Jowls

Robert C. Langdon

서론

목은 신체 부위 중 지방흡입을 하는 가장 흔한 부위이다. 목의 노화 정도는 얼굴과 같아 얼굴에 미용 수술을 하는 모든 환자는 목도 검사해야 한다.

얼굴과 목의 노화는 세 가지 요인에 의해 발생한다. 광노화, 중력 노화, 부피 노화가 그것이다. 광노화는 피부의 햇빛 손상을 말한다. 중력 노화는 SMAS(superficial musculoaponeurotic system)와 피부를 포함한 연조직이 쳐지는 것이다. 부피 노화는 피부부터 전층 조직(피하지방, 근육, 심지어 골격)의 위축의 결과인데 이상적인 몸무게이거나 여기에 가까운, 비만하지 않은 사람에게서 더욱 두드러진다.

이 세 가지의 노화 기전 중에서 중력에 의한 노화가 가장 보편적이고 모든 개인에게 영향을 미친다. 광노화는 햇빛을 피함으로써 예방할 수 있는데 노화의 정도가 받은 햇빛의 양과 비례한다. 부피 노화의 원인은 잘 알려져 있지 않은데 신체적 요인이라기보다는 유전적 요인으로 보인다.

목과 턱의 노화는 크게 중력 기전으로 인해 발생한다. 중앙부 양쪽으로 넓은목근이 가운데로 쳐져서 목의 띠를 만든다. 턱의 지방 패드는 SMAS가 약해지고 피부가 늘어지면서 하악골 아래로 쳐진다. 이런 중력의 변화는 비만하거나 그렇지 않는 사람 모두에게 발생한다.

대부분의 사람은 나이가 들면서 체중이 증가한다. 얼굴과 목에서 보여지듯이 체중 증가는 노화의 2차 기전으로 간주될 수 있다. 체중 증가는 피할 수 없는 것은 아니지만, 행동의 결과(양 에너지 균형)이고 피하지방의 증가를 나타낸다. 비만 노화는 부피 노화를 모호하게 한다. 비만한 사람의 체중이 감소하면, 얼굴의 부피 노화(위축)가 뚜렷해진다.

비만 또는 경도의 체중 증가에도 턱과 턱밑 지방이 두드러지게 된다. 대부분의 사람들이 나이가 들어감에 따라 몸무게가 증가하므로, 얼굴과 목의 미용적 개선을 바라는 대부분의 사람들은 목과 턱의 지방흡입으로 효과를 볼 것이다.

심지어 젊은 환자들에게서도 목이 미용상 보기 흉한 경우가 있다. 즉 두드러진 턱밑 지방과 또는 오목한 턱으로 목턱끝각(cervicomental angle; CMA)이 증가하는 경우이다(아래의 "해부학"을 참고하라). 이런 변화들은 유전적이고 나이와는 상관이 없다. 치료하지 않으면 목은 나이에 따라 더 보기 흉해지는데, 특히 체중 증가로 턱밑 지방이 증가할 때 더욱 그렇다.

해부학

목의 피하 지방은 턱밑 부위(턱끝 아래)에서 가장 뚜렷하다. 뚱뚱하지 않은 사람도 턱밑 지방이 상당할 수 있다. 만일 마른 환자가 이 부위에 상당한 지방이 있다면, 보통 노화의 결과가 아닌 유전적 요인에 의한 결과일 것이다.

지형학적 경계표

목의 윤곽은 측면에서 가장 잘 평가된다. 환자는 머리를 Frankfort 평면에 두고 분석되어야 하는데, 외이도 상부와 눈동자 아래 테두리를 같은 수평면에 두는 것으로 정의된다(그림 9.1). 젊은 목을 나타내는 가장 중요한 머리계측 변수는 목턱끝각(CMA)이다. 이 각은

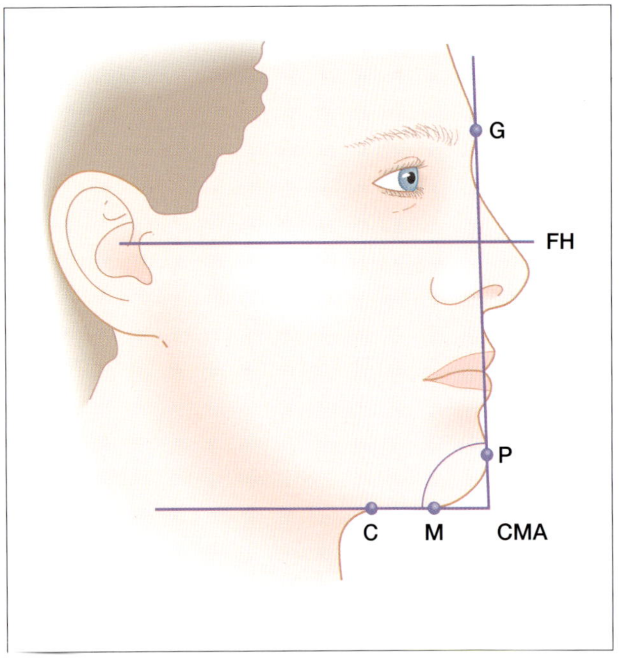

그림 9.1 젊은 얼굴과 목에서의 두부 측정값. 환자를 외이도 상부와 아래눈확 테두리를 같은 평면에 두는 Frankfort 수평면(FH) 위치에 놓고 평가해야 한다. 미간(G)은 앞이마 하부의 가장 앞쪽 점이다. 포고니온(P)은 턱의 가장 앞쪽 점이다. 이 두 점을 이은 선을 VAFP라고 한다. 멘톤(M)은 턱끝에서 가장 낮은 점이다. 목점(C)은 얼굴의 턱끝밑 부위와 목의 교차점이다. 목턱끝각(CMA)은 M에서 C에 그은 선과 VAFP가 만나는 각이다. 젊은 사람에게서 이상적인 목턱끝각은 80~95도이다.

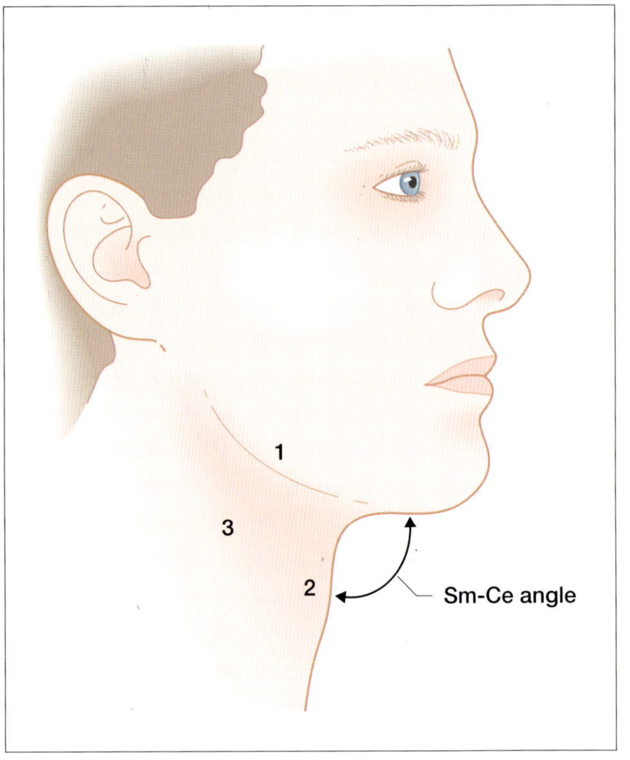

그림 9.2 젊은 목의 또다른 기준. 젊은 목의 또다른 기준은 다음과 같다. (1) 잘 보이는 아래턱뼈 경계 (2) 갑성선 연골에 의한 가시적 돌출 (3) 잘 보이는 목빗근의 전연 (4) 상대적으로 날카로운 턱끝밑-목각은 턱끝밑면과 목의 전연이 이루는 각이다.

얼굴 앞쪽 수직면(vertical anterior facial plane; VAFP)과 턱아래 면이 만나는 각이다(그림 9.1).

젊어 보이는 목의 다른 미용학적 기준은 하악골 경계가 잘 보이고, 갑상선 연골에 의한 볼록함이 보이며, 목빗근(흉쇄유돌근)의 앞쪽 면이 보이고, 상대적으로 날카로운 턱밑-목각(턱밑 면과 목의 앞면 사이의 각)을 가지고 있는가 등이다.

목은 나이가 들어감에 따라 중력 변화와 지방 축적으로 목턱끝각을 증가시키고 젊은 목의 모습을 사라지게 한다. 지방이 축적되고 SMAS와 턱밑 피부가 늘어남에 따라 분명한 목의 포인트가 아래로 내려온다. 또한 나이가 들어가면서 VAFP가 뒤로 회전하여 턱이 오목해진다. 이 면의 회전은 목턱끝각을 증가시킨다. 목이 쳐지고 지방이 늘면 그림 9.2에 그려진 젊은 모습은 흐려지게 된다.

목의 지방흡입은 많은 턱밑 지방을 가진 환자의 목턱끝각을 개선시켜주는 유일하고 가장 효과적인 수술 방법이다. 턱밑 부위에서 지방흡입은 지방의 양을 감소시키고, 피부 수축을 유발하는데, 이 두 가지 모두 분명 턱의 포인트를 올려준다. 부가적으로 넓은목근 주름술(넓은목근 성형술)과 목, 얼굴 주름 제거술(얼굴올림술)도 역시 목 포인트를 올린다. 넓은목근 주름술은 늘어진 넓은 목근 밴드를 제거하는 반면 얼굴올림술은 넓은 목근을 당겨 올려준다.

부가적으로 턱의 보형물은 포고니온(pogonion)을 내밀어서 목턱끝각을 더 감소시킨다.

마르고 턱밑 지방이 적은 환자들도 목의 지방흡입으로 인한 피부 수축으로 미용적 효과를 얻을 수 있다(목의 포인트를 올린다). 이런 환자들은 지방흡입만으로는 개선에 한계가 있기 때문에 얼굴올림술이나 넓은 목근 성형술, 턱 보형물 같은 부가적인 시술을 받아야 한다. 마른 사람에게서 목의 미용적 결함은 대부분 중력에 의한 노화가 원인이다.

표면 해부학

양쪽 넓은목근(platyma)은 목의 SMAS이다. 이 얇

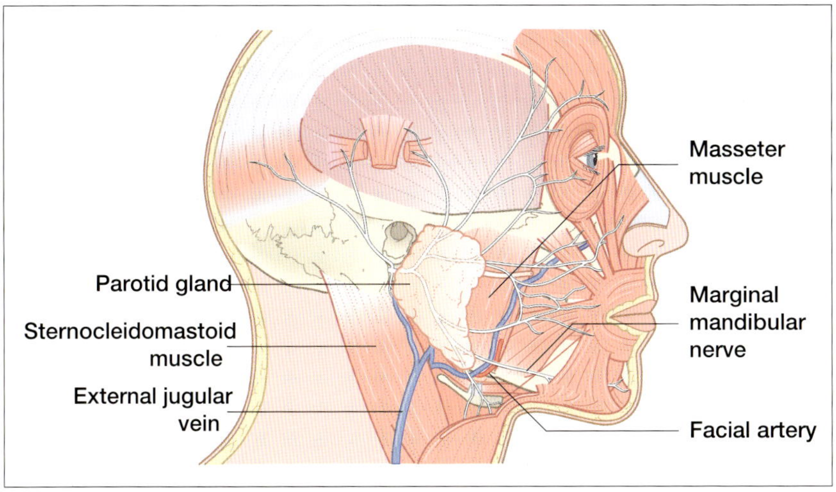

그림 9.3 해부학. 얼굴 신경의 분지인 모서리하악신경이 귀밑샘 아래에서 나와서 아래턱뼈의 아래 가장자리와 평행하게 진행한다. 이 신경은 넓은목근 바로 밑에 있고 깨물근 앞쪽에서 가장 손상받기 쉽다. 이 부위에서 아래턱뼈와 교차하는 얼굴 동맥을 만질 수 있다. 외부목정맥은 목빗근 위에서는 얕은층에 있다.

고 편평한 근육은 쇄골에서 시작되어 앞쪽 목을 가로질러 뺨 위로 진행하는데, 하악골의 위로 올라가서 측면 뺨의 SMAS와 연결된다. 넓은목근은 중요한 경계 구조이다. 이 근육의 위층에는 턱밑과 턱의 지방 패드를 포함하여 목과 아래뺨의 피하지방이 있다.

넓은목근은 모서리하악신경(marginal mandibular nerve)을 덮고 보호한다. 이 운동신경은 얼굴신경의 가지이며 하악골 아래쪽을 따라 평행하게 주행한다. 모서리하악신경은 깨물근(Masseter) 앞쪽 경계의 앞쪽에 가장 얕게 위치한다. 이곳은 얼굴 동맥이 만져지는 부위이다(그림 9.3). 모서리하악신경은 목과 턱의 지방흡입에서 가장 흔하게 손상받는 구조물이다. 넓은목근은 얇기 때문에 지방이식 캐뉼라 특히 마이크로 캐뉼라로 쉽게 뚫을 수 있다(아래의 "부작용과 합병증"을 참고하라). 지방흡입을 하는 동안 넓은목근을 뚫지 않도록 조심해야 한다.

넓은목근의 아래층에는 목의 구조를 결정하는 해부학적 구조물이 있다. 목뿔뼈(Hyoid bone)는 "떠 있는" 구조(축의 뼈대에 부착하지 않은)로 그 기능은 삼키는 데 관여하는 앞쪽 깊은 근육들의 닻의 역할을 한다. 목뿔뼈의 위치는 목의 굵기에 영향을 준다. 목뿔뼈가 앞쪽에 위치하면 목의 굵기가 증가하여 SMAS와 더 얕은 층을 목표로 하는 목의 미용수술(지방흡입, 넓은목근 성형, 얼굴올림술)로 개선시킬 수 있는 데 한계가 있다.

목뿔뼈의 꼬리쪽은 갑상선 연골이다. 이 구조는 후두의 구성 요소이며 특히 남성에게는 피하 지방이 거의 없기 때문에 "아담의 사과(Adam's apple)"로 두드러진다. 갑상선 연골은 갑상선에서 몇 cm 위에 위치한다.

또한 목을 굵어 보이게 하는 것으로 넓은목근 아래 지방이 있다. 이 지방은 근위의 넓은목근의 바로 아래 있으며, 턱밑 주름의 꼬리쪽에 위치하고 있다. 넓은목근 아래 지방은 넓은목근들의 교차 섬유 아래에 있다. 이 지방의 일부를 제거하면 목의 굵기를 줄일 수 있다(아래의 "부가적인 시술"을 보라).

외부목정맥(ext. jugular vein)은 목빗근(흉쇄유돌근) 위를 주행하는 큰 혈관이다(그림 9.3). 이것은 측면 절개창에 가까이 위치하고 있기 때문에 지방흡입 시 부주의로 깊이 찌를 경우 손상받을 수 있다.

볼지방 패드는 복잡한 모양의 큰 구조물이고 씹는 근육의 안쪽에 위치해 있다. 턱지방 패드의 상측면 쪽은 다소 얕게 위치한다. 이 볼지방 패드의 얕은층 날개는 볼 연장이라고 불리며 턱의 피하 지방과 구별되고 SMAS의 아래에 위치한다. 어떤 환자의 경우에는 볼지방이 아래뺨을 살쪄 보이게 만들기도 한다. 만일 도드라져 보일 경우 구강 내 접근이나 얼굴주름제거술을 시술하는 동안에 볼지방을 직접 절제하여 줄일 수 있다. 볼지방은 지방흡입으로 접근할 수 없다.

환자 선택

목과 턱의 지방흡입을 위한 이상적인 환자는 두드러진 턱밑 지방이 있는 여성이다. 이러한 환자들은 대부분 약간 또는 중등도의 비만이다. 이러한 환자들의 경

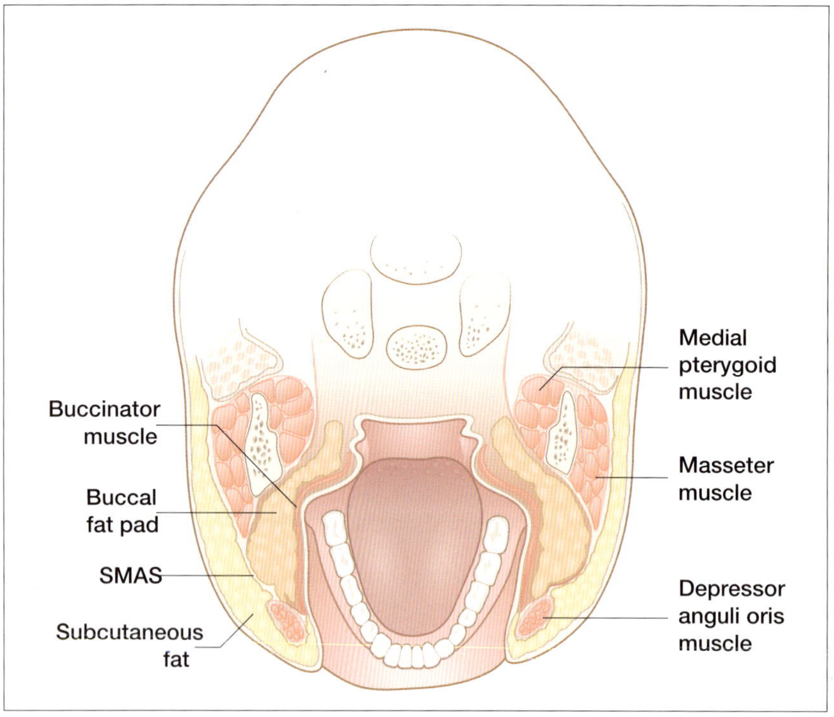

그림 9.4 볼지방의 위치. 입꼬리 수준의 이 단면에서 볼지방 패드는 SMAS와 턱지방보다 깊이 있다.

우 목 측면의 지방흡입만으로도 상당한 미용적 개선 효과를 얻을 수 있다. 턱밑 부위 지방의 완전 제거로 부피가 감소되며 피부도 수축된다. 목의 포인트가 올라가서 목턱끝각이 개선된다. 지방흡입만으로도 턱부위는 어느 정도의 미용적 개선효과를 나타낸다. 완전한 지방 절제가 최선의 결과를 낳는 턱밑 부위와 달리, 턱(jowl)은 수술 후 함몰과 과절제를 예방하기 위해 보존적으로 치료해야 한다. 상대적으로 턱에 지방이 많은 환자는 그렇지 않은 환자보다 지방흡입을 통한 개선효과가 더 크다. 대부분의 경우 지방흡입은 얼굴올림술과 함께 시술받으면 그 결과가 더욱 좋아지는데 이 시술은 아래 SMAS와 위의 피부를 같이 당겨주기 때문이다(중력 노화를 개선).

일부 환자는 지방흡입만으로는 효과가 적어서 얼굴올림술과 넓은목근 성형술 같은 부수적인 시술이 필요하다. 이런 환자들은 모든 남성을 포함하는데, 남성은 피부가 더 두껍고 수염이 있어서 공격적인 지방흡입 후에도 여성보다 피부 수축이 잘 일어나지 않는다. 상대적으로 턱밑 지방이 적은 마른 여성은 지방흡입의 이상적인 대상은 아니지만, 지방흡입 후 피부 수축으로 인한 약간의 이득은 있다. 이런 환자들 중 많은 경우는 목의 노화로 인해 대부분 중력의 흉터, 특히 넓은목근띠를 가지고 있다. 지방흡입으로 넓은목근 밴드는 개선되지 않는다. 이것은 넓은목근성형 또는 얼굴올림술이 필요하다.

기대 효과

목과 턱의 지방흡입에서 기대할 수 있는 이점은 부피 축소, 특히 목 부분의 피부 수축 등이다. 이런 효과들은 목 포인트를 올리고 목턱끝각을 줄여서 머리 계측을 개선하는 데 기여한다. 지방흡입으로 잘 보이는 하악골의 경계와 잘 보이는 갑상선 연골, 잘 보이는 목빗근의 앞쪽 경계, 목턱끝각의 개선을 포함한 젊었을 때의 해부학적 모습을 회복할 수 있다(그림 9.2) 그러나 턱은 지방흡입만으로는 조금 밖에 개선이 안 된다.

목과 턱의 튜메선트 지방흡입은 제대로 한다면 안전한 시술이다. 미용 수술의 주요 위험은 마취 위험이다. 이것은 지방흡입을 튜메선트 테크닉으로 한다면 예방할 수 있다. 조심스럽게 튜메선트 마취를 하면 진정제 같은 다른 전신 투약이 필요없고 호흡 억제의 위험도 피할 수 있다. 목과 턱의 지방흡입에서 튜메선트 용액의 양은 적다(500 ml 이하). 그래서 리도카인(리그노카

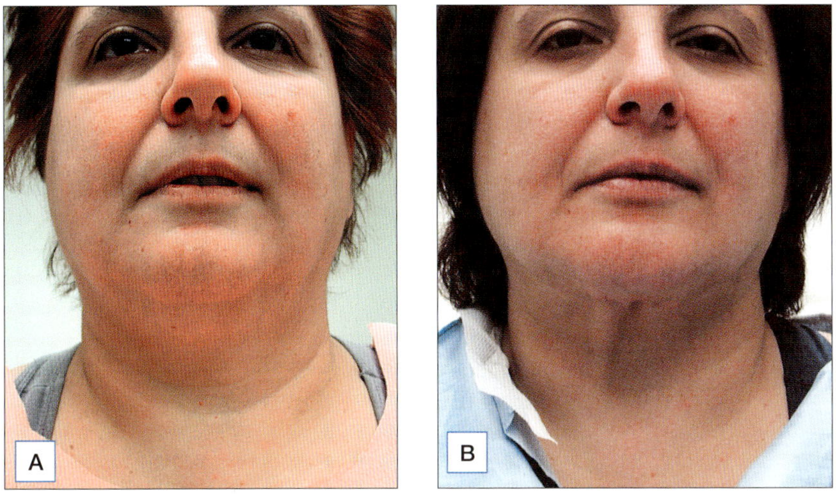

그림 9.5 지방흡입 후에 드러난 넓은목근띠. 이 55세 여성의 수술 전(A)과 수술 2년 후(B) 사진. 목에서 80 ml의 상층 지방이 제거되었다. 좌측 턱에서 6.5 ml, 우측 턱에서 7.5 ml의 상층 지방이 제거되었다. 넓은목근띠는 지방흡입 직후에 드러났다. 이 환자는 다음에 최소절개의 주름 제거술과 코르셋 넓은목근 성형술을 받았다.

인)의 전신 독성의 위험도 없다.

수술적인 위험은 주로 턱쪽의 지방을 과도하게 흡입하거나 기구로 부주의하게 넓은목근 아래를 뚫는 경우이다. 캐뉼라에 의한 가장 흔한 손상은 모서리하악신경의 자극으로 인한 일시적인 마비가 올 수 있다는 것이다(“문제 해결”과 “부작용과 합병증”을 참고하라).

추가 시술

추가 혹은 동시 시술로는 넓은목근 성형술, 넓은목근밑 지방 절제술, 턱 보형물이 포함되는데 모두 다 턱밑 주름의 피부 절개를 통해 시행될 수 있다. 넓은목근 성형술은 두 개의 넓은목근의 가운데 끝을 접근시켜 넓은목근띠를 개선시키는데, 특히 넓은목근의 전형적인 근위부 중앙 교차가 꼬리로 연장되는 것을 개선시킨다. 넓은목근 밑 지방 절제술은 팽팽한 목의 연조직 부피를 줄일 수 있다. 턱 보형물은 턱을 앞으로 나오게 하여 목 턱끝각을 줄일 수 있다.

위 시술 외에 얼굴올림술 또한 튜메선트 부분마취로 동시에 시술할 수 있다. 얼굴올림술은 외측 목의 넓은목근/SMAS를 수직으로, 턱 부위의 SMAS를 상후방으로 올려준다. 게다가 여분의 피부를 귀 부근에서 잘라낸다.

목의 포인트를 올리는 다른 덜 침습적인 시술은 영구적인 봉합 물질로 목에 멜빵을 만들어 주는 것이다. 이런 멜빵은 넓은목근의 위층에 위치시켜 양쪽 꼭지(mastoid)에 고정시킨다.

치료 전략에 대한 개요

목과 턱의 지방흡입을 위해 환자를 평가할 때 지방흡입만으로 충분한 개선이 될지 아니면 다른 시술이 필요한지를 결정하는 것이 중요하다. 이상적인 후보인, 두드러진 턱밑 지방을 가진 여성 환자는 지방흡입에 잘 반응할 것이다. 가만히 있거나 말할 때 등 일상적인 활동에서 생기는 뚜렷한 넓은목근띠가 있으면 넓은목근 성형술을 고려해야 한다. 넓은목근띠는 환자에게 양쪽 입꼬리를 내리게 함으로써(넓은목근의 수축) 보일 수 있다. 살찐 목에서 넓은목근띠가 피하 지방으로 가려졌다가 지방흡입 후에 나타날 수 있다(그림 9.5). 상담하는 동안에 주름제거술이 넓은 목근띠나 턱의 미용적 개선에 효과가 좋다는 사실에 대해 환자와 이야기해야 한다. 마찬가지로 턱이 오목한 환자는 턱 보형물에 대해 이야기해야 한다.

턱과 목의 지방흡입은 수술 전 사진 촬영, 해부학적 표지물의 표시로 시작한다. 환자는 수술대 위에 눕고 목과 턱의 피하층으로 튜메선트 부분마취제를 주입한다. 다섯 개의 절개창으로 앞쪽 목을 기계 흡입하는데, 하나는 턱끝 밑, 두 개는 귓불 아래, 나머지 두 개는 턱 밑이다. 다음에 턱을 턱밑 절개창뿐만 아니라 귓불 밑 절개창에서 주사기로 수동 흡입한다. 각 턱에서 나온 지방량을 측정하여 보완적으로 같은 양을 제거하도록 한다.

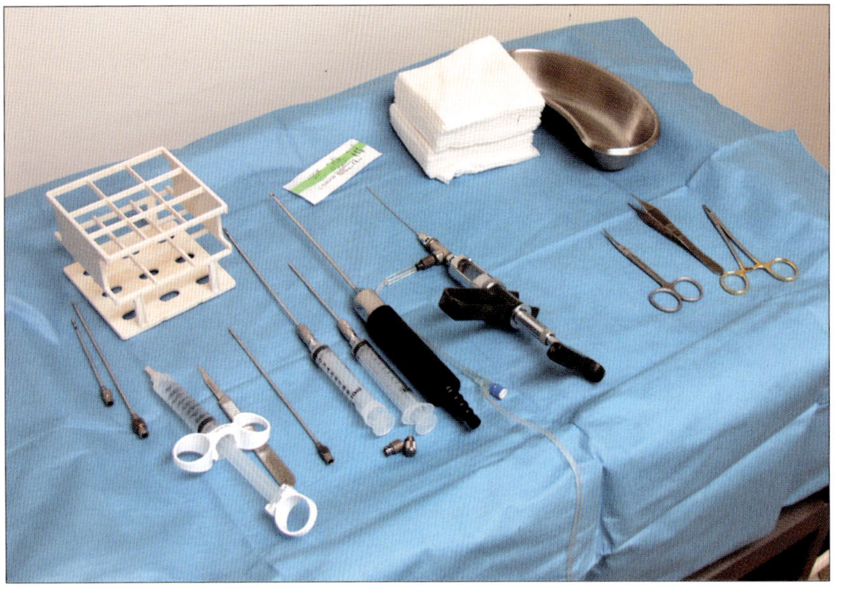

그림 9.6 목과 턱의 지방흡입을 위한 수술 준비대(5점법). 10 cm와 15 cm 길이의 14게이지 마이크로 캐뉼라가 10 ml 주사기에 부착되어 있다. 자동재충전 주사기에는 20게이지 척추바늘이 부착되어 있고 IV 튜브를 통해 500 ml 수액 백과 연결되어 있다.

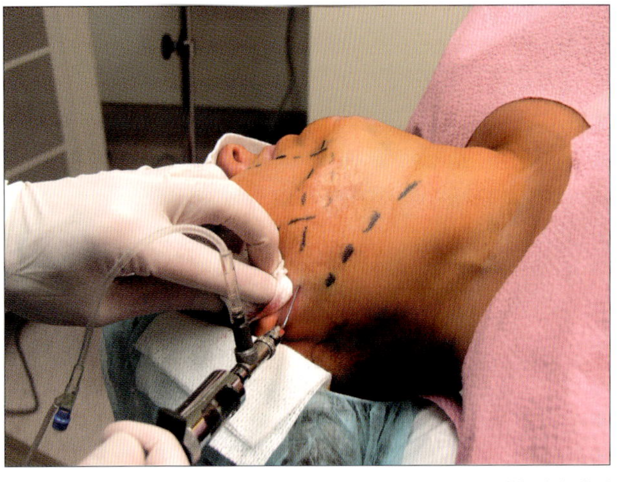

그림 9.7 튜메선트 마취액의 주입. 자동재충전 주사기를 사용하여 측면 목의 피하층에 서서히 마취액을 주사하고 있다. 20게이지 척추바늘을 귓볼밑 절개창으로 넣고 있다.

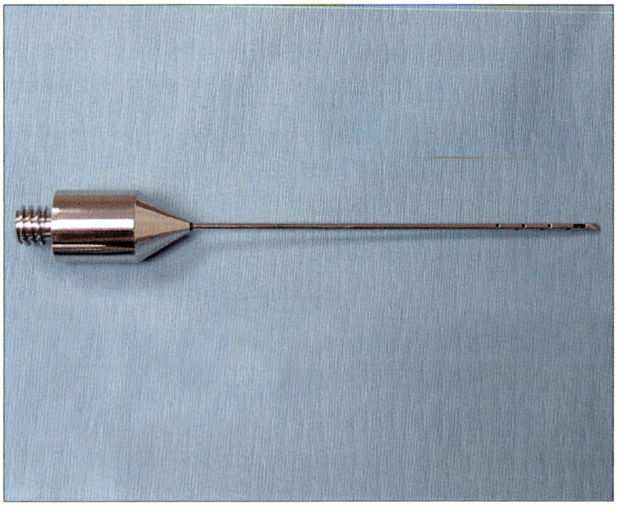

그림 9.8 14게이지 Klein Capistrano microcannula

치료 기술

장비

목과 턱의 지방흡입을 위한 전형적인 수술 준비는 그림 9.6에서 나타나 있다. 튜메선트 마취는 반복해서 채울 수 있는 주사기(Wheaton Science Products, Millville, NJ)와 7.6 cm 20게이지 척추바늘을 사용하면 가장 편하다. 흡인 펌프를 목의 지방흡입 시에 사용한다. 목의 지방흡입은 14게이지 Klein 카피스트라노 캐뉼라 같은 마이크로 캐뉼라로 시작한다(그림 9.8). 더 많은 양을 흡입하기 위해서는 3 mm 세 개의 구멍이 있는 캐뉼라를 사용한다(그림 9.9). 턱은 10 cm 또는 15 cm 길이의 14게이지의 구멍이 세 개 있는 캐뉼라와 주사기로 시술한다(그림 9.10). 또한 턱에서 지방을 흡인한 주사기는 지방량을 측정하기 위해 소독된 시험관 거치대에 세워서 올린다.

사진

동의서를 받은 후에 수술 전 사진을 찍는다. 7개의 표준 자세가 있다. 정면, 좌우 측면, 좌우 대각선을 표

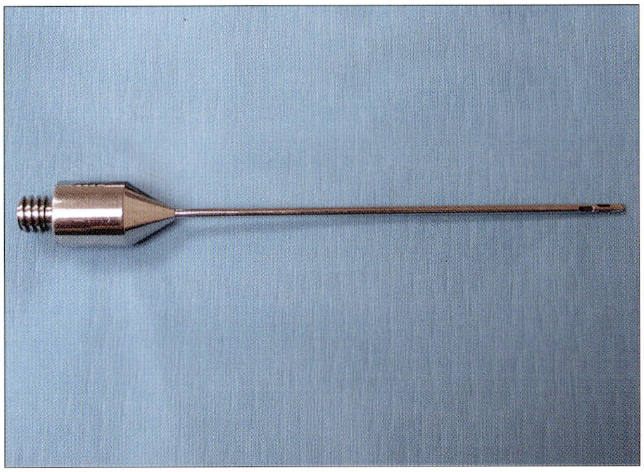

그림 9.9 3mm tri-port cannula

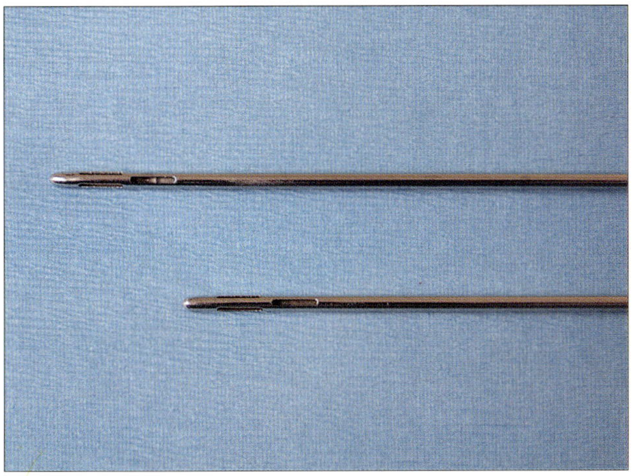

그림 9.10 가까이 본 14G tri-port microcannulas의 끝

준 각도와 낮은 각도에서 촬영한다. 모든 사진에서 환자의 머리는 Frankfort 수평면에 맞추어야 한다. 환자는 정면을 바라보게 하고 모든 얼굴 근육의 힘을 빼게 한다.

피부 표시

다음의 구조물을 표시한다. 턱밑 주름, 하악골의 하연, 목빗근의 전연, 턱의 전연과 후연(그림 9.11)이다. 턱의 전연은 "마리오네트선(marionette line)"으로 입꼬리에서 하악골로 진행한다. 턱의 후연은 지방의 두께를 핀치 테스트로 측정한다.

수술 자세

환자는 수술대 위에 "블라니 돌(Blarney Stone)에

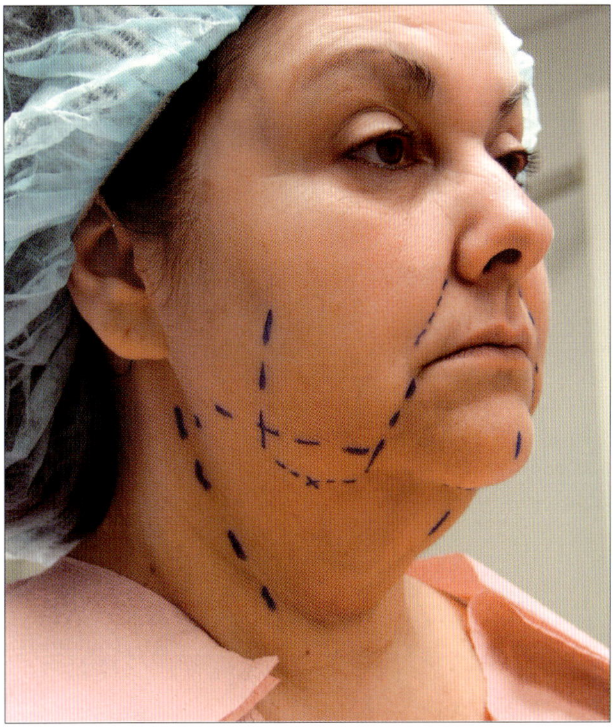

그림 9.11 목과 턱의 지방흡입을 위한 수술 전의 피부 마킹. 점선은 코입술주름, 마리오네트선의 앞선, 턱지방의 후연과 하연, 아래턱뼈의 아래 가장자리, 턱끝 밑 주름, 목빗근의 전연이다. 턱과 목의 중심이 표시되어 있고, 양쪽 턱밑 절개창과 귓불밑 절개창이 표시되어 있다. 5번째 절개창은 턱끝밑 주름의 중간이다.

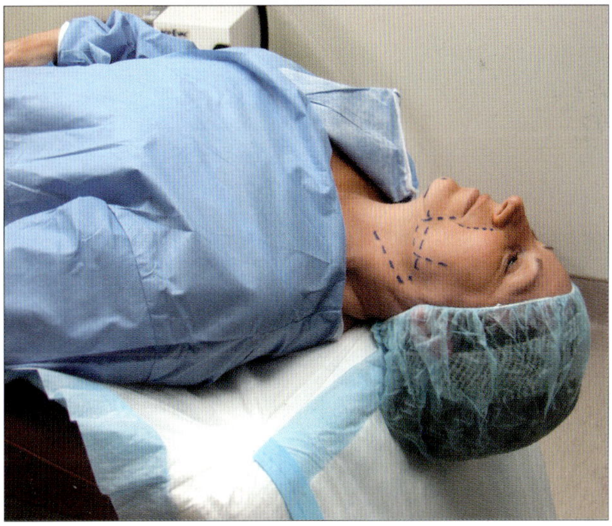

그림 9.12 목과 턱의 지방흡입을 위한 환자의 수술 자세. 환자의 목은 수술대 끝에서 아래로 과신전 된다.

키스"하는 자세인 목을 과신전하고 앙와위로 눕는다(그림 9.12). 이 자세에서 목밑 주름과 목정맥패임(jugular notch) 사이의 중간에서 갑상선의 연골을 만질 수 있

목과 턱 지방흡입을 위한 튜메선트 마취 용액의 구성				
Ingredient	Stock concentration	Volume	Amount	Final concentration
Sodium chloride (normal saline)	0.9%	500 mL		
Lidocaine (lignocaine) HCl	2%	50 mL	1000 mg	0.18%
Epinephrine (adrenaline)	1mg/mL (1:1,000)	2 mL	2 mg	3.6 mg/L (1:278,500)
Sodium bicarbonate	8.4% (1meq/mL)	5 mL	5 meq	9 meq/L
To a 500 mL bag of normal saline are added the indicated volumes of stock solutions of lidocaine HCl, epinephrine, and sodium bicarbonate				

표 9.1 목과 턱 지방흡입을 위한 튜메선트 마취 용액의 구성

다. 이 자세에서는 목과 턱의 지방흡입뿐만 아니라 튜메선트 마취용액의 주입도 용이하다. 수술하는 동안 환자는 필요 시 머리를 움직여서 수술자를 돕는 것이 좋다. 환자에게 머리를 양옆으로 움직이는 것이 가장 좋다고 교육한다. 처음에 목을 굽히고(머리를 들고) 다음에 측면으로 돌린 다음 다시 목을 과신전시키도록 한다.

튜메선트 마취와 미리 터널 만들기

튜메선트 표 9.1에 요약된 마취 용액을 준비한다. 반복해서 채울 수 있는 주사기와 500 ml 수액을 Ⅳ줄로 연결한다. 각 절개창마다 진피에 부분마취를 하고 20 게이지 7.6 cm 척추바늘과 주사기로 피하층에 튜메선트 마취액을 주입한다. 튜메선트 마취액이 주입되기 전까지 어떤 절개창도 만들지 않는다. 먼저 턱끝밑 절개창에서 목에 주입하고 다음에는 귓불 밑에서 한다. 마취액은 목빗근 표시선에서 적어도 3 cm 외측으로, 밑으로는 턱밑 주름에서 10~12 cm 아래까지 스며들게 한다. 다음에 귓불밑과 턱밑 절개창을 통해 하악골 하연에서 5~6 cm 상방까지 턱을 마취한다. 턱은 예민하기 때문에 더 천천히 주입해야 한다.

다음에 11번 메스로 턱밑과 양쪽 귓불 밑에 작은 절개를 한다. 턱밑 절개는 턱밑 주름 안 중앙 부위에서 실시한다. 귓불 아래 절개는 귓불에서 3 cm 가운데 아래 위치이다. 귓불 아래 절개창에서는 바깥목정맥의 손상을 막기 위해 짧은 거리만 들어간다. 절개창을 아이리스 시저의 끝으로 양쪽으로 벌려 넓게 한다(수술 중 조직의 확장, 그림 9.13). 2 mm 주입 캐뉼라로 지방층에 미리 터널을 만든다. 캐뉼라를, 지방을 흡입할 부위에서 앞뒤로 움직인다. 이 과정은 마취가 완전한지를 확인한 다음 실시해야 한다.

지방흡입

목의 기계 지방흡입은 턱밑 절개창에서부터 시작하고 다음에 양쪽 귓불 아래 절개창에서 한다. 만일 지방이 다소 섬유화되었다면, 14게이지 카피스트라노 마이크로 캐뉼라를 먼저 사용한다. 그리고 3 mm 세 개 구멍의 캐뉼라를 구멍을 아래로 하여 사용한다. 표시한 목빗근에서 외측으로 2 cm의 이행 부위를 부분적으로 흡입한다(그림 9.14, 이것은 지나치게 살찐 목에서 치료한 부위와 치료하지 않은 부위의 날카로운 경계를 막아준다). 세 군데의 접근 창을 통해 앞쪽 목 부위를 격자 모양으로 흡입할 수 있어 균일하게 지방 제거를 할 수 있다. 하악골 하연에서 아래쪽은 귓불 아래 절개창에서 접근하기 쉽다. 이 부위는 하악골 아래 2 cm 내에서 부분적으로 흡입되어야 하는데 목과 뺨 사이에 이행 부위를 만들어 경계선을 피하기 위해서다. 캐뉼라의 끝이 항상 넓은목근의 얕은층에 오도록 유지하여 모서리 하악신경을 다치지 않도록 한다. 가장 철저한 지방 제거는 턱밑 주름과 갑상선 연골 사이인 턱밑 부위에서

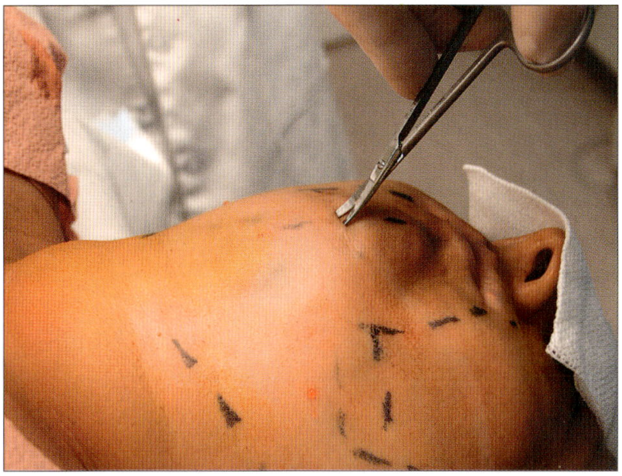

그림 9.13 턱끝밑 절개창에서 조직의 박리. 아이리스 가위로 할 수 있다. 부드럽게 벌리면 피부는 일시적으로 늘어나고 3 mm 캐뉼라를 손상 없이 넣을 수 있다.

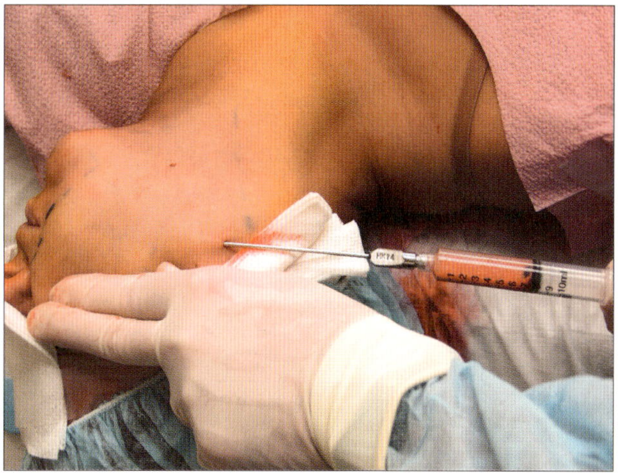

그림 9.15 귓볼밑 절개창에서 오른쪽 턱 부위의 주사기 흡입. 10 ml 주사기에 15 cm 길이의 14게이지 tri-port 캐뉼라를 연결하여 사용한다.

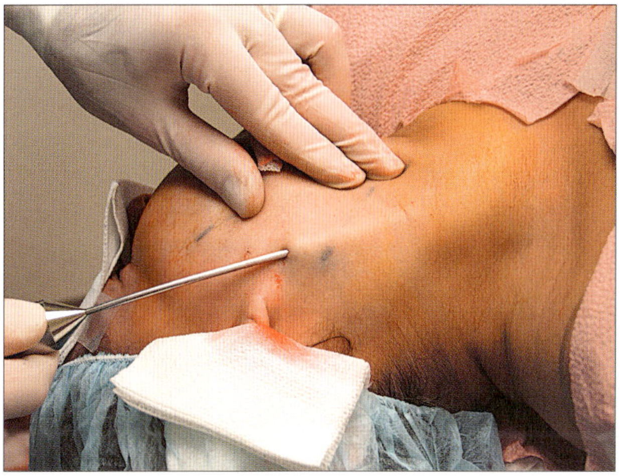

그림 9.14 목빗근 전연의 측면으로 줄여나가는 흡입. 피부 마킹한 부위에서 2~3 cm 더 측면으로 3 mm triport 캐뉼라로 부분적으로 흡입하여 이행 부위를 만든다. 마킹 부위 안쪽으로는 완전하게 흡입한다.

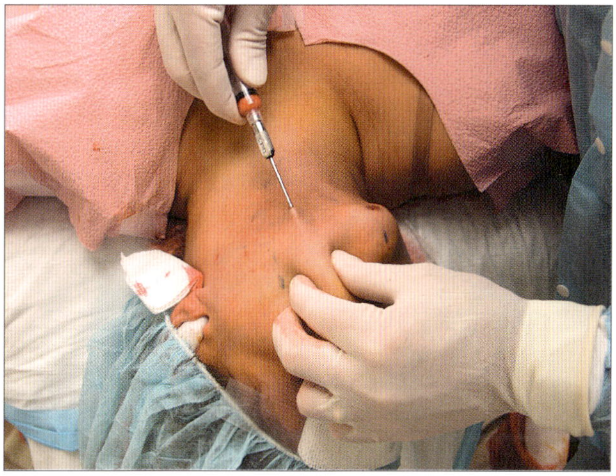

그림 9.16 턱밑 절개창에서 왼쪽 턱 부위의 주사기 흡입. 10ml 주사기에 15 cm 길이의 14게이지 tri-port 캐뉼라를 연결하여 사용한다.

한다. 이 부위는 턱밑 주름에서 아래로 8~9 cm 길이까지 흡입한다.

살찐 목에서는 턱밑 부위 아래로 이행되는 지역에서 지방 제거량을 점점 줄이는 것이 필요하다(계단처럼 보이는 것을 막기 위해). 완전한 지방흡입을 보증하기 위해 근위부 턱밑 부위는 마지막에 턱끝밑 절개창에서 3 mm 세 개 구멍의 캐뉼라를 이용하여 캐뉼라 구멍을 진피쪽인 위를 향하게 하여 흡입한다. 절개창에서 대략 5~6 cm 반지름의 반원 내에서 이런 방법으로 시술한다. 캐뉼라는 앞뒤로 부드럽게 움직여서 얕은층에 남아있는 지방을 제거한다. 캐뉼라는 자동차 와이퍼처럼 움직여서는 안 된다. 이러한 방법은 진피와 넓은목근 사이의 부착을 모두 끊어 놓는다.

다음에 오른쪽 턱을 주사기로 흡입한다. 환자의 머리를 왼쪽으로 돌린다. 15 cm 길이의 14게이지 세 개 구멍의 마이크로 캐뉼라에 10 ml 주사기를 장착하고 오른쪽 귓불밑 절개창으로 들어간다(그림 9.15). 캐뉼라의 끝은 턱 지방의 아래쪽 1/2에 위치시키고 예상되는 흡입량의 절반을 흡입한다. 캐뉼라에서 주사기를 분리하고 끝을 막은 다음 시험관 거치대에 세워 놓는다. 1~2분 내에 지방은 분리될 것이다. 10 cm 길이 14게이지 세 개 구멍의 마이크로 캐뉼라에 10 ml 주사기를 부착하여 턱밑 절개창에서 더 흡입할 수 있다. 두 개의 접근창을 통해 턱은 격자 모양으로 흡입할 수 있다. 두 번째 주사기 속의 지방량도 측정하고 오른쪽 턱의 전체 지방량은 5 ml 이내로 한다. 왼쪽 턱도 같은 방식으로 치료한다. 양쪽의 턱에서 나온 지방량은 대략 비슷해야 한다. 턱에서의 지방흡입은 보완적이어야 하고 깊은층에서 캐뉼라의 구멍을 아래쪽으로 해야 한다.

수술 후 관리

턱끝밑과 귓불밑 절개창은 6-0 비흡수사로 한 포인트 봉합한다. 더 작은 턱밑 절개창은 거의 닫지 않는다. 턱-혁대 모양의 압박복을 3일 동안 적어도 하루 24시간 착용시킨다(그림 9.17). 턱끝밑 절개창 근처의 피부가 편평한 것을 확인하고 5 cm 길이의 마이크로 폼 테이프(3M, St Paul, Minnesota)를 절개창 위에 붙인다. 만일 이 부위의 피부가 압박복 밑에서 포개져 있으면 지속적인 부종과 경화가 생길 수 있다. 그런 경화된 부위는 나중에 병변 내 코티코스테로이드 주사가 필요하다("부작용과 합병증"을 보라). 수술 후 몇 시간 동안 튜메선트 마취액을 흡수하기 위해 압박복과 절개창 사이에 거즈 패드를 댄다.

만일 봉합을 하면, 수술 후 3일째에 제거할 수 있다. 이때 대부분의 붓기가 가라앉고 대부분의 환자들은 수술 전과 비교하여 상당한 개선을 보인다(그림 9.18). 턱은 보통 일주일 이상 부어 있다.

그림 9.18에서 9.24의 환자들은 위에 설명한 5개의 절개창을 통해 턱과 목의 지방흡입을 받은 사람들이다.

추가 시술들

넓은목근 성형술

만일 쉴 때나 움직일 때 넓은 목근띠가 뚜렷하게 보인다면 중앙 부위 넓은목근의 주름술이 추가로 필요하다. 이 테크닉은 넓은목근을 양쪽으로 모으기 위해 연속 봉합을 한다. 만일 지방흡입 후 바로 시술한다면 추가적인 마취가 필요없다. 턱끝밑 주름에 3 cm의 절개를 한다. 멧젠바움(Metzen baum) 시저로 피하층을 박

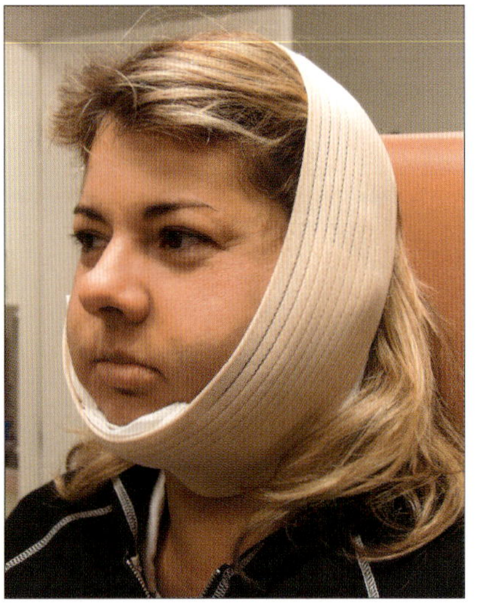

그림 9.17 턱-혁대 모양의 압박복. 압박복 착용 전에 거즈 패드를 절개창 위에 댄다.

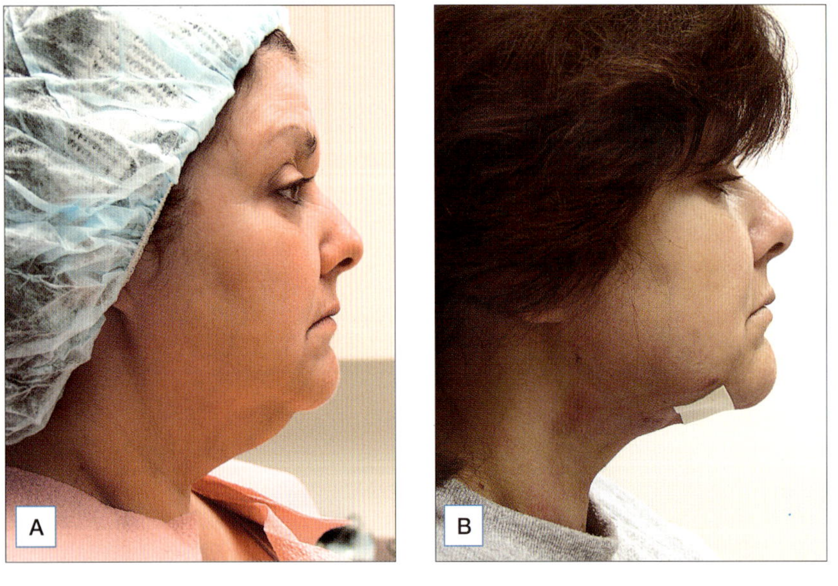

그림 9.18 목과 턱의 지방흡입 후 옆모습의 빠른 개선. 이 54세 여성의 수술 전(A)과 수술 3일 후(B)의 모습이다. 목과 좌우측 턱에서 흡입된 상층 지방은 각각 104, 7.5, 7.0 ml였다. 마이크로 폼 테이프를 턱끝밑 절개창 위에 붙였다.

리한다. 박리면은 넓은목근의 위쪽이어야 한다. 3-0 에치본드(Echicon, Somerville, NJ)로 두 넓은목근의 주름을 잡는다. 그림 9.23에 있는 환자가 목과 턱의 지방흡입과 코르셋 넓은목근 성형술의 전후 사진이다.

넓은목근 아래 지방의 흡입

피하층 지방흡입 이후에 또는 넓은목근 성형술로 턱끝밑 부위가 노출된 동안 넓은목근 아래의 팽창을 확인할 수 있다. 넓은목근 아래 지방은 주사기 지방흡입으로 제거될 수 있다. 튜메선트 마취 용액을 직접 지방 패드에 주입해야 한다. 흡입하기 전에 혈관축소가 나타나도록 최소 5분 이상 기다린다. 턱 지방흡입에 사용했던 14게이지 세 개 구멍의 마이크로 캐뉼라 중 하나에 10 ml 주사기를 연결한다. 이 마이크로 캐뉼라를 턱끝밑 절개창에서 넓은목근 밑으로 넣는다. 흡입된 지방량을 턱 지방흡입 시술 시와 같은 방법으로 측정한다. 최대 5 ml의 위층 지방이 흡입된다. 너무 많이 제거하면 텅 빈 턱밑 함몰이 형성될 수 있다.

턱 보형물

턱 보형물을 턱끝밑 절개창으로 넣을 수 있다. 보형물을 앞쪽 하악골의 하연을 따라 골막 밑에 넣어야 한다. 보형물 아래 가장자리가 하악골의 아래모서리와 일치해야 한다. 턱이 들어간 환자에게서 보형물은 턱을

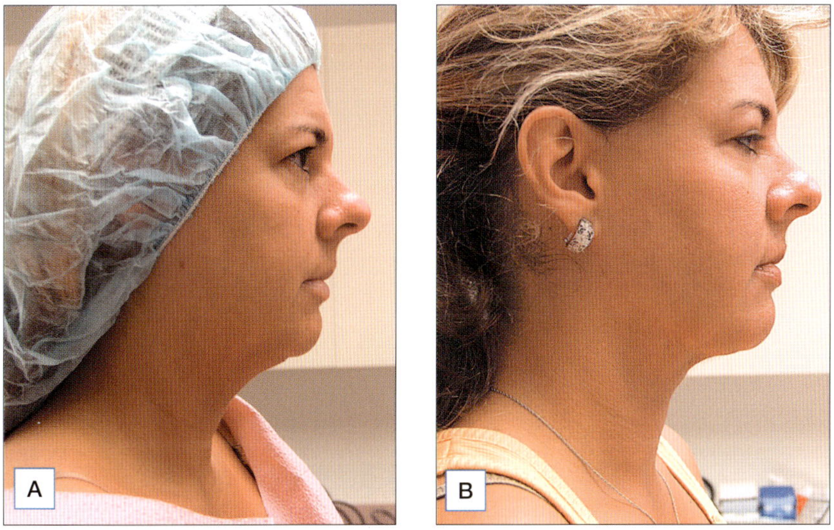

그림 9.19 목과 턱의 지방흡입. 이 42세 여성의 수술 전(A)과 수술 2개월 후(B)의 모습이다. 목과 좌우측 턱에서 흡입된 상층 지방은 각각 73, 5.5, 5.5 ml였다. 수술 후 사진에서 더 높아진 목점과 작아진 목턱끝각, 분명해진 아래 턱뼈와 목빗근을 볼 수 있다.

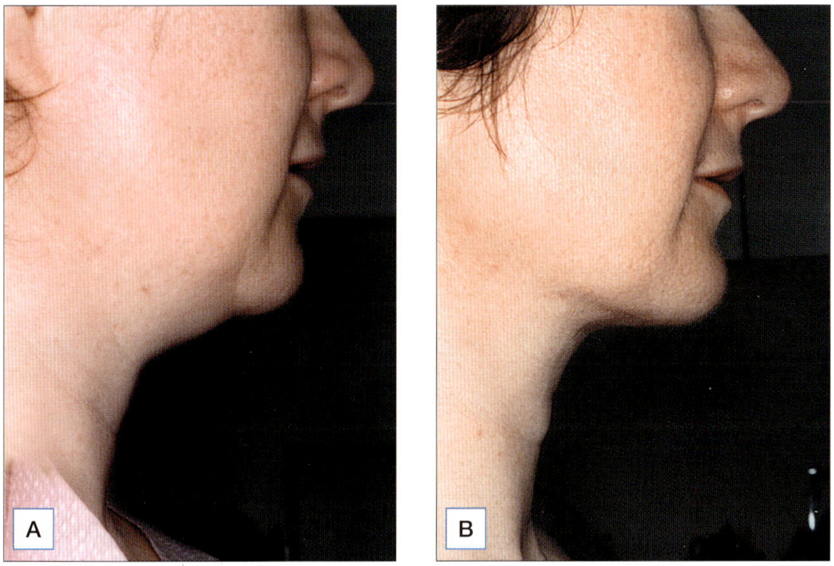

그림 9.20 목과 턱의 지방흡입. 이 44세 여성의 수술 전(A)과 수술 6주 후(B)의 모습이다. 목과 좌우측 턱에서 흡입된 상층 지방은 각각 58, 6.0, 5.5 ml였다. 수술 후 사진에서 더 높아진 목점과 작아진 목턱끝각, 분명해진 아래 턱뼈와 목빗근, 갑상선 연골을 볼 수 있다.

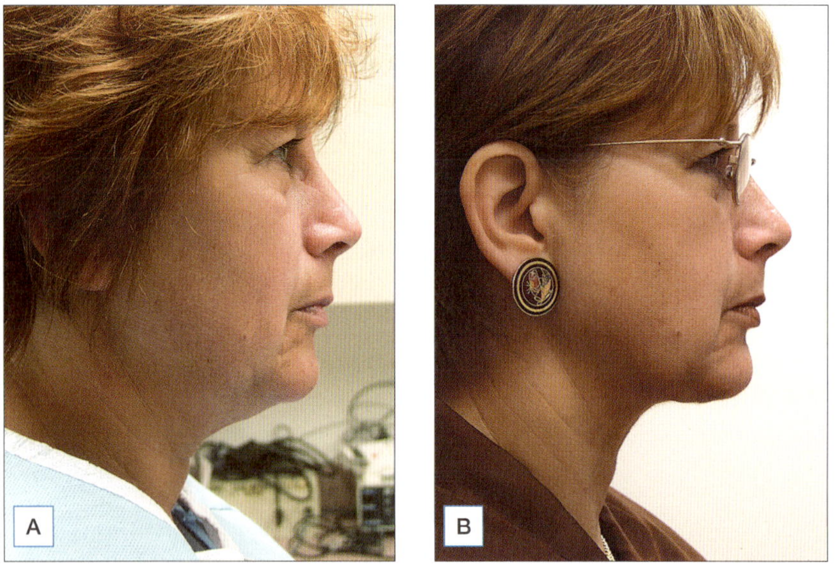

그림 9.21 목과 턱의 지방흡입. 이 54세 여성의 수술 전(A)과 수술 6개월 후(B) 모습이다. 목과 좌우측 턱에서 흡입된 상층 지방은 각각 64, 6.0, 5.5 ml였다. 수술 후 사진에서 더 높아진 목점과 작아진 목턱끝각, 분명해진 아래턱뼈와 목빗근, 갑상선 연골을 볼 수 있다.

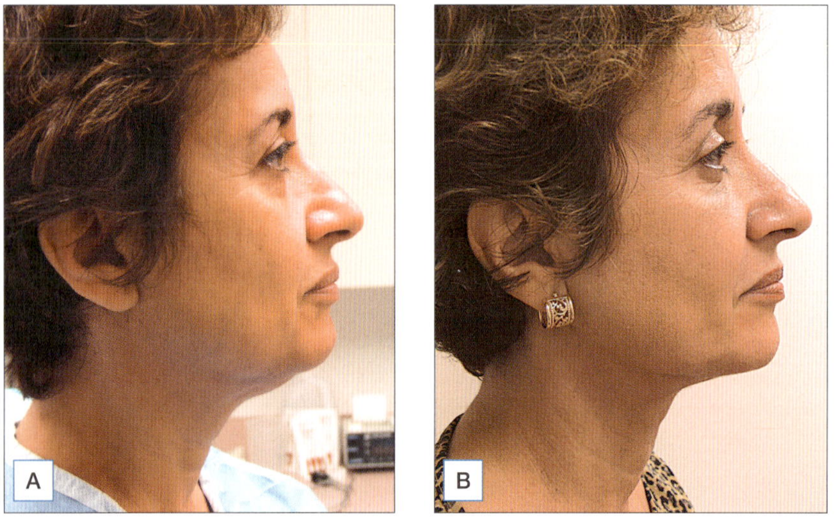

그림 9.22 목과 턱의 지방흡입. 이 54세 여성의 수술 전(A)과 수술 5주 후(B)의 모습이다. 목과 좌우측 턱에서 흡입된 상층 지방은 각각 34, 2.5, 2.5 ml였다. 수술 후 사진에서 더 높아진 목점과 작아진 목턱끝각, 분명해진 아래턱뼈와 목빗근, 갑상선 연골을 볼 수 있다. 이 환자는 상안검 수술도 받았다.

나오게 하고 목턱끝각을 감소시켜 지방흡입의 결과를 향상시킨다. 그림 9.24의 환자가 이 시술과 지방흡입의 전후 사진이다.

문제 해결

전술한 접근으로 목의 턱끝밑 부위에서 완전한 지방 제거를 하게 된다. 균일한 지방 제거의 결과를 쉽게 얻을 수 있는 이유는 구멍이 위로 향하게 캐뉼라를 쓰는 방법을 포함한 지방흡입의 완전성 때문이다. 목빗근 전연에서 더 외측으로 줄여나가면서 지방흡입을 하는데 지방 제거는 다소 완전하지 않다. 목빗근의 중앙 부위에서 부분 지방흡입을 하는 이행 지역을 만들면 계단처럼 보이는 것을 방지할 수 있다. 이런 방법은 살찐 목에서 특히 중요한데 그것은 목 전체에 상당한 지방이 있기 때문이다. 부분 지방흡입으로 만드는 비슷한 이행 지역이 갑상선 연골 수준으로 턱끝밑 부위 아래에 필요할지 모른다.

하악골 아래 부위는 하악선을 개선하기 위해 귓불 밑 절개창에서 지방흡입으로 개선될 수 있다. 하악 하연의 2 cm 이내에서 흡입을 점차 줄여야 한다. 하악연의 위쪽은 흡입하지 않는다. 캐뉼라 끝은 모서리하악신경의 손상을 막기 위해 넓은목근의 상층에 위치해야 한다. 이 신경은 쉽게 자극받아서 동측 입술내림근의 일시적인 마비를 일으킬 수 있다. 하지만 지방흡입으로

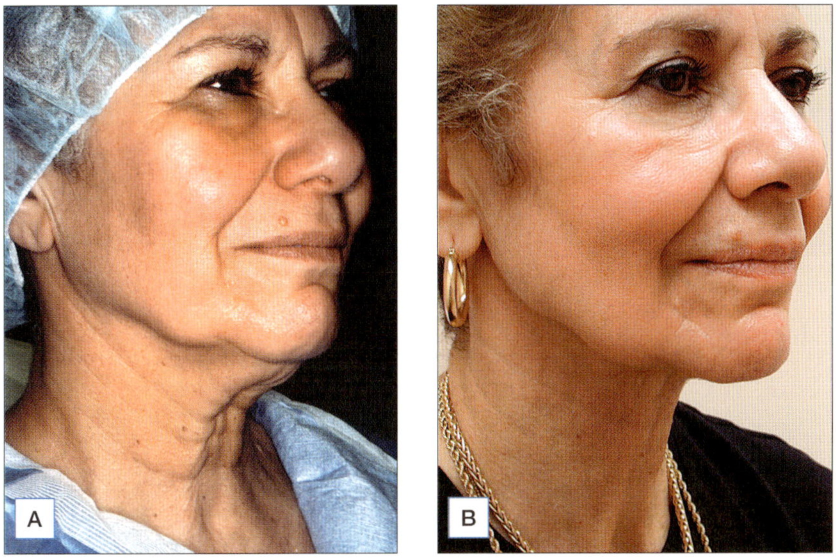

그림 9.23 목과 턱의 지방흡입과 코르셋 넓은목근 성형술. 64세 여성의 수술 전(A)과 수술 3개월 후(B)의 모습이다. 목과 좌우측 턱에서 흡입된 상층 지방은 각각 64, 6.5, 6.0 ml였다. 넓은목근 띠가 없어진 것을 보라.

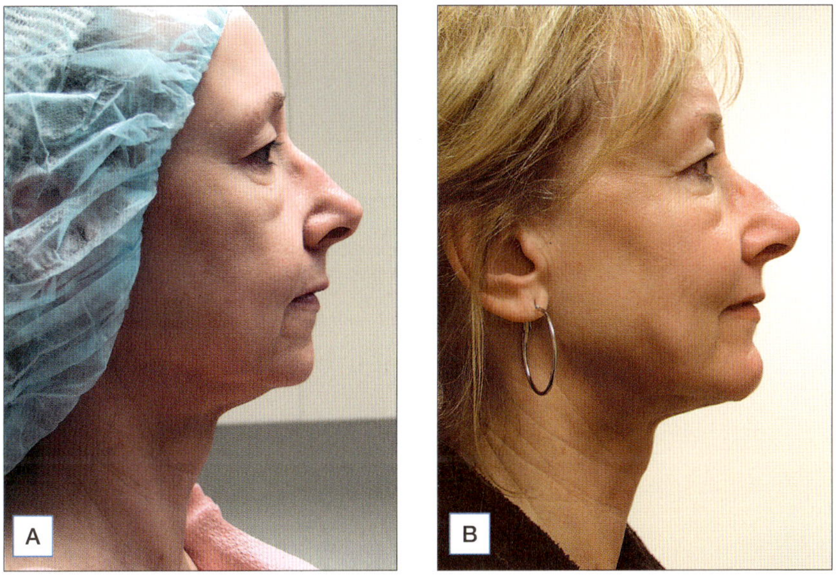

그림 9.24 목과 턱의 지방흡입과 턱의 보형물. 이 54세 여성의 수술 전(A)과 수술 6주 후의(B) 모습이다. 목과 좌우측 턱에서 흡입된 상층 지방은 각각 31, 3.0, 3.0 ml였다. 포고니온의 돌출로 두부 측정값들이 좋아진데다가 턱 보형물로 코가 상대적으로 돌출되어 보이는 것이 덜하다. Mittleman Pre-jowl chin implant (Implantech, Ventura, CA) 같은 보형물은 아래턱뼈의 하연을 따라 부피를 채우고 턱앞의 골을 메울 수 있다.

인한 영구적인 손상이 보고된 적은 없다.

턱의 주사기 지방흡입에서는 제거된 지방량을 알 수 있다. 수술 후에 턱 부위의 함몰을 막기 위해 깊은층에서 보완적인 양의 지방을 제거하는 것이 중요하다(보통 한쪽 턱당 5 ml 이하). 만일 얼굴올림술을 함께 시술한다면 턱의 지방흡입은 좀 더 적극적으로 할 수 있다. 모서리하악신경은 턱밑 절개창에서 턱에 접근할 때 역시 손상받기 쉽다.

부작용과 합병증

수술 후 환자는 목의 윤곽이 빠르게 개선된다(그림 9.18). 튜메선트 마취와 관련된 붓기는 수술 후 첫째 날에 많이 없어지고 턱끝밑 부피 감소가 관찰된다. 지방흡입 외상과 관련되어 피부 부종이 생기는데 이것은 때로 수주간 지속될 수 있다. 턱은 보통 천천히 좋아지는데 1주 정도는 계속 부어 있기 때문에 수술 전과 비교했을 때 거의 변화가 없어 보인다.

수술 후 즉시 나타나는 위험은 피하 출혈이다. 앞에서 언급한 캐뉼라로 튜메선트 지방흡입을 하면 피하 출혈이나 혈종이 발생할 확률은 매우 낮고 멍도 그다지 생기지 않는다. 만일 넓은목근 성형술을 함께 시술했다면 혈종의 위험은 상당히 커진다. 이 시술은 조심스런 지혈이 필요하다. 팽창하는 혈종에 대해서는 출혈 혈관을 확인하고 지혈하기 위해 재탐색 수술을 해야 한다.

수술 후 압박은 목의 재윤곽을 촉진하고 수액 저류와 수액낭의 위험을 줄인다. 압박복은 첫 3일 동안 적어도 하루 23시간 착용해야 한다. 목이 살찐 환자의 경우 턱끝밑 절개 부위에서 피부가 접힐 위험이 있다. 적극적인 지방흡입 후에 만일 이 부위의 피부가 편평해지지 않고 접히면, 이 주름은 붓게 되고 수개월 동안 남아있게 된다. 마이크로 폼 테이프(3M, St Paul, MN) 조각을 수술 후 첫 1~3일째 절개창 위에 붙여 두면 이런 주름이 생기는 것을 예방하는 데 도움이 된다. 지속적인 턱끝밑 주름은 병변 내 코티코스테로이드 주사(트리암시놀론 10 mg/mL)로 효과가 있거나 후에 절제가 필요할 수 있다.

이미 얘기했듯이 모서리하악신경의 부분 마비가 턱의 지방흡입 후에 생길 수 있다. 이 마비로 동측 입술내림근이 약해진다. 이렇게 약해지는 상태는 보통 2~4주 내에 저절로 없어진다고 환자에게 재확인시켜주어야 한다.

목과 턱의 피하와 피부 부종은 지방흡입 후에 수주 동안 전형적으로 나타난다. 이런 부종은 살찐 목을 적극적으로 흡입한 후 턱끝밑 부위에서 뚜렷하게 나타나 지속된다. 이 기간 동안 피부가 수축함에 따라 시상면 주름이 보인다. 이 부종과 주름들은 일반적으로 저절로 없어지나 수술 후 초음파 치료로 더 빨리 없어지게 된다.

턱 지방흡입은 보완적이어야 한다. 턱 지방의 과도한 제거로 수술 후 함몰이 생길 수 있다. 이런 함몰은 적은 양의 지방을 이식함으로써 회복될 수 있다.

참고문헌

Ellenbogen R, Karlin JV 1980 Visual criteria for success in restoring the youthful neck. Plastic and Reconstructive Surgery 66:826–837

Feldman JJ 1990 Corset platysmaplasty. Plastic and Reconstructive Surgery 85:333–343

Giampapa VC, Di Bernardo BE 1995 Neck recontouring with suture suspension and liposuction: an alternative for the early rhytidectomy candidate. Aesthetic Plastic Surgery 19:217–223

Gryskiewicz JM 2003 Submental suction-assisted lipectomy without platysmaplasty: pushing the (skin) envelope to avoid a face lift for unsuitable candidates. Plastic and Reconstructive Surgery 112:1393–1405

Klein J 1997 The two standards of care for tumescent liposuction. Dermatologic Surgery 23:1194–1195

Langdon RC 2000 Liposuction of neck and jowls: five-incision method combining machine-assisted and syringe aspiration. Dermatologic Surgery 26:388–391

Langdon RC 2005. Minimum incision face lift. In: Robinson J, et al (eds) Surgery of the skin. Elsevier Mosby, Edinburgh, chap 41

Pitman GH 1993 Liposuction and aesthetic surgery. Quality Medical Publishing, St Louis

Powell N, Humphreys B 1984 Proportions of the aesthetic face. Thieme-Stratton, New York

Stuzin JM, Wagstrom L, Kawamoto HK, et al 1990 The anatomy and clinical applications of the buccal fat pad. Plastic and Reconstructive Surgery 85:29–37

Ter Harr G, Dyson M, Oakley EM 1987 The use of ultrasound by physiotherapists in Britain, 1985. Ultrasound in Medicine and Biology 13:659–663

10 몸통, 등, 복부 지방흡입

Liposuction of the Torso, Back and Abdomen

Robert E. Clark, Timothy Corcoran Flynn

서론

이상적인 여성과 남성의 신체적 외모에 대한 우리의 개념은 가슴과 상복부, 하복부, 옆구리, 엉덩이, 등의 실루엣과 윤곽에 의해 크게 달라진다. 유명한 잡지들은 이상적인 신체 라인을 가진 남녀 모델을 표지에 등장시키는데, 모델들은 거의 피하 지방이 없고 복근이 강조되어 있다. 모델들의 하복부는 피하 지방이 거의 없고 배꼽 아래로 약간 볼록한 윤곽을 나타낸다. 여성의 옆구리는 엉덩이로 이어지면서 모래시계 모양을 가진다. 엉덩이의 최소 크기와 윤곽은 대부분 아래 골격 구조인 엉덩뼈능선(iliac crest)에 의해 결정된다. 남성의 이상적인 체형은 넓은등근에서 엉덩이로 이어지는 몸통의 윤곽을 "V"로 묘사한다. 이상적인 신체 윤곽을 가진 사람은 등의 어깨뼈 아래 지방 패드와 옆구리에 지방이 거의 없다. 그림 10.1은 이상적인 여성과 남성의 몸통과 복부를 그리고 있다.

많은 사람들이 지방흡입을 할 때 이상적인 신체 윤곽에 대해 묻는다. 지방흡입에 의해 도움을 받을 수 있는 환자들은 전신이 건강하고, 현실적인 기대감과 지방흡입의 한계에 대해서 이해하고 있으며 체중이 정상에 가깝거나 정상인 환자이다.

운동과 적절한 영양 프로그램을 병행하면 지방흡입으로 복부와 옆구리, 엉덩이, 등의 신체 윤곽을 개선할 수 있다. 환자들은 좀 더 멋있게 보이고 외모와 옷맵시에 만족하는 것으로 지방흡입의 혜택을 누리게 된다.

다루어질 주제

전체적인 신체 윤곽은 상하복부와 옆구리, 엉덩이, 등의 비율에 의해 결정된다. 이 장에서 우리는 이 부위의 피하 지방을 흡입하는 치료에 대해 검토할 것이다.

어떤 환자들은 지방흡입으로 신체 윤곽을 개선할 곳

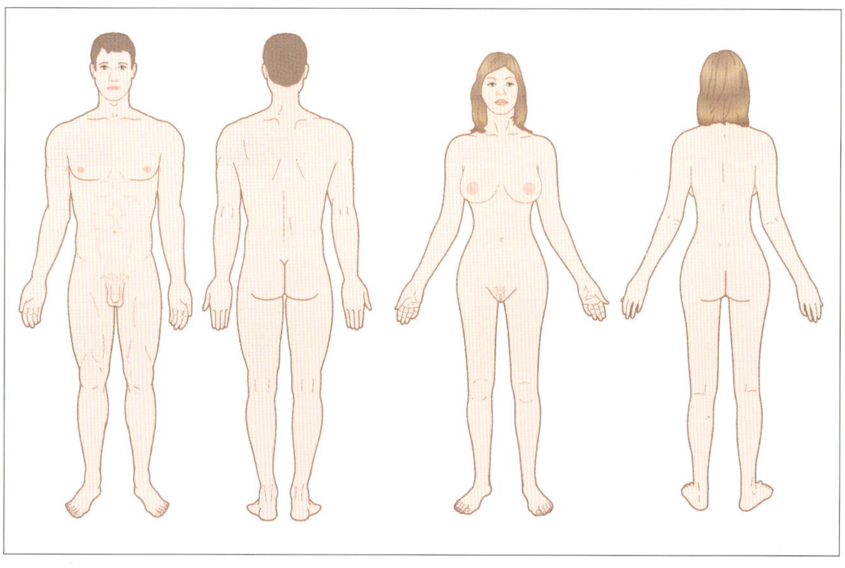

그림 10.1 이상적인 남성과 여성의 모습 스케치. 전면과 후면

이 한 부위인 반면, 어떤 환자들은 시각적으로 균형을 이룬 신체를 만들기 위해 여러 부위의 흡입이 필요할 것이다.

환자의 관심사에 대해 이야기할 때, 의사는 척추후만증, 척추측만증 같은 자세나 골격 이상 등은 없는지 확인해야 한다. 전체적인 신체 윤곽에 영향을 주는 근골격계를 주의깊게 관찰할 수 있는 이학적 검사는 환자가 지방흡입의 적절한 시술대상인지 아닌지 결정하는 데 도움이 될 것이다. 대상 부위들을 만져보면서(핀치 테스트) 피하 지방량 정도를 파악하고 적절한 캐뉼라를 선택한다. 특히 남자의 복부가 피하 지방으로 되어 있는지 아니면 내장 지방인지 파악해야 한다. 복강내 지방("맥주 허리")은 튜메선트 지방흡입으로 접근할 수 없다.

환자 선택

지방흡입은 미용 시술이며 항상 전체적으로 건강한 사람들을 대상으로 해야 한다. 정상 체중이나 그에 가까운 몸무게로 복부나 등, 몸통 중 다이어트나 운동이 효과가 없는 지방 축적이 있는 환자들이 전체적인 외모의 개선을 이루는 데 도움이 되는 지방흡입을 찾게 된다. 환자에게 좋은 영양 습관과 운동을 하도록 격려하는 것이 지방흡입 수술의 한 부분이 되어야 한다. 이런 구조적인 변화없이는 지방흡입의 결과는 일시적일 수 있고 지속적인 결과를 유지하는 데 실패할 수 있다. 우리는 특히 저탄수화물 다이어트가 많은 지방흡입 환자들에게 도움이 된다는 것을 알았다.

예전에 운동과 다이어트에 실패한 환자들은 트레이너나 영양사의 도움을 받는 것이 효과적이다. 이런 전문가들은 지방흡입의 결과를 지속시킬 수 있는 생활습관을 갖도록 도와줄 것이다.

환자 선택에 있어 또다른 중요한 요소는 환자의 기대치와 그들이 지방흡입으로 얻을 수 있는 것이 무엇이며 이 시술의 한계가 무엇인지를 이해하는지에 대해 평가하는 것이다. 이것은 환자를 선택하는 데 가장 중요한 단계이며 환자와 상담하는 동안 간호사나 코디네이터와 함께 환자의 이야기를 경청하여 환자의 목표를 평가해야 할 것이다. 환자들은 자주 이런 의사가 아닌 사람들에게 정보를 전달하므로 의사의 평가와 조합하여 이 사람이 지방흡입에 적절한 대상자인지 아닌지 결정할 수 있다.

이상적인 시술대상자는 신체가 건강하고 육체적으로 정상 체중을 갖고 있거나 그에 근접한 사람이다. 완벽함보다는 부분적인 개선을 기대하는 것이 수술 후 권고를 따르고 운동과 식사 습관을 유지하는 데 도움이 된다.

기대 효과

지방흡입을 고려하는 환자들의 기대감은 환자 평가에서 중요한 부분이다. 상담하는 동안 의사는 항상 완벽함보다는 전체적인 신체 윤곽을 개선하는 데에 목적을 두고, 환자에게 완벽한 변화는 이룰 수 없으며 지방흡입을 포함한 운동과 식이요법의 세 가지 요소가 원하는 몸매를 얻는 데 중요한 요소임을 알려준다.

환자에게 지방흡입을 받으면 외모와 옷맵시가 좋아 보이게 된다고 강조하고 이것이 이 미용 시술의 주된 결과임을 말하는 것이 중요하다. 우리는 환자 모습의 변화를 묘사할 때 "실루엣의 개선(improvement in silhouette)"이란 단어를 사용한다. 이 단어가 이해를 돕는 것 같다. 대부분의 환자에게 있어 특정 부분의 개선이 아닌 전체 윤곽의 변화가 성공의 척도이어야 한다.

환자에게 한 번의 시술로 원하는 결과를 얻기 위해 모든 노력을 다한다고 얘기하는 것이 중요하지만 때때로 최선의 결과를 얻기 위해 연속된 시술 또는 터치업 시술이 필요하다고 얘기한다. 때때로 복부 지방흡입은 복부의 전체 크기 때문에 두 번으로 나누어서 시술할 필요가 있다.

환자에게 어느 정도 이득이 될지 평가하는 객관적인 데이터로는 방문할 때마다 환자의 몸무게를 측정하는 것과 식사에 관해 얘기하는 것, 운동 습관 등이 포함된다. 매 방문 시 신체를 측정하여 기록해야 한다. 이 기록은 환자의 결과에 대한 시각 자료인 수술 전후 사진과 동반되어야 한다.

희석한 부분마취제로 지방흡입을 받은 환자들은 수술이 받을 만하고 비교적 통증이 없다는 것을 알게 될 것이다. 대부분의 환자들은 1~3일 내에 일상생활로 돌아오고 동시에 운동을 다시 시작할 수 있다. 압박복으로 인해 절개창을 통한, 희석한 마취제의 배액이 쉬우며 이것은 1~3일 정도 계속된다.

지방흡입을 고려하는 환자에게 의사가 이 시술의 안전성과 더불어 위험과 잠재적인 합병증을 이야기해 주는 것은 의무사항이다. 우리는 이 시술과 관련된 모든 위험의 목록이 기술된 동의서를 사용한다. 동의서에는 사망을 포함한 모든 위험을 명시해야 한다. 튜메선트 지방흡입의 안전성에 관한 장에서 발생률이 낮은 합병증에 대해 자세히 얘기했지만, 오늘날의 법적 환경에서는 지방색전으로 인한 지방색전증 또는 혈전으로 인한 폐와 다른 장기들의 혈전색전증을 포함한 전신 합병증을 추가한 목록을 쓴다. 패혈증과 괴사상 근막염도 있으나, 이런 것들은 지방흡입에 있어서는 드물다.

동의서에는 예상되는 흔한 부작용도 명시되어 있는데, 시술 후 수일 정도 중력으로 비롯된 수액의 저류에 따른 멍이나 부종이 그것이다. 보통 비마약성 또는 마약성 경구 진통제로 조절되는 약한 진통이나 불편함, 수액이나 혈흔의 배액이 발생할 수 있다는 것을 예상해야 한다. 환자들은 감각 이상이나 경미한 불균형을 경험할 수 있는데, 둘 다 수술 6개월 정도면 없어진다. 캐뉼라 주입 부위의 일시적인 경화와 경미한 흉터가 관찰될 수 있다. 켈로이드와 비대 흉터가 캐뉼라 주입 부위에 생길 수 있지만, 보통 6개월 내에 사라진다. 캐뉼라 주입 부위에 경미한 피부 감염이 보일 수 있다. 경미한 혈종 또는 수액낭이 수술 후 수주 정도 생길 수 있다. 그러나 이런 합병증 발생의 잠재성은 압박복의 착용으로 충분히 최소화 할 수 있다. 지속적인 경화, 감각 이상과 윤곽이상은 드문 합병증으로 볼 수 있다.

치료 전략에 대한 개요

지방흡입 수술은 환자와 직원 간의 첫 대면에서부터 시작된다. 이 초기 대면이 서비스 코디네이터의 전화 응답으로 시작되었어도 초기부터 지방흡입에 관한 환자 교육을 시작해야 한다. 의사는 그의 시술에 관해 직원들을 교육하는 것이 중요한데, 시술이 어떻게 진행되고 시술의 한계가 무엇인지에 대해 교육해야 한다. 많은 환자들의 질문에 접수 직원 또는 미용 서비스 코디네이터 책임을 맡은 사람이 대답해 줄 수 있어야 한다. 이런 직원들은 지방흡입에 관한 환자들의 궁금증에 답해주는 초기 상담자 역할을 할 수 있고, 환자가 시술의 적절한 대상자인지 결정하는 것을 돕거나, 시술의 경제적인 부분을 검토할 수 있다. 이 시스템으로 수술받으려는 환자는 지방흡입에 대한 염려와 동기를

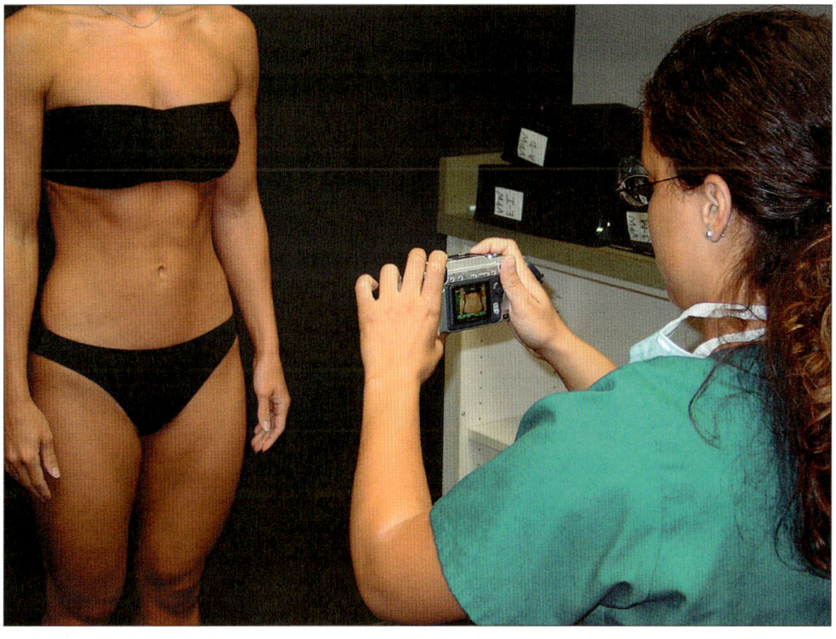

그림 10.2 환자의 사진 기록이 중요하다.

직원들과 얘기할 수 있게 된다. 직원들은 이러한 환자들을 이미 수술을 받아 그 경험을 기꺼이 나누려는 사람들과 연결시켜 줄 수 있다. 이 시스템은 또한 지방흡입에 적절한 대상이 아닐 것 같은 환자나 이 시술을 하지 않기 위해 다른 이유를 대는 사람들을 솎아내준다. 또한 의사가 이 시술을 이해하고 계속 진행하기로 하는 환자들에게 집중하도록 하여 귀중한 시간을 아낄 수 있다.

지방흡입 의사와 환자의 상담은 환자를 검사하고, 환자가 기대하는 결과를 검토하며, 지방흡입에 관한 환자의 걱정과 질문에 대답하고, 환자의 과거력과 약물 복용에 대해 검토하며 잠재적 부작용과 효과, 위험이 기재된 동의서에 서명을 받는 과정이므로 굉장히 중요하다.

이학적 검사의 한 부분으로 수술 전에 원하는 부위를 사진으로 찍어 설명하는 것이 중요하다(그림 10.2). 또한 환자의 체중뿐 아니라 치료 예정 부위를 측정하는 것도 필요하다.

치료 부위를 표시하고 표시한 부위가 환자가 원하는 부위와 일치한지를 확인하는 것이 시간을 절약하고 환자와 의사 모두가 어디를 수술할 것인지 확인하는 방법이다. 이것으로 의사는 가능한 캐뉼라 주입 부위와 이유를 환자에게 설명할 수 있다. 우리는 늘 환자에게 몸에 그린 지형학적 지도를 보라고 하고 우리 자신 또한 환자의 견해에 따라 과도한 지방의 위치를 확인한다. 그 후 디자인을 한 다음, 사진을 다시 찍어야 한다(그림 10.3).

환자에게 의사는 이 시술을 전통적인 수동방식의 큰 캐뉼라로 할 것인지 아니면 파워 캐뉼라 장치를 사용할 것인지 얘기할 수 있다. 작은 부위는 Klein 마이크로 캐뉼라 테크닉을 이용하여 치료할 수 있다.

두 가지의 수술적 접근은 비슷한 결과를 낳는다. 하지만 어떤 의사는 전자를 선호하고 어떤 의사는 후자를 선호한다. 한 저자(TCF)는 많은 경우에 있어서 파워 지방흡입이 유리하다고 하는데, 특별히 조직이 섬유화 되어 있고 전통적인 방법에 저항이 있는 곳에는 더 유용하다고 한다. 간혹 섬유화가 주요 요인 중의 하나인 재수술의 경우 파워 지방흡입이 캐뉼라 운동의 어려움을 줄여준다.

환자 상담

환자 상담은 지방흡입의 전 과정에서 가장 중요한 단계이다. 환자와 직원과의 첫 대면에서부터 환자에 대한 정보 수집이 시작된다. 의사가 아닌 직원과의 첫 만

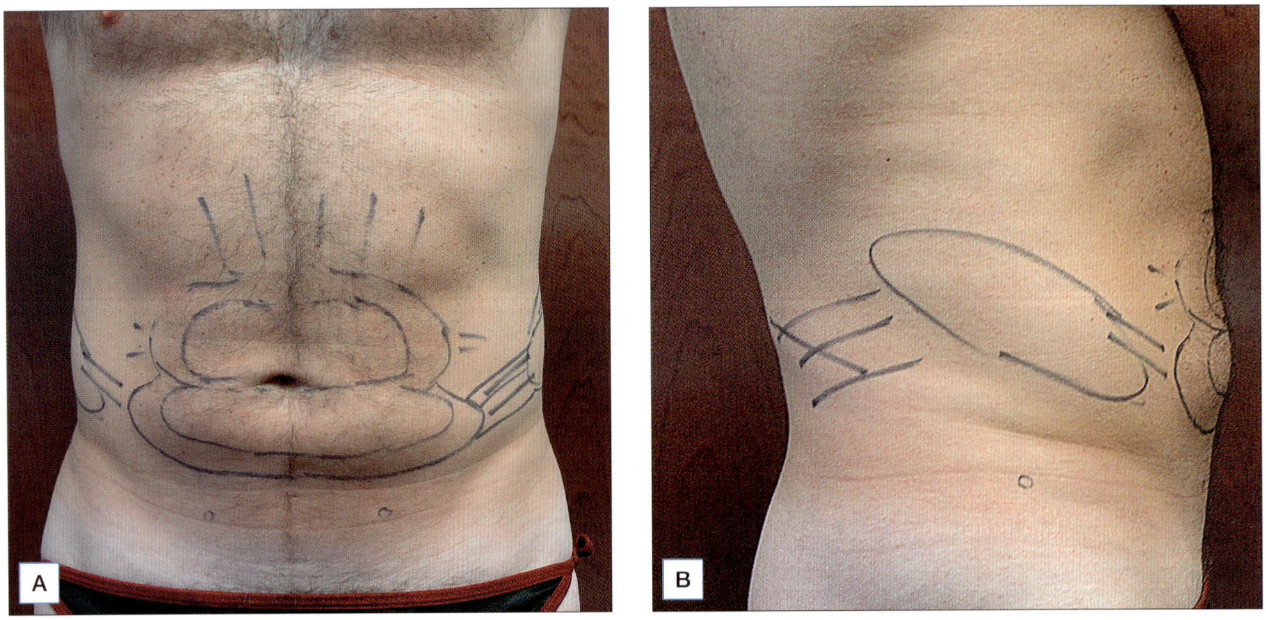

그림 10.3 (A, B) 남성 지방흡입 환자에게 한 표준적인 수술 전 표시이다. 많은 운동선수들은 "러브핸들" 뿐만 아니라 아랫배의 지방 축적에 대해 튜메선트 지방흡입으로 개선될 수 있다. 표시할 때는 영구적인 펜을 사용하는데, 잉크가 묻은 피부 위로 절개창을 만들지 않도록 주의해야 한다.

남에서 완벽주의적인 자세나 우울하고, 화가 나 있거나, 적대적인 감정으로 인해 비현실적인 기대를 갖는 문제있는 환자들을 파악할 수 있다. 지방흡입 수술자는 특히 예전에 시술받았던 의사를 강도 높게 비난하거나 무례하게 요구하기만 하고 직원에게 비협조적인 환자들을 특히 조심해야 한다. 또한 시술의사의 비의료 스태프들은 환자의 섭식장애나 신체왜곡장애를 파악할 수 있을 것이다.

이런 문제들에 대해서는 직원을 교육함으로써 지방흡입 시술자는 지방흡입에 대해 현실적인 기대치를 갖고 있는 적절한 환자들과 계획을 짜고 시간을 절약할 수 있다. 시술자와 직원의 역할은 부분마취에 대해 환자를 교육하고 정확한 건강, 투약 기록을 완성하는 것이다. 환자의 주요 불만과 원하는 치료 부위를 완전하고 개방적으로 검토하며 예전에 받았던 환자들의 수술 전후 사진을 통해 환자가 지방흡입의 한계를 이해하도록 돕는다. "Brag book"에 있는 더 나은 결과나 현실적이고 완전하지 않은 시술결과를 환자와 논의하는 것도 좋은 방법으로, 이것은 비현실적인 기대치를 가진 환자나 까다로운 환자들을 걸러 줄 것이다.

복부, 몸통, 등의 지방흡입에 대한 의학적인 금기를 주의깊게 검토해야 한다. 이 금기에는 임신과 면역억제, 심각한 심혈관질환, 신장병, 응고장애, 활동성 B형 또는 C형 간염, 만성간부전 등이 있다. 또한 병적 비만과 암 치료, 악성고열 과거력 등도 포함된다.

약물 과거력도 굉장히 중요한데 리도카인(사일로카인) 대사와 환자가 먹는 약 사이에 약물 상호작용을 막기 위해서이다.

이학적 검사의 일부분으로서 환자의 체중 특히 지난 5년간 체중 기록이 필요하다. 수술 전 약 1년간 상대적으로 안정된 몸무게를 가진 환자가 좋다. 이 시점에서 환자에게 지방흡입은 체중 축소수술이 아니고 운동이나 다이어트 같은 체중 유지 프로그램 같은 것이라고 강조하는 것이 중요하다. 많은 경우 환자들은 적절한 식이요법과 운동으로 외모가 개선될 것이다.

디자인 전과 직후에 등과 복부, 몸통의 사진을 찍음으로써 의사는 미래의 어느 시점에서 환자의 시술을 계획하고 시간 계획을 세울 때 많은 도움을 얻을 수 있을 것이다.

지방흡입 수술을 받으려는 환자가 이미 비슷한 부위에 지방흡입을 받았던 환자와 대화를 함으로써 시술 경험자의 관점에서 어떤 기대를 할 수 있는지, 수술 전후의 문제는 무엇인지, 그리고 무엇이 우려할 사항인지에 대한 전망을 가질 수 있도록 하는 것도 권장할만 하다.

치료 기술

환자

환자 선택은 복부, 등, 몸통 지방흡입 결과에서 가장 중요한 역할을 한다. 환자는 건강하고, 이상적인 체중에 가까워야 하며 전체적인 신체 윤곽에 비해 특정부위의 피하 지방 축적이 있어야 한다. 환자에게 전체적인 신체 윤곽을 개선하기 위한 첫 단계로 먼저 다이어트와 운동을 하라고 권고해야 한다. 그래야 지방흡입이 외모를 더 고치고 개선하는 수단이 될 수 있게 된다.

환자에게 지방흡입의 한계를 정확하게 이해시켜 현실적인 효과를 기대하도록 해야 한다. 이렇게 해야 환자가 결과에 만족하고 기뻐할 수 있다. 비현실적인 기대치를 가진 환자를 만났을 때, 의사가 환자의 기대를 충족시킬 수 없다면 다른 의사에게 의뢰하는 것이 좋고, 또한 이것이 도덕적으로도 적절하다. 사실을 환자에게 직접 솔직하게 말하고 다른 의사에게 의뢰해야 한다.

지방흡입은 젊은 성인에서 노인에 이르기까지 다양한 연령에서 성공적으로 시행될 수 있다. 환자들은 그들의 이상적인 체중에서 10~25파운드(5~12 kg) 이내에 있어야 하며 수술 후에 충분히 수축될 수 있도록 피부톤이 좋아야 한다.

다이어트와 운동으로 신체 윤곽을 개선시켰지만 여전히 복부와 몸통, 등에 피하 지방이 남아 있는 환자가 좋은 대상자이다. 지방흡입 시술자는 의사의 기대치를 환자에게 얘기하는 것이 중요하다. 예를 들어 건강하고 이상적인 체중을 가진 환자는 신체윤곽을 개선하는 데 약간의 지방흡입으로 옷뿐만 아니라 신체윤곽이 드러나는 수영복을 입었을 때도 더 나은 외모를 기대할 수

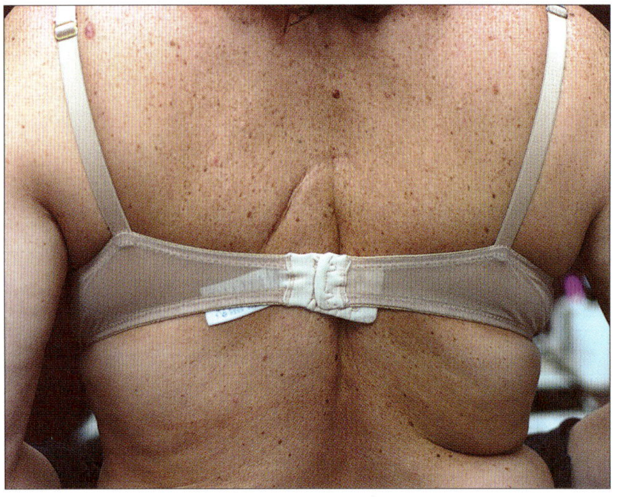

그림 10.4 비만 여성은 등에 국소 지방 축적 부위가 있다. 이런 "브라 돌출"들이 환자를 종종 당황스럽게 한다.

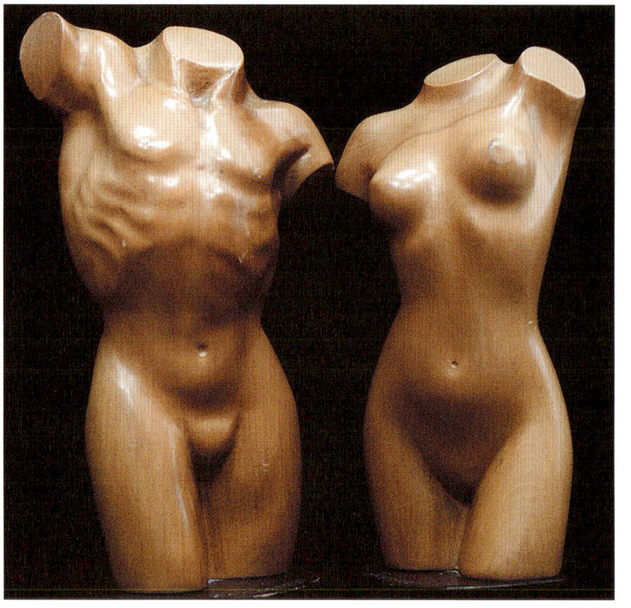

그림 10.5 몸통과 복부의 나무조각에서 하복부의 만곡을 볼 수 있다.

있다. 반면에 상당한 지방흡입이 필요한 환자는 옷을 입었을 때에 대해서는 만족하지만, 신체가 드러나는 수영복을 입었을 때에는 만족하지 못할 수 있다. 그러므로 의사는 시술 전에 이런 방식의 대화로 환자의 기대치를 조절하여 수술 결과에 대한 불만족을 최소화시키도록 한다.

등 부위의 지방흡입을 원하는 환자는 보통 여자들이다. 이들 중 많은 사람들은 보통 몇 파운드 정도의 과체중이고, 등 중앙에 부분적인 지방 축적이 있다(그림 10.4). 이것을 사람들은 "bra bulge" 또는 "water wing"이라 부른다. 이런 등의 측면 지방 패드들은 브라끈 아래나 위로 튀어 나오고 보통 측면에서 세갈래근(triceps)과 측면 흉부 사이에서 여분의 주름을 만든다. 이것들은 지방흡입으로 쉽게 개선할 수 있다. 피부 아래 보이는 지방의 정도를 측정하기 위해 "핀치 테스트"를 사용하고 지방흡입으로 이 부분의 지방 초과 부위가 대부분 피하 지방으로 축척되었다는 것을 확인한다.

대부분의 남녀 모두 복부의 지방흡입을 원한다. 이미 언급했듯이, 초기 검사로 복부 지방이 피하층(안쪽 부분 위에 있는)이고 곧은근아래(subrectus)가 아닌 것을 확인한다. 일단 확인이 되면, 복부를 전체적으로 관찰한다. 많은 남성들이 스페어 타이어 패턴의 지방이 있는데 복부 지방은 대부분 하복부에 있고 러브핸들이라 부르는 옆구리 쪽으로 반지 모양을 형성한다. 이런 환자들은 러브핸들과 함께 하복부 흡입을 하면 좋다. 복부의 지방흡입을 원하는 많은 여성들은 상복부보다 큰 하복부를 가지고 있다. 그러나 상하복부에 지방조직이 늘어나고 있는 남녀 환자들이 많다는 사실은 주목할 만하다.

고대 조각상에서 복부를 묘사한 것을 잘 살펴보면 해부학적으로 자연스런 하복부는 일반적으로 작고 볼록한 만곡을 이룬다(그림 10.5). 그러므로 의사는 환자 복부의 전체적인 지방 패턴을 관찰해야 한다. 또 환자의 곧은근 분리를 평가해야 한다. 여성 환자들은 하복부의 윤곽을 개선하기 위해 주름술이 필요할 수 있다. 또한 배꼽, 배, 서혜부에 탈장이 있는지 검사해야 한다. 피부톤이 좋지 않거나 복부 판누스가 있는 환자들은 튜메선트 지방흡입으로 피부가 완전히 수축하지 않을 수 있다. 그들이 기대하는 결과를 얻기 위해서는 배꼽 수정과 함께 복부 성형술이 필요할 수 있다.

러브핸들은 남녀 모두에게 문제가 될 수 있지만 남자에게 더 문제가 있어 보인다. 이상적인 남성의 몸매는 역삼각형으로 튀어나온 옆구리는 신체의 직선윤곽을 파괴한다. 상당히 근육이 발달한 남자나 젊은 육체미 선수들은 발달된 넓은등근(latissimus)을 가지고 있다. 넓은등근과 엉덩이 사이를 가로지르는 선이 지방 축적으로 볼록해질 수 있다. 러브핸들을 흡입하여 전체적인 신체 윤곽을 개선함으로써 많은 남자들 특히 젊은 남성들이 만족할 것이다. 젊은 남성은 이 러브핸들을 없애기 위해 헬스클럽에서 오랜 시간 운동을 하거나 격렬한 운동을 했다는 얘기를 흔히 듣는다. 의사는 환자에게 이 부위의 지방은 유전적인 영향으로 축적되는 경우가 많기 때문에 여기를 줄이기 위한 극심한 다이어트는 건강에 나쁠 수 있다고 충고한다.

장비

지방흡입 수술 케이스에서 사진 작업은 필수적이다. 양질의 표준화된 수술 전후 사진은 수술 결과와 불만족스런 결과뿐 아니라 개선도를 평가하기 위해서 필요하다. 유용하고 비교할 만한 사진을 얻기 위해 카메라와 조명, 배경 등을 고려한다. 지방흡입 이미지는 수술 전후 비교가 용이한 표준 자세로 찍어야 한다.

지방흡입 수술실은 외래 수술에 사용될 만큼 충분히 넓고, 정돈되고, 깨끗해야 한다. 지속적인 EKG와 간헐적인 혈압 측정, 맥박, 체온, 산소 포화도를 측정할 수 있는 감시장치를 적극 추천한다. 가열된 물이 흐르는 따뜻한 담요는 냉기를 막아 환자를 편하게 한다. 보통 지방흡입에는 많은 양의 희석된 마취 용액이 필요하고, 수술방도 보통 20도 안팎의 온도를 유지해야 한다.

전동 수술대는 시술하는 동안 환자가 다양한 자세를 취하는 것을 돕는다. 이런 수술대는 환자 자세를 의사가 올리거나 내릴 수 있다.

전기로 작동하는 주입 펌프로 희석한 마취액의 주입이 상당히 용이해질 수 있다. 시중에는 다양한 펌프들이 판매되고 있다. 연동 펌프는 가장 유용한 것으로 주입 속도를 다양하게 조절할 수 있다. 우리는 마취액을 두 명이 독립적으로 주입할 수 있는 연동 펌프 주입 시스템을 쓸 것을 강력히 권장한다.

이 펌프 시스템으로 넓은 부위를 두 명이 동시에 마취할 수 있어 시간을 줄일 수 있다. 또한 구멍이 많은 주입 캐뉼라로 주입할 수 있다. 이런 캐뉼라는 끝이 무디고, 직경이 15게이지(약 2 mm 직경)이고 길이가 25 cm이다. 캐뉼라의 길이 때문에 한 군데의 피부 절개로도 큰 부위를 마취할 수 있다. 작은 직경의 캐뉼라는 상대적으로 통증없는 시술이 가능하다.

어떤 지방흡입 의사는 18~25게이지의 다양한 척추바늘을 더 선호한다. 척추바늘은 끝이 매우 날카로워 조직을 쉽게 관통하기 때문에 복강 안이나 흉강 안을 찌를 가능성이 높기 때문에 조심해야 한다.

피부에 11번 수술 메스나 시술자들이 더 선호하는 2 mm 생검 펀치로 만든 작은 구멍을 통해 희석한 마취액을 주입할 수 있다. 같은 구멍으로 지방흡입 시술을 시행하여 피부 절개창 수를 최소화할 수 있다.

환자가 적절히 마취되면, 에피네프린(아드레날린)이 최대 효과에 도달하는 것을 기다린 후에 지방 제거를 시작한다. 전기로 작동되는 다양한 흡인기가 판매되고 있다. 이런 기계들은 보통 1기압의 음압이 생긴다. 어떤 경우에 섬세한 부위는 낮은 음압이 필요하기 때문에 압력의 정도를 조절할 수 있는 것을 추천한다.

지방흡입이 이루어지는 동안 제거된 지방은 캐니스터에 모인다. 이런 시스템으로 잠재적으로 감염된 체액이 수술방 직원들에게 불필요하게 노출되는 것을 방지할 수 있을 뿐 아니라, 쉽게 캐니스터를 교체할 수 있다.

피하 지방 제거의 또 다른 방법으로는 캐뉼라를 피하 지방에 넣고 플런저를 뒤로 당겨서 생기는 음압을 이용하는 특별히 고안된 주사기 사용법이 있다. 시술하는 동안 진공을 유지하기 위해 플런저를 고정한다. 이 주사기들의 크기는 다양한데 보통 60 ml이다. 이런 주사기를 사용하는 지방흡입을 주사기 테크닉이라고 하며 이 주사기들은 Toomey 타입 주사기라고 부른다.

다양한 직경, 길이, 끝 모양의 흡인 캐뉼라가 있다. 대부분의 피부외과 의사들은 길이 10~25 cm, 내경 2~4 mm의 캐뉼라를 사용한다. 끝 모양은 무딘 모양, 총알 모양, 주걱 모양 등 크게 세 가지가 있다. 이러한 끝 모양에 따라서 공격적인 면이 경도, 중등도, 가장 강한 것으로 분류할 수 있다.

경험이 없는 의사는 좀 더 보완적인 캐뉼라 구성을 선택해야 하는데 내경이 작은 것, 끝이 무딘 것과 경도의 공격적인 끝 모양이 좋다. 이런 캐뉼라는 2~3 mm의 내경에 끝에서 떨어진 곳에 위치하는 하나의 구멍을 가진 캐뉼라이다. 좀 더 공격적인 것은 캐뉼라 끝쪽으로 구멍의 갯수가 증가한다.

캐뉼라는 손잡이 일체형과 하나의 손잡이로 여러 개의 캐뉼라를 쓸 수 있는 분리형이 있다.

장비와 관련된 캐뉼라의 소독은 다음의 과정을 따라야 한다. 브러시와 초음파 세척기로 캐뉼라의 안쪽을 깨끗하게 해야 한다. 적절한 기구들의 적절한 소독이 수술 중에 절대적으로 필요하다.

압박복이 피하 지방 공간에 남아 있는 희석된 마취액의 배액을 돕고, 수액낭이나 혈종의 생성을 막는 데 유용하다. 이 압력으로 피부를 꽉 고정시켜서 시술 후 불편함을 덜어준다.

다양한 제조사에서 내놓은 압박복들이 유용하다. 복부, 몸통, 등의 지방흡입 후에 사용되는 압박복들은 자체적으로 붙은 벨크로의 연회복 웨이스트 밴드부터 좀 더 큰 수술에 적합한 조끼 모양의 압박복까지 다양하다.

치료 체계

치료 과정에서 핵심적인 과정은 환자와의 상담이다. 이미 언급했듯이, 상담 과정은 의사와 그의 직원들이 지방흡입에 대해 환자를 교육하는 가장 중요한 시기이다. 시술의 진행과정, 환자의 적절한 기대치와 위험, 효과, 잠재적인 합병증에 대해 교육한다. 상담은 환자에게 현실적인 기대치를 갖게 해주고 수술 전후 사진으로 그 기대치를 확인시켜 주는 과정이다. 우리는 또한 그들이 환자의 관점을 알 수 있도록 전에 수술 받았던 환자들과 얘기하도록 권장한다. 상담하는 동안에는 시술의 전체적인 설명과 환자의 과거력, 동의서를 받도록 한다.

일반적인 이학적 검사가 필요한데 수술 부위에 이미 있는 비대칭이나 흉터, 패인 곳, 셀룰라이트의 유무 등을 특히 잘 관찰하도록 한다.

치료 부위의 사진 촬영은 이때 하는 것이 좋다. 우리는 지방흡입 부위를 미리 표시하는 것을 선호하고 사진 촬영을 반복하는 것을 권장하는데 이것은 상담과 시술 사이에 간격이 있을 때 사진을 볼 수 있기 때문이다.

수술 전 혈액 검사는 예정된 시술 날짜의 6주 이내에 하여야 한다. 혈액 검사에는 CBC, 혈소판 수치, 응고 검사, 대사 검사들이 포함된다. 많은 의사들은 HIV와 간염 검사도 추가한다. 아스피린과 비스테로이드성 항염증제, 항응고제 등의 복용을 수술 7~14일 전에 중단해야 한다.

환자에게 수술 전 항생제와 수술 후 통증을 경감시키기 위한 처방전을 주어서 환자의 수술 후 관리를 쉽게 해준다. 수술 당일에 문제가 발생하는 것을 방지하기 위해 모든 경제적인 문제는 수술 전에 완료한다. 자세한 의료 기록은 환자와 의사 모두에게 완전한 이해를 하도록 돕는다.

수술 당일에 환자와 직원은 환자에게 시행할 시술과 시술부위를 검토한다. 이것이 환자가 마지막으로 궁금증에 대한 대답을 얻을 수 있는 기회이다. 의사는 환자와 동의서를 다시 검토한 후 서명을 받고 수술 후에 환자를 돌볼 사람의 정보와 연락처를 받는다.

이 시점에서, 필요하면 다시 환자의 사진을 찍고 시술 부위를 디자인한다. 이것은 시술 부위에 대한 환자의 이해 여부를 재확인하고 어떻게 시술이 시행되는지에 대해 설명을 되풀이 할 수 있는 기회이다.

환자를 수술실로 안내하고 계획된 수술 전에 전처치를 한다. 의사의 선호에 따라 항불안제를 경구나 혀밑 또는 정맥 내로 투여할 수 있다. 많은 피부외과 의사는 정맥 내 라인을 만들지 않지만, 어떤 의사들은 예방 차원에서 선호한다.

환자를 수술대 위에 적절하게 눕히고 국소 클로르헥시딘으로 소독한다. 주입 부위를 1:100,000 EP(아드레날린)이 포함된 1% 리도카인(사일로카인)으로 마취한다. 2 mm 생검 펀치로 피부와 피하 지방의 통로를 만들고, 2 mm의 많은 구멍이 있는 주입 캐뉼라를 넣고 튜메선트 마취 용액을 주입한다. 주입은 대략 분당 1 ml의 속도로 천천히 시작한 후, 참을 수 있을 만큼만 높인다. 마취를 쉽게 하기 위해 마취약 주입은 보통 훈련 받은 간호사가 2인 1조가 되어 실시한다. 한 간호사는 환자의 생명징후를 감시하고 기록하는 임무를 맡는다.

시술하는 동안 사용할 마취약의 최대량은 환자 체중을 근거로 미리 계산한다. 우리는 최대 리도카인 양으로 kg당 55 mg을 사용한다. 우리의 튜메선트 용액은 1:1,000,000 EP과 0.05% 리도카인을 함유한다. 중탄산염이 용액을 생리적 산도로 조절해준다.

피하층의 주입은 깊은층과 얕은층으로 나누어야 한다. 주입이 진행됨에 따라 주입자는 조직의 팽팽함과 부풀음을 느끼기 위해 주입 부위를 만져 보아야 한다. 주입은 최대 리도카인 양이 주입되었거나, 조직이 딱딱하게 부풀렸을 때 완료된다. 오렌지 모양의 표면은 적절히 튜메선트된 조직을 나타낸다.

이 시점에서 지방흡입 시술자는 처음에 주입된 부위부터 시작하여 마지막 부위로 옮겨가면서 지방흡입을 시작한다. 이 방법은 시술하는 동안 환자를 편안하게 해준다.

몸통, 등, 복부에는 좀 더 공격적인 캐뉼라 끝 모양을 사용하는데, Pinto나 Keel Cobra 또는 길이 10~25 cm 내경 3.5~4 mm 세 개 구멍이 있는 캐뉼라 등이 있다. 캐뉼라 주입 부위는 마취 주입 부위와 상응하지만, 필요할 때 추가로 더 만들 수 있다. 더 공격적인 끝을 가진 더 큰 캐뉼라를 사용하면 지방의 흡인시간을 줄여준다. 이런 공격적인 끝의 캐뉼라는 남성의 러브핸들이나 상복부처럼 섬유화된 부위에 사용할 수 있다.

다른 접근방법은 파워 지방흡입 기구를 쓰는 것이다. 파워 지방흡입 손잡이는 앞뒤로 움직인다. 파워 지방흡입에 대해 많은 경험을 가지고 있는 한 저자(TCF)는 빠르게 진동하는 파워 장비를 선호한다. 분당 5,000번 진동하는 파워 캐뉼라는 조직 내 움직임을 쉽게 하여 지방 제거를 용이하게 한다. 파워 지방흡입 기구를 사용하면 더 작은 직경의 캐뉼라, 예를 들면 2 mm의 양쪽 구멍의 캐뉼라를 모든 시술에 쓸 수 있다. 파워 캐뉼라의 사용은 시술자의 수고를 줄여주는데, 대부분의 환자는 진동이 편하다고 얘기한다.

좀 더 작은 부위에는 Klein 마이크로 캐뉼라가 매우 도움이 된다. 이 캐뉼라들은 크기가 매우 작아서 많은 절개창을 낼 수 있다. 복부 지방을 제거하기 위해 어디 부위든 캐뉼라를 주입할 수 있다. 이것은 정확한 지방 제거가 필요한 배꼽 주위 같은 특별한 부위뿐 아니라 작은 부위에도 매우 도움이 된다. 하부의 신경 혈관 다발의 손상 없이 지방을 제거할 수 있다. Klein 마이크로 캐뉼라의 사용으로 흡입물에서는 현저하게 혈액이 적어진다.

캐뉼라는 흡입기와 연결되어 1기압의 진공을 만든다 (약 30 mmHg). 캐뉼라를 지방조직 내에서 앞뒤로 움직이고 동시에 비우위손(오른손잡이면 왼손)으로 지방조직 내의 캐뉼라 위치를 알기 위해 흡입 부위를 만진다. 이 비우위의 손은 캐뉼라 끝의 위치를 알고 조직의 손상을 방지하는 데 도움을 주므로 시술하는 동안 굉장히 중요하다. 캐뉼라를 절개창 부위로 후퇴할 때 전에 형성된 채널에서 약간 방향을 바꾸어 새로운 채널을 만든다. 각 채널에서 대략 10~12번의 전후 운동을 한다. 지방흡입 수술은 얕은 피하 지방뿐만 아니라 깊은 피하지방의 제거를 포함한다는 것을 알아야 한다.

복부나 등, 또는 러브핸들을 흡입할 때 격자 모양의 기본 원칙이 적용된다. 우리는 가능한 삼각형 패턴을 선호하는데 대부분의 부위는 이런 식으로 접근할 수 있다. 세 개의 구멍에서 서로 겹치면서 세 개의 터널을 만든다. 처음에는 깊은 터널을 만들고 나중에는 얕은 터널을 만든다. 복부 공간을 작업할 때, 우리는 격자 모양 테크닉을 위해 보통 측면과 아래쪽에서 접근하는데 드러누운 환자에게 좋은 접근방식이다. 스카파스 근막(scarpa's fascia) 깊이의 흡입으로 완전한 지방흡입과 고른 피하 지방 제거를 확실히 할 수 있다.

많은 환자의 경우 하나의 위쪽 배꼽 입구가 두 가지 이유 때문에 유용하다. 이것은 캐뉼라가 중앙선을 타고 위쪽으로 올라가도록 해서 매력적인 중앙 골을 만든다. 두 번째, 작은 캐뉼라로 배꼽 주변과 배꼽 근처의 지방 제거를 가능하게 한다. 배꼽 근처 부위는 더 예민할 수 있다. 작은 용량의 1:100,000 EP과 1% 리도카인이 필요하다. 다양한 각으로 배꼽에 접근하여 배꼽 "도너츠"를 줄일 수 있다.

비우위손(non-dominoted hand)은 지방조직을 안정시키고 캐뉼라 구멍으로 지방을 유도하는 데 도움을 준다. 대안으로 피부를 튜브처럼 잡아서 튜브 내 피하지방 제거를 돕는다.

흡입된 물질은 피하 지방과 적은 양의 혈액, 그리고 튜메선트 마취액이다. 이것은 눈금이 있는 일회용 캐니스터에 수집되는데 캐니스터는 필요에 따라 교체한다. 시술이 끝나면 흡입된 물질이 모인 캐니스터의 사진을 찍고 상층(피하 지방)과 하층(혈액과 희석된 마취용액)의 부피를 측정한다. 지방 1파운드당 500 ml의

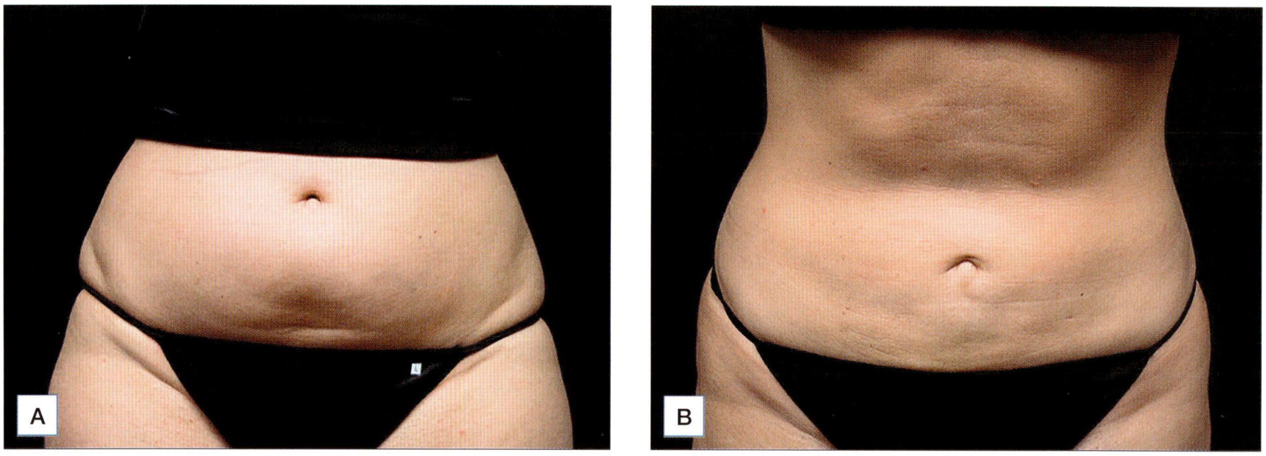

그림 10.6 복부 지방흡입. 수술 전(A)과 후(B)의 사진. 상하복부의 지방흡입으로 미용적으로 개선되었다.

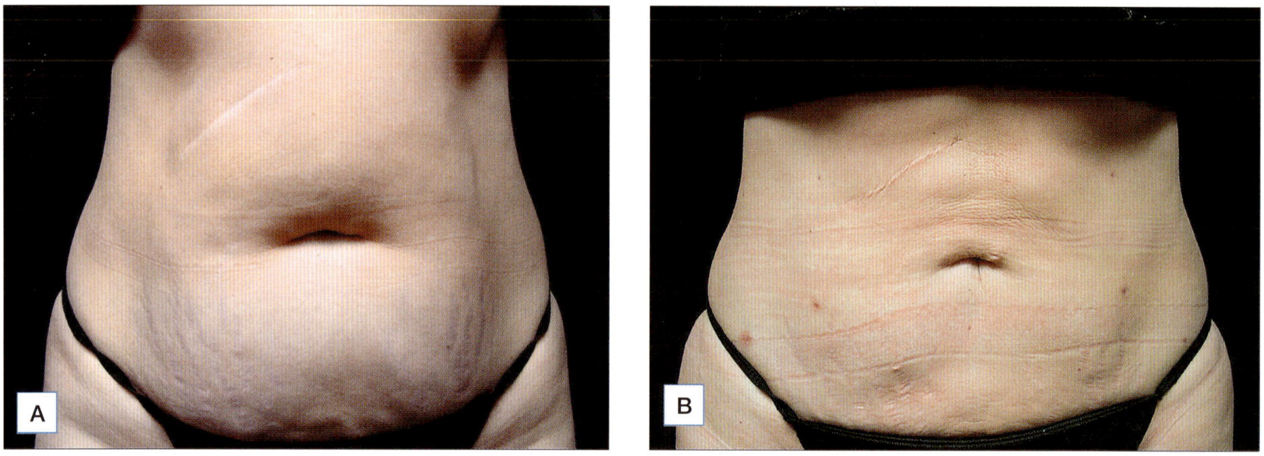

그림 10.7 (A) 나이든 여성에서의 볼록한 복부. (B) 상하복부 흡입으로 상당히 좋아졌다. 이 케이스는 파워 지방흡입으로 실시하였다.

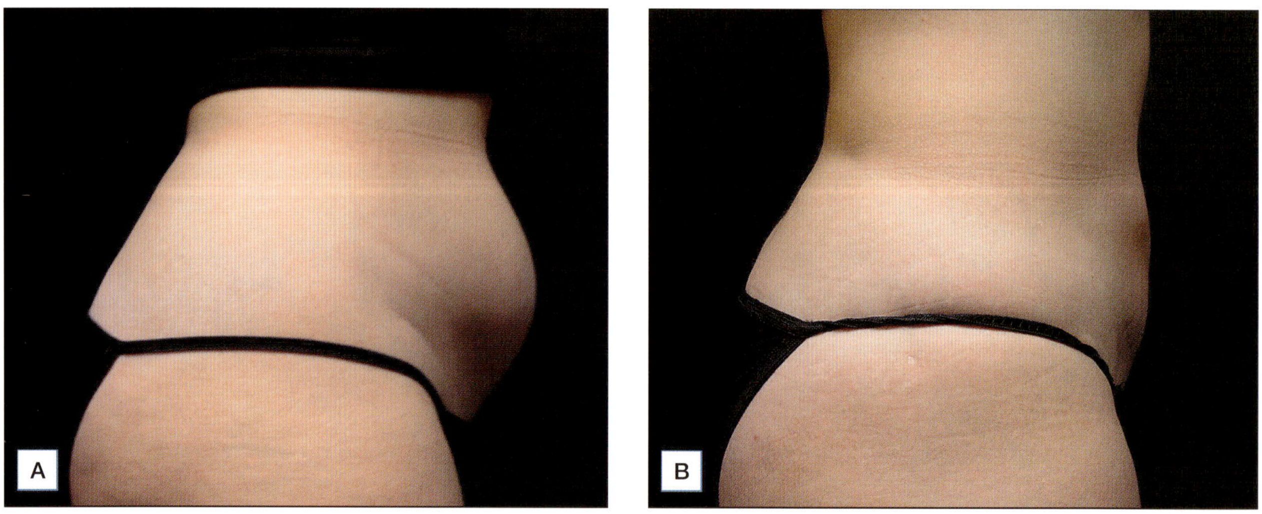

그림 10.8 이 환자에서는 단지 튀어 나온 하복부만 흡입하였다(A). 하복부의 자연스런 볼록한 곡면과 상복부와 하복부가 만나는 부위에서 형성된 오목한 곡면을 주목하라(B).

상층이라고 가정하면 시술하는 동안 제거된 피하 지방의 상대적인 추정치를 얻을 수 있다. 상층과 하층의 부피는 수술 기록지에 기록해야 한다.

복부에서 지방흡입을 할 때 상복부와 하복부 모두에 주의를 기울이는 것이 중요하다. 대부분 상복부보다 하복부가 크기 때문에 환자나 수술자 모두 하복부의 단순한 흡입만으로도 만족스럽게 느낄 것이다. 그러나 큰 하복부의 크기는 감소되었지만 더 크고 무거운 상복부가 남는 경우가 많다. 저자는 두 가지 이유에서 상복부와 하복부 모두를 흡입하도록 하는 것이 매우 도움이 된다는 것을 발견하였다. 첫째, 미용적으로 남성이나 여성 모두 상복부가 감소되는 것이 더 매력적이다. 둘째, 하복부의 흡입으로 상복부가 더 팽창되어 수술 후에 하복부로 내려온다. 이것은 배꼽 모양을 평행하게 하거나 심지어 인상 쓴 입처럼 아래로 기울게 만든다. 그림 10.6과 10.7은 상하복부 흡입으로 개선된 복부 윤곽을 보여주고 있다. 작은 하복부 팽창은 단순한 지방흡입만으로 개선된다(그림 10.8).

복부의 지방흡입은 완전하게 흡입되지 않는 근처 지방에 대한 자유로운 "페더링(feathering)"이 수반되어야 한다. 예를 들어 남성의 "스페어 타이어" 모양의 러브핸들은 측면으로 연장되어 있는데, 단지 복부만 치료한다면 이상한 모양이 될 것이다. 자유로운 페더링은 더 매력적인 모양을 만든다. 페더링은 위쪽 옆쪽으로도 시행해야 한다. 과체중 환자에게서는 많은 페더링을 할 수 있다. 두덩위(suprapubic) 지방패드 내의 페더링은 그만큼 초과 지방이 많다는 것이다.

상복부의 흡입은 특히 남성에게는 하복부보다 더 어렵다. 이것은 상복부의 지방이 더 섬유화되어 있고 흡인물에 혈액이 더 많기 때문이다. 상복부 흡입에서 전형적이면서 비슷한 흡인물을 남성의 러브핸들 흡입에서 경험할 수 있다. 남녀의 상복부 지방은 가슴 또는 유방 아래까지 연장된다.

흡입한 부위의 대칭성과 편평함은 피하 지방의 적절한 제거를 확인하기 위해 검지와 엄지에 의한 핀치 테스트로 측정될 수 있는데, 정확성을 위해 조수의 도움을 받아 환자를 세워서 실시한다.

많은 환자들은 허리와 복부, 등의 피하 지방이 감소되기를 바란다. 이것은 복부와 허리, 옆구리, 어깨뼈 아래 부위의 치료를 기술한 William Cook에 의해 "3차원의 튜메선트 지방조각(three-dimensional tumescent liposculpture)"으로 명명되었다. 그의 접근은 많은 미국의 과체중 환자에게서 보이는 전형적인 피하 지방의 축적 패턴이다. Narins는 이것을 "모래시계 복부(the hourglass abdomen)" 환상 지방흡입(circumferential liposuction)이라 불렀다. 그들의 접근은 모든 부위를 한 번에 치료한다. 그러나 우리들은 이 부위들을 두 번 이상 나누어서 치료하는 것을 선호한다.

환자는 시술 후에 옷과 압박복을 입고 가능하면 즉시 따뜻하고 마른 상태로 유지되어야 한다. 약간의 배액이 수일 동안 계속되기 때문에, 환자에게 플라스틱 방석이나 쓰레기 봉지를 가져와서 침대나 의류, 자동차가 오염되는 것을 방지하도록 권하도록 한다.

약물과 미주신경 반사 가능성 때문에 환자를 수술방에서 휠체어로 옮기고 환자의 수송과 수술 후 돌볼 사람에게 넘긴다. 돌볼 사람에게 상처 치료에 대해 구두와 서면으로 교육해야 한다. 이 정보에는 의사와 병원의 응급 호출 연락처를 포함시킨다. 환자 또는 그를 돌볼 사람에게 새로 생긴 궁금증과 어떤 고충에 대해 수술 당일 저녁에 연락하도록 하는 것이 좋다. 직원과 환자, 돌볼 사람 사이에 일정한 전화 연락은 의사-환자 관계를 유지하고 예기치 않은 질문에 대답하는 데 중요한 역할을 한다. 가능하면 24시간 내에 환자의 상태를 평가하기 위해 연락해야 한다. 환자는 치료한 의사의 권유에 따라 1주일, 1개월, 3개월, 6개월, 12개월 후에 방문할 수 있다. 과정을 보기 위해 방문할 때마다 반드시 사진을 찍어야 한다.

문제 해결

수술 전에, 환자와의 충분한 상담은 아무리 강조해도 지나치지 않는다. 수술의 위험과 효과, 잠재적인 합병증을 포함하여 수술의 한계에 대한 이해는 매우 중요하다. 완벽한 동의서도 필수적이다.

수술하는 동안 환자를 감시하고 최대 리도카인 용량에 주의를 기울이는 것이 중요하다. 최대 리도카인 용량을 시술 전에 미리 계산해야 하며 이 한계를 수술팀이 확실히 이해하고 있어야 한다. 만일 지방흡입을 두 번에 나누어서 실시할 필요가 있다면 환자에게 분명히 설명한다.

시술하는 동안, 시술자는 항상 제거되는 피하 지방량을 알고 있어야 하며 반대쪽 부위와 비교해 대칭을 확인하고 보기 좋지 않은 피부의 함몰이나 신체 모양을 만들 수 있는 지방 제거를 피해야 한다. 많은 초보자들은 충분한 깊이(스카파 근막 아래)로 흡입을 하지 못하여 신체윤곽을 완벽하게 개선하지 못한다. 허리에 지방흡입을 받는 여성은 깊은층의 흡입으로 개선될 수 있는 상당한 양의 지방을 가지고 있다. 조심스런 테크닉과 무균 조작이 중요하다. 깨끗한 수술 환경을 유지하여 수술 후 감염 위험을 최소화하도록 한다.

수술 후에 상처 치료와 압박복의 사용에 대한 서면 설명이 중요하다. 직원과 환자 사이의 열린 대화는 수술 후 치료에 대해 설명하고 환자의 걱정을 덜어주는데 중요하다. 의사는 주의 깊게 환자의 걱정을 듣고 질문에 직접 대답해 줄 것을 강력히 권장한다. 의사나 직원들의 환자에 대한 무관심한 태도는 환자와 의사의 신뢰 관계를 무너뜨릴 수 있다. 우리는 환자가 운동을 계속하고 적절한 다이어트를 하도록 권장한다.

수술 후에는 환자의 사진을 찍고 변화를 기록하기 위해 체중을 측정한다. 최종 결과는 시술 6~12개월 후에야 얻을 수 있다. 더 나은 결과를 원하는 많은 사람들이 추가로 터치업 시술에 대해 의사와 의논할 것이다. 터치업 시술에 대한 정보는 수술 전 평가에서 미리 알려주는 것이 좋다. 여기에는 터치업 시술의 시기와 비용을 포함한다.

수술 후 염증에 의해 수술 받은 부위는 딱딱해질 것이다. 또한 마취된 피부에 감각 이상이 생길 수 있지만 결국 정상 감각으로 돌아오게 된다. 이런 과정은 수개월이 걸릴 수 있으므로 환자에게는 조직의 경화와 감각의 변화는 시간이 지나면 해결될 것이라고 말해 준다. 수술 후 경화를 줄이기 위해 병변 내 코티코스테로이드를 사용할 수 있다. 그러나 이것은 거의 불필요하다. "약간의 시간"이 최고의 치료제이다.

어떤 경우 흡입 부위에 혈종이나 수액낭이 생길 수 있다. 이것들은 스스로 없어지기도 하지만 어떤 때는 주사기와 부분마취로 배출시키기도 한다.

감염은 지방흡입을 포함한 어떤 외과 시술에도 나타날 수 있다. 수술 직후에 통증이나 불편함, 수술 부위의 홍반의 증가, 전신적인 징후, 감염 증상 등을 감시해야 한다. 감염은 곧바로 치료를 해야 한다. 항생제를 교체하는 것도 필요하고 입원을 통해 Ⅳ 항생제가 필요할 수도 있다. 다행스럽게도 이것은 드문 경우이다.

환자가 피부의 비대칭, 함몰 등을 알아차린 경우에는 환자에게 시간이 지나면 해결된다고 격려해 준다. 보통 6~12개월 동안에 걸쳐 개선된다. 그러나 이따금 Klein 마이크로 캐뉼라를 이용한 지방흡입이 필요할 수 있다. 함몰된 부위의 자가지방이식이 드물게 필요할 수 있다.

부작용 및 합병증과 대안적 접근법

가장 흔한 합병증은 수술 후 통증 조절이나 감염을 막기 위해 투여된 약물에 대한 부작용이다. 수술 후 기간 동안 쓰이는 마약성 진통제들은 오심과 구토를 유발할 수 있다. 이것은 약물을 중단함으로써 조절이 가능하며 즉각적인 전신 반응은 필요할 때 phenergan(promethazine) 25 mg을 매 6~8시간 마다 투여하여 조절할 수 있다. 약물로 인해 피부 발진 또는 전신 소양증이 생길 수 있는데 이것은 약물 사용을 중단하거나 항히스타민제를 사용함으로써 막을 수 있다.

수술 후 감염을 최소화하기 위해 사용하는 항생제는 일반적으로 약물 중단에 의해서 치료될 수 있는 피부 약물 반응을 유발할 수 있다. 항히스타민제 같은 항소양증 약물, 국소 스테로이드가 사용되고 경구 스테로이드는 거의 사용되지 않는다.

가끔 환자는 예상 이상의 통증에 대한 불만을 토로한다. 그런 경우 추가로 진통제를 처방하거나 통증은 곧 없어질 것이라고 안심시킨다.

지방흡입 후 첫 4일 동안, 감염이 나타날 수 있다. 전형적으로 캐뉼라 주입 부위의 압통, 통증으로 시작하는데 피부 징후는 부종, 발적, 온기, 그리고 전신적 징후나 증상 등이 있다. 이런 상황에서는 화농성 물질을 배양하고 그람 염색(Gram stains)과 세균에 대한 임상적 추정에 근거하여 항생제 치료를 시작한다. 항생제는 배양 결과에 따라 수정될 수 있다.

패이거나 함몰되었거나, 양쪽 비대칭이 되는 등의 합병증은 솔직하게 환자에게 말해야 한다. 우리는 환자에게 부가적인 지방흡입이나 지방자가이식 같은 교정 시술 전에 6~12개월 동안의 치유 기간을 가지도록 권고한다. 때로 이런 피부 변화들은 일시적이고 시간이 지남에 따라 해결된다.

수술 후 체중 증가는 환자의 만족도를 상당히 경감시킬 수 있다. 그러므로 수술 전 체중을 기록해야 한다. 환자들은 다이어트와 운동 프로그램으로 종종 효과를 본다.

참고문헌

Butterwick KJ 2003 Liposuction: consultation and preoperative considerations. In: Narins RS (ed) Safe liposuction and fat transfer. Marcel Dekker, New York, pp 41–67

Clark DP 1997 Liposuction of the abdomen-an analysis of form. Dermatologic Surgery 17:835–848

Coleman WP, Katz B, Bruck MC, et al 2001 The efficacy of powered liposuction. Dermatologic Surgery 27:735–738

Cook WR Jr 1997 "Three-dimensional tumescent liposculpture" of the abdomen, waist, and flanks. Dermatologic Surgery 17:805–813

Flynn TC, Narins RS 1999 Preoperative evaluation of the liposuction patient. Dermatologic Surgery 17:729–734

Flynn TC 2002 Powered liposuction: an evaluation of currently available instrumentation. Dermatologic Surgery 28:376–382

Johnson DS, Lillis PJ, Kaminer MS 2002 Liposuction. In: Kaminer MS, Dover JS, Arndt KA (eds) Atlas of cosmetic surgery. WB Saunders, Philadelphia, PA, pp 194–230

Klein JA 1987 Tumescent technique for liposuction surgery. American Journal of Cosmetic Surgery 4:263

Klein JA 1990 Tumescent technique for regional anesthesia permits lidocaine doses of 35mg/kg for liposuction. Journal of Dermatology and Surgical Oncology 16:248–263

Lillis PJ 1994 Liposuction for excessive lower abdominal fat accumulation in females over 60. Cosmetic Dermatology 7:11–14

Matarasso A, Matarasso SL 1997 When does your liposuction require an abdominoplasty? Dermatologic Surgery 35:1151–1160

Narins RS 2003 Abdomen, hourglass abdomen, flanks, and modified abdominoplasty. In: Narins RS (ed) Safe liposuction and fat transfer. Marcel Dekker, New York, 95–119

Ostad A, Kageyama N, Moy R 1996 Tumescent anesthesia with a lidocaine dose of 55mg/kg is safe for liposuction. Dermatologic Surgery 18:921–927

Pollack SV 1997 Liposuction of the abdomen-the basics. Dermatologic Surgery 17:823–834

11 허벅지 지방흡입

Liposuction of the Thighs

Lisa M. Donofrio

서론

허벅지의 튜메선트 지방흡입은 환자와 의사 모두 상당히 만족도가 높은 수술이다. 특히 유전적으로 허벅지와 엉덩이에 지방이 잘 축적되는 경향이 있는 여성 환자에게서 지방흡입은 맞춤복과 기성복의 차이와 같다. 이상적인 환자는 이상적인 체중에서 10파운드(5 kg) 이내에 있고 몸무게 변화가 없으며 규칙적으로 운동하는 사람이다. 환자들은 허벅지의 지방을 줄이기 위해 다이어트와 운동을 하지만, 곧 허벅지가 체중 조절에 매우 저항이 심한 부위임을 알게 된다.

튜메선트 지방흡입은 상당한 과체중자이거나 몸통과 비율이 맞는 다리를 가진 사람에게 좋은 선택은 아니다. 그리고 근육 때문에 큰 허벅지를 가진 사람에게도 부적절하다. 저자는 "2차원(two-dimensional)" 지방흡입으로 시술을 제한하는 것을 선호한다. 예를 들면 외측 허벅지 또는 "새들백(saddle bag)", 그리고 어울리지 않는 내측 허벅지와 무릎이다. 비록 앞쪽이나 뒤쪽 허벅지는 점점 작아지게 되지만, 이 부위의 적극적인 지방흡입은 피부결의 불균일과 피부 수축이 불량하기 때문에 권장하지 않는다.

환자는 또한 시술에 대해 현실적인 기대를 가져야 하고 의사는 환자에게 지방흡입이 피부를 탱탱하게 하거나 셀룰라이트를 개선시키지 않는다는 것을 미리 말해주어야 한다. 셀룰라이트는 진피로부터 근육막에 밧줄처럼 얽힌 섬유 유착에서 생기는 것으로 본다. 이런 섬유조직의 띠들은 지방조직을 가두어서 피부를 울퉁불퉁하게 한다. 어떤 의사들은 셀룰라이트를 개선시키고 섬유 유착을 절단하기 위해 절개 캐뉼라나 얕은층 지방흡입을 하기도 했으나, 저자는 이런 방법들이 결과를 예측할 수 없다는 것을 안다.

Gasparotti는 외측 허벅지 지방의 패턴을 네 가지로 분류했다. 타입 A는 진성 새들백으로 가장 흔하며 주로 넙다리돌기(trochanter)에 지방이 축적된다. 이 부위를 얇게 하기 위해 지방흡입은 목표인 새들백의 측면에서 하고 근처는 점차적으로 가늘게만 한다(그림 11.1).

타입 B는 큰 엉덩이와 후상방 대퇴 지방의 축적이다. 이런 환자를 시술하기 위해서 지방흡입은 측후방 엉덩이뿐만 아니라 새들백에서도 해야 한다(그림 11.2, 11.3). 타입 C는 후하방의 지방 축적을 보이며 새들백 부위에서 지방흡입이 필요하다(그림 11.4). 타입 D는 잘 구별된 측면 새들백과 날카로운 볼기 틈에 지방이 축적되는 경우로, Gasparotti는 아래엉덩이에서 얕은층 지방흡입을 추천했지만, 저자는 엉덩이가 처질 위험성과 피부 괴사 때문에 허벅지 측면의 흡입만을 선호한다.

Pittman은 세 가지로 구별된 측면 허벅지 축적 패턴을 지방의 축적뿐 아니라 피부톤과 함께 설명한다. 그룹 Ⅰ에 속한 환자들은 보통 40세 미만으로 피부가 약간 늘어지거나 거의 늘어진 것이 없는 부분 지방 축적이 있는 환자이다. 이 환자들은 지방흡입만으로도 잘 반응한다. 그룹 Ⅱ의 환자들은 보통 40~60세의 환자들로 과도한 지방과 다양하게 피부가 늘어져 있다. 이 환자들의 대부분은 지방흡입으로 도움을 받기는 하지만, 기대에 못 미치는 피부 수축으로 결과는 만족스럽지 않다. 그룹 Ⅲ의 환자들은 지방은 없고 피부가 많이 늘어져 있다. 이 환자들에게는 전제나 리프팅 수술이

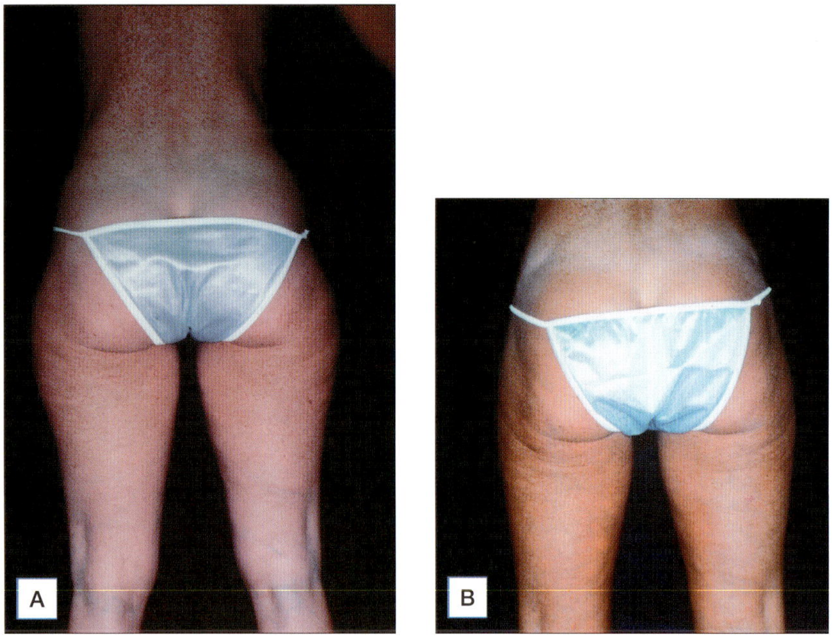

그림 11.1 Gasparotti 타입 A의 측면 새들백을 가진 여성의 수술 전(A)과 측면 허벅지 지방흡입 수술 후(B)

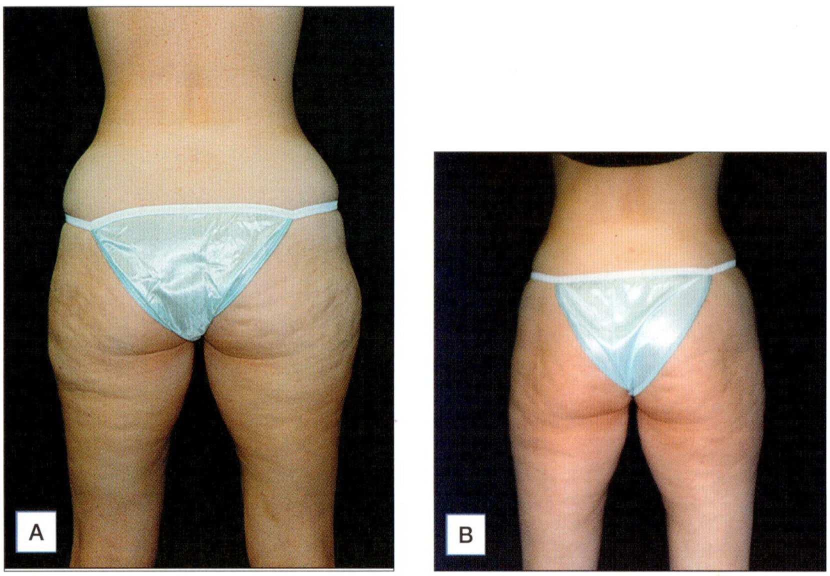

그림 11.2 Gasparotti 타입 B의 측면 새들백과 무거운 엉덩이를 가진 여성의 수술 전(A)과 측면 허벅지와 엉덩이, 엉덩이의 지방흡입 수술 후(B)

가장 좋다. 내측 허벅지 지방흡입을 하려는 환자가 자신의 허벅지를 끌어 올리면서 허벅지가 가늘어지기를 희망한다면 환자는 절제 수술에 더 적절한 대상임을 파악하고, 이 부위의 지방흡입은 피부를 더 흐늘거리게 할 것이라고 경고해야 한다. 어떤 여성에게서는 엉덩이 주름 아래 두 번째 주름이 보인다. 이 주름 바로 아래의 살찐 부위를 일반적으로 "바나나 주름(the banana fold)"이라고 부른다. 필요하다면 이 부위의 지방흡입은 보완적으로 해야 하는데 이 부위의 지방롤은 무거운 엉덩이를 지지하는 받침 역할을 하기 때문이다. 따라서 이 부위의 지방흡입을 원하는 환자들에게는 엉덩이가 처질 수 있다는 위험을 경고해야 한다.

해부학적 고려

근막으로 분리된 두 층의 지방은 허벅지의 피하층에 있다. 엉덩이와 허벅지의 근육은 깊은 근막에 둘러싸여 엉덩정강근막띠(iliotibial tract)로 응축되어 측면 허벅지 아래로 향한다. 이 근막 위에 다리의 깊은 지방층

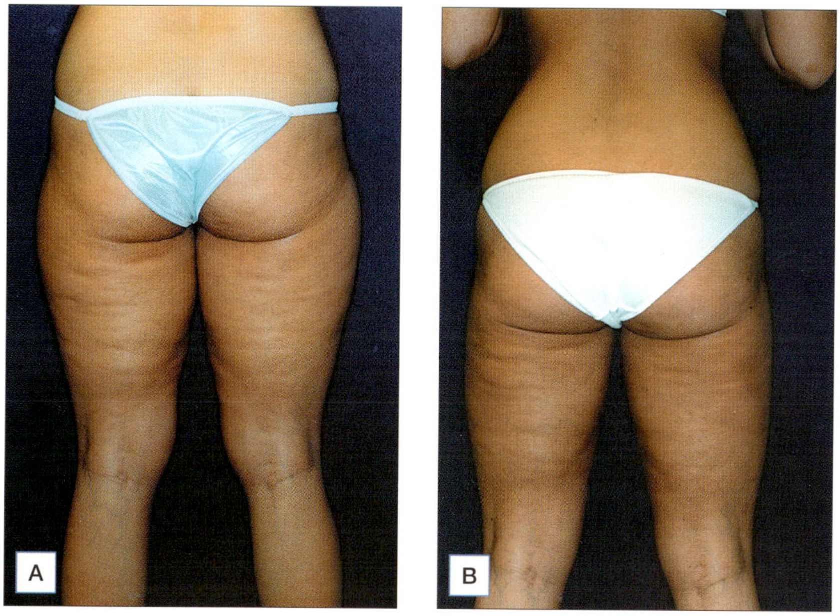

그림 11.3 Gasparotti 타입 B의 측면 새들백과 무거운 엉덩이, 살찐 안쪽 허벅지를 가진 여성의 수술 전(A)과 측면 허벅지와 엉덩이, 안쪽 허벅지, 무릎의 지방흡입 수술 후(B)

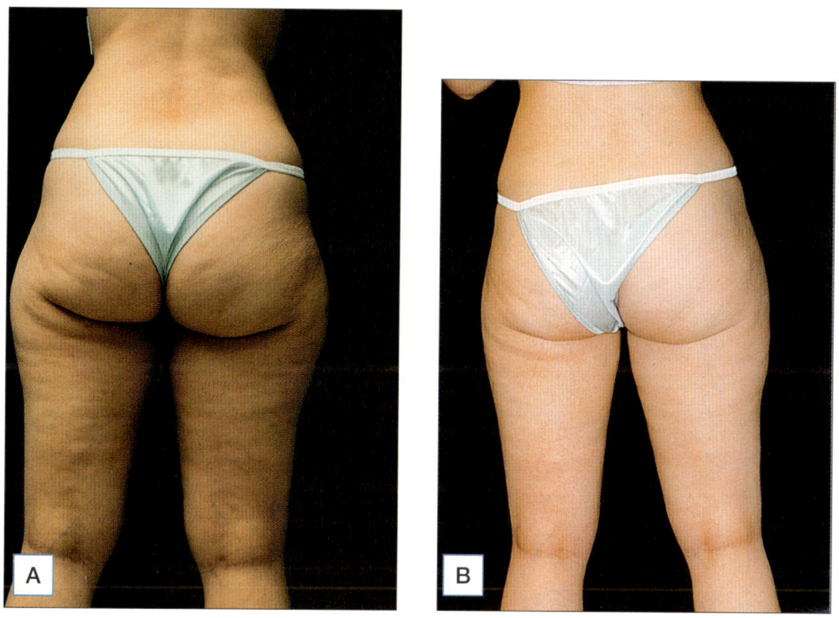

그림 11.4 Gasparotti 타입 C의 후하면 새들백을 가진 여성의 수술 전(A)과 측면 허벅지와 후하면 허벅지의 지방흡입 수술 후(B)

이 있다. 이 깊은 지방은 그것을 덮는 얕은층 근막 부착으로 확실히 구별된다. 이런 "유착 부위(zones of adherence)"들은 샅고랑(inguinal) 인대, 엉덩정강근막띠와 볼기 주름(gluteal crease)에서 볼 수 있다. 지방의 더 얕은층은 피하에 있다. 지방흡입은 얕은층과 깊은층에서 모두 한다. 피부의 울퉁불퉁함과 진피 혈관조직의 손상을 막기 위해 피부 표면 아래 1 cm 이하의 얕은층에서는 주의를 기울여야 한다. 더 깊은 지방에서는 흡입 캐뉼라가 볼기 주름의 유착부를 건드려서는 안 된다. 중요한 구조인 큰 감각신경과 동정맥이 허벅지의 깊은 지방층 안쪽에 있다. 작은 피부 감각 신경들은 지방층을 뚫고 나오거나 손상받기 쉬워서 일시적인 감각 이상을 초래할 수 있다.

지방흡입의 절대적인 금기는 주요한 질병 상태나 활동성 간질환, 급성 감염, 조절되지 않는 당뇨병, 임신, 항응고 치료를 받는 환자들이다. 상대적 금기는 폐색전 과거력, 깊은 정맥 혈전, 재발성 혈전 정맥염, 강한 혈전색전 가족력, 또는 타목시펜 복용이다. 이것들은 모

적절한 후보 선정

- 환자가 이 시술에 대해 현실적인 기대치를 갖는가?
- 항응고 치료를 하는가?
- 환자에게 다이어트와 운동으로도 빠지지 않고 근처 부위와 어울리지 않는 국소 부위의 지방축적이 있는가?
- 환자의 피부톤이 충분하거나 좋은가?

Box 11.1 적절한 후보 선정

두 환자에게 수술 후 정맥 혈전을 유발하는 경향이 있어 케이스별로 평가해야 한다.

비경구 마취가 없는 튜메선트 지방흡입은 지금까지 사망이 보고된 바 없는 안전한 시술이다. 환자들은 수술 후 낮은 이환율로 고생을 덜 하고 dry 지방흡입 테크닉보다 림프선의 손상이 적다. 허벅지 지방흡입의 흔한 부작용은 멍, 부종, 감각 이상으로 이것은 2~4개월 동안 지속된다. 멍은 특별히 큰복재정맥의 정맥 염주로 지방흡입 후에 안쪽 허벅지에서 심할 수 있다. 그 외의 다른 부작용이나 합병증으로는 지방흡입을 너무 공격적으로 하거나 너무 얕게 함으로써 진피 혈관총이 파괴되어 발생하는 피부 괴사나 혈종, 수액낭과 불완전한 피부 수축으로 인한 틀어지거나 울퉁불퉁한 피부, 비대칭, 감염 등을 유발한다는 것이다. 꼼꼼한 테크닉, 수술 후 압박과 적절한 후보 선정(Box 11.1)으로 이런 대부분의 합병증을 최소화 할 수 있다. 허벅지의 튜메선트 지방흡입은 외래에서 순수한 부분마취만으로 환자에게 거의 불편함을 주지 않고 편하게 시행할 수 있다. 그러나 어떤 환자들은 로라제팜 또는 클리니딘 같은 경구용 항불안제가 필요할 수도 있다. 저자는 지방을 4 ℓ 이하로 제거하길 권하며 또한 허벅지의 여러 곳을 나누어서 하는 것을 권한다. 이것은 수술 후의 불편함과 출혈 같은 수술 중 합병증의 위험을 최소화 한다. 튜메선트 마취는 전신 또는 불확실한 진정, 보조 마취 인력, 병원시설 등의 부족을 메워준다. 이 테크닉은 위험이 적을 뿐 아니라, 환자들로 하여금 수술방 비용과 회복 비용이 없는 합리적인 가격을 누릴 수 있게 한다. 이 테크닉에 대해 장기간 추적한 문헌은 별로 없다. 29%의 환자에게서 흡입 부위의 지방조직이 재발했다고 보고한 논문이 유일하게 있을 뿐이다. 여기에서는 또, 30%의 환자에서는 비흡입 부위의 지방이 보상적으로 증가했다고 보고하였다. 이런 두 종류의 재발에 체중 증가는 상당한 위험 요소인 것으로 밝혀졌다.

치료 전략

좀 더 보기좋은 허벅지를 희망하는 환자들은 다양한 요소들과 싸우게 된다. 다음과 같은 것을 잘 정리하면 적절한 환자를 선택할 수 있다. 첫째, 왜 환자가 당신의 도움을 구하는지를 정리하는 것이 중요하다. 지방흡입이 환자가 찾고 생각했던 그 무엇인가, 아니면 단순한 "충격"인가? 지방흡입은 누구의 아이디어인가? 환자 아니면 배우자, 친구, 가족인가? 환자의 현재 상황과 정신적인 면은 어떠한가? 이전에 미용 수술이나 지방흡입 받은 적이 있는가? 있다면 그 결과는 어떠했나? 체중이 늘어 시작한 운동은 항상 자신의 의지였는가? 그리고 꾸준히 유지되었는가? 환자의 현재 또는 이상적으로 바라는 몸무게는 얼마인가? 그리고 과거에는 어땠었나? 어떤 종류의 운동을 하고 얼마나 하나? Box 11.2는 환자에 대한 질문을 정리하였다. 환자가 일단 정신적으로 적절한 후보라고 판단되면 일단, 지방흡입이 체중 감소를 위한 수단이 아니라고 설명하고 그 다음으로 시술에 대한 설명을 해야 한다. 진짜 튜메선트 지방흡입에서는 환자가 잘 수 없기 때문에, 이것은 초기 상담 때부터 공개해야 한다. 환자의 불안 정도가 너무 높다거나 통증에 참을성이 약한 경우에는 비경구 마취를 하는 믿을 만한 동료에게 의뢰한다. 그러나 일단 순수한 튜메선트 지방흡입의 안전성과 안락성을 설명하면 대부분의 환자들은 수술할 때 깨어있다는 공포감보다는 안전을 우선시하여 이 테크닉을 받아들인다. 상담이 끝나면 이학적 검사를 실시한다. 첫째, 옷을 입은 환자를 검사한다. 옷이 잘 맞는가? 환자가 입고 있는 바지나 스커트가 너무 타이트하거나 헐렁해 보이지는 않는지, 그리고 이것이 지방흡입 부위와 일치하는지를 본다. 다음에 환자의 옷을 벗게 하고 환자가 흡입을 원하는 부위를 가리키게 한다. 이때 시술자는 밑에 깔린 비대칭이나 울퉁불퉁한 부분을 지적하고 차트에 기록한다. 환자가 가리킨 부위가 흡입에 적당하다면 피부톤을 주의 깊게 검사해야 한다. 피부에 잔물결이 나타나

지방흡입을 위한 환자의 의학 과거력

이름 ____________ 날짜 ____________
주소 ____________
집 전화 ____________ 사무실 전화 ____________
상담 이유 ____________
전에 미용수술을 받은 적이 있는가? ____________
있었다면, 어떤 것인가? ____________
어디에서 받았는가? ____________
규칙적으로 운동하는가? ____________
한다면 얼마나 자주 하는가? ____________
어떤 운동을 하는가? ____________
지금 다이어트를 하는가? ____________
어떤 다이어트를 하는가? ____________
감독하는 사람은 있는가? ____________
현재 몸무게는? ____________
과거 몸무게의 변화는? ____________
현재의 몸무게에 비해 5 kg 이상의 변화가 있었나? ____________
다음 질환에 걸린 적이 있는가?
당뇨 ____________
출혈 질환 ____________
정맥염 ____________
정기적으로 먹는 약이 있는가? ____________
다음과 같은 문제가 있는가? ____________
심잡음 ____________
갑상선 문제 ____________
고혈압 ____________
당신은 치과에 가기 전에 전처치 약물이 필요한가? ____________
다음 약물에 알레르기가 있는가?
바륨 ____________ 리도카인 ____________
또는 다른 약물들은? ____________
HIV 테스트를 해본 적이 있는가? ____________
언제? ____________ 결과는? ____________
임신중인가? ____________
임신중이라면 개월 수는? ____________
지방흡입에서 무엇을 기대하는가? ____________
____
치료 계획 ____________
____

Box 11.2 지방흡입을 위한 환자의 의학 과거력

는 탄력을 잃은 부분이 있는가? 그렇다면 이 부위는 지방흡입 후에 대부분 악화될 것 같다고 환자에게 설명하는 것이 현명하다. 특히 탄력이 없는 안쪽 허벅지의 엉성한 섬유 조직은 수술 후 피부의 울퉁불퉁함과 처지는 요인이 된다. 이 때에는 허벅지 리프트 같은 대안 접근을 토의하며 적절한 곳으로 의뢰해야 한다. 때로 환자는 피부의 울퉁불퉁함을 각오하고 흉터가 덜 남는 것을 선택할 것이다. 큰 선조나 셀룰라이트 부위가 있는가? 그렇다면 지방흡입으로 개선되지 않는다는 것을 환자가 알게 하는 것이 현명하다. 마지막으로 치료할 부위가 많다면, 어떻게 나누어 시술할 것인지를 계획하고 결정해야 한다. 저자는 안쪽 허벅지와 앞쪽 허벅지쪽으로 줄이면서 무릎을 하나의 단위로 치료하는 것을 권장한다. 보통 외측 허벅지와 엉덩이 부분은 별개의 시술로 하는 것이 좋다.

치료 기술

수술 전 검사

시술 전에 모든 환자의 체중과 허벅지, 허리, 엉덩이의 둘레를 측정한다. 이렇게 하는 것은 수술 후 압박복을 맞추기 위해서일 뿐만 아니라 환자의 과정을 시술 전과 비교하면서 지켜보아야 하기 때문이다. 손에 들고 측정하는 전기저항장치(Tanita Corporation, Arlington Height, IL)에 의한 지방 측정은 수술 전후 지방의 재분포를 보는데 도움이 된다. 수술 전 혈액검사를 통해 CBC, 혈액화학검사, LFT, 혈소판수, PT/PTT, 간염 A, B, C 바이러스와 HIV 검사 등을 실시한다. 리도카인(리그노카인) 대사에 잠재적으로 영향을 미칠 수 있는 투약은 계획된 전체 리도카인 양에 따라 중단해야 하는지를 고려해야 한다. 적절한 antistaphylococcal, antistreptococcal 항생제를 수술 전날부터 복용하기 시작하여 시술 후 6일 동안 복용한다. 경구 항불안제는 시술 당일에 투여할 수 있다. 로라제팜 1~2 mg은 저자의 1차 선택약인데, 그 이유는 리도카인이 대사되는 사이토크롬 P450(CYP3A4)과 경쟁하지 않기 때문이다.

장비

흡입은 주사기나 기계로 할 수 있다. 지방흡입 후 함몰 부위를 채우거나 얼굴의 지방이식을 위한 것이라면 주사기가 선호된다(그림 11.5). 튜메선트 용액도 연동펌프나 60 ml 주사기로 할 수 있다. 그래도 저자는 전

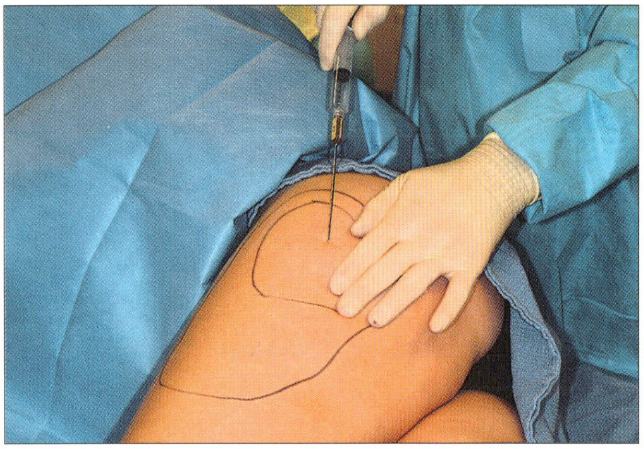

그림 11.5 10 ml 주사기에 의한 수동 지방흡입

통적인 지방흡입 방법인, 쉽고 편한 기계 흡입과 튜메선트 주입을 선호한다. 흡입 캐뉼라는 크기와 끝의 스타일에 따라 다양하게 분류된다. 흡입은 시술하는 동안 조절이 쉽고 피부의 울퉁불퉁함을 최소화할 수 있는 가장 작은 캐뉼라로 항상 시도한다. 캐뉼라 선택은 각 해부학적 부위에 따라 나중에 논의하기로 한다. 수술 중의 감시 장치는 산소 포화도, 심전도, 혈압장치가 있다.

환자의 준비

수술 당일에 환자가 가임 여성인 경우에는 모두 임신 테스트를 해야 한다. 수술 전 사진은 의료법 기록상 의무사항이다. 사진은 표준화된 거리와 조명 카메라 각도로 찍어야 한다. 허벅지는 허벅지 윤곽을 바르게 볼 수 있는 정면, 측면, 대각과 후면 사진이 바람직하다. 시술 당일에 환자는 집에서 트리클로산이 함유된 항균 비누로 샤워한다. 병원에서는 클로르헥시딘 또는 베타딘으로 흡입 부위를 깨끗하게 처치한다. 환자를 서게 하여 지워지지 않는 펜으로 흡입할 부위를 그린다. 가장 튀어나온 부위를 중앙에 그리고 줄여 나갈 부위를 동심원으로 그린다(그림 11.6). 새들백(saddle bag)을 평가할 때 환자의 새들백이 진짜인지 가짜인지 식별하는 것이 중요하다. 환자에게 엉덩이 근육에 힘을 주게 하여 엉덩이를 쥐어짜게 한다. 새들백이 수축한다면 이것은 엉덩이의 무게 때문에 외측으로 튀어나와 생긴 가짜 새들백이다. 이 상황에서 외측 허벅지뿐만 아니라 엉덩이의 외측 1/3을 흡입해야 한다. 엉덩이 주름 밑에

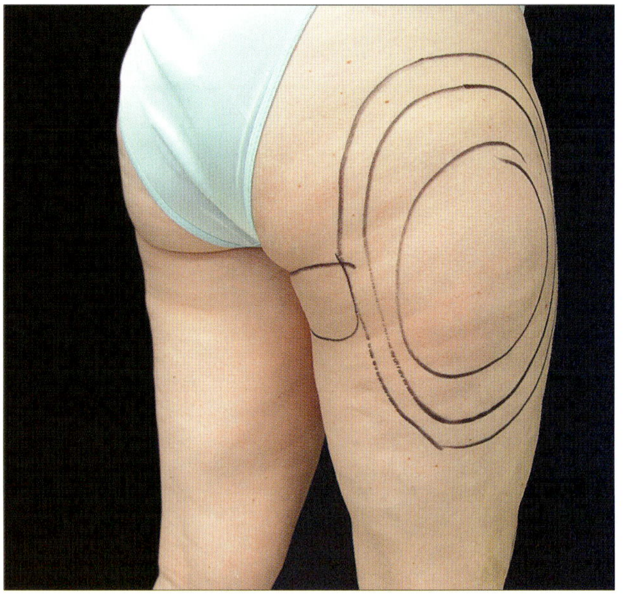

그림 11.6 외측 허벅지와 바나나 롤의 표시

바나나 주름 부위가 보이면 반드시 표시한다(그림 11.6). 안쪽 허벅지는 환자가 서서 다리를 벌린 상태에서 잘 그려야 한다. 안쪽 허벅지는 세 구역으로 나눌 수 있다. 가장 윗부분, 중앙 무릎, 둘 사이의 가운데이다. 안쪽 허벅지의 맨 위쪽은 황소 눈알이나 동심원으로 표시하는데 앞쪽으로 가장 튀어나온 부위에 안쪽 원을 그리기 시작하여 후상방 내측 허벅지로 그려 나간다. 방사형의 동심원이 흡입 외측 경계가 된다(그림 11.7). 허벅지의 앞쪽, 뒤쪽의 남은 부분들은 줄여나가는 부위로 그린다. 이때 표면의 어떤 울퉁불퉁함을 다른 색의 펜으로 표시해서 가능하면 시술이 이루어지는 동안 교정할 수 있도록 한다.

튜메선트 마취의 주입

감시 장비들을 걸어놓고 기준값을 얻는다. 환자를 소독한 포로 덮은 수술대에 측와위(외측 허벅지)나 앙아위(내측 허벅지)로 눕히고 동심원의 가장 바깥쪽 위점과 아래점에 절개창을 만든다. 저자는 이것을 1.5 mm 생검 펀치로 하는 것을 선호하는데, 일자 절개보다는 덜 찢어진다는 것을 알았다. Box 11.3처럼 준비한 튜메선트 용액을 끝이 무디고 구멍이 많은 캐뉼라에 주입 펌프를 연결하여 주입한다. 캐뉼라는 용액을 넣고 움직인다. 동심원과 줄여나가는 부위에 얕은층과 깊은

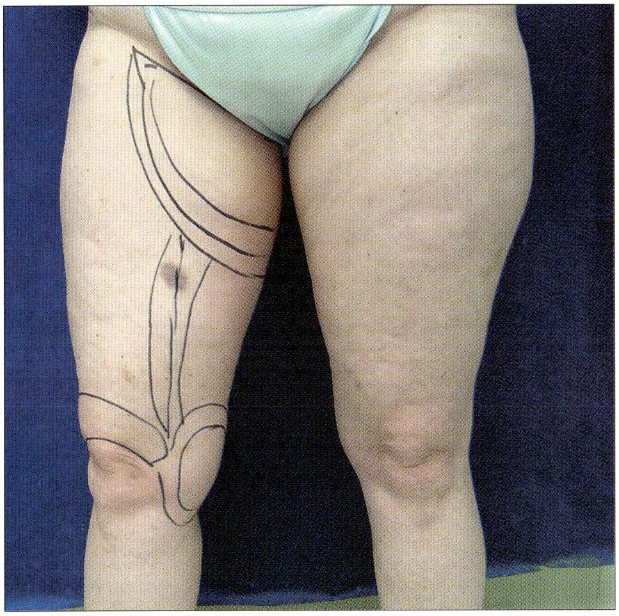

그림 11.7 내측 허벅지와 무릎의 표시

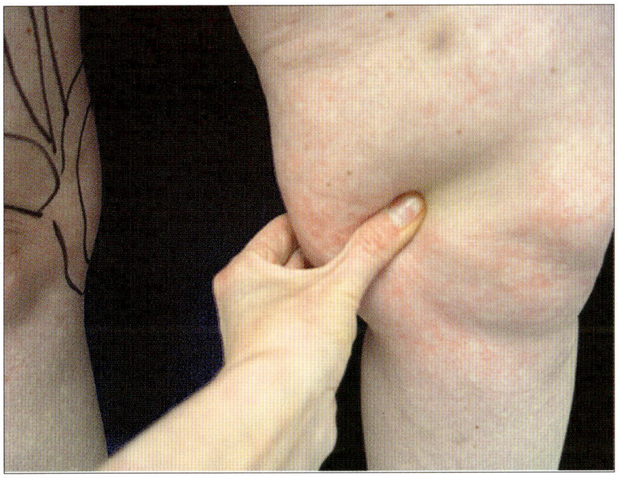

그림 11.8 내측 무릎의 지방 패드를 잡아봄으로써 경계를 구분할 수 있다.

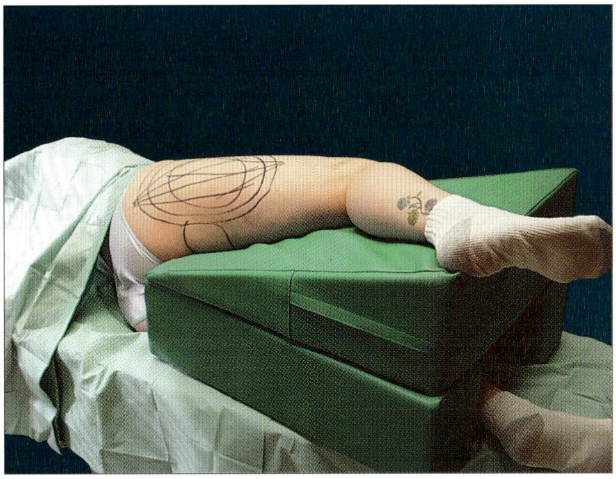

그림 11.9 외측 허벅지를 놓기 위한 쐐기 모양의 베개

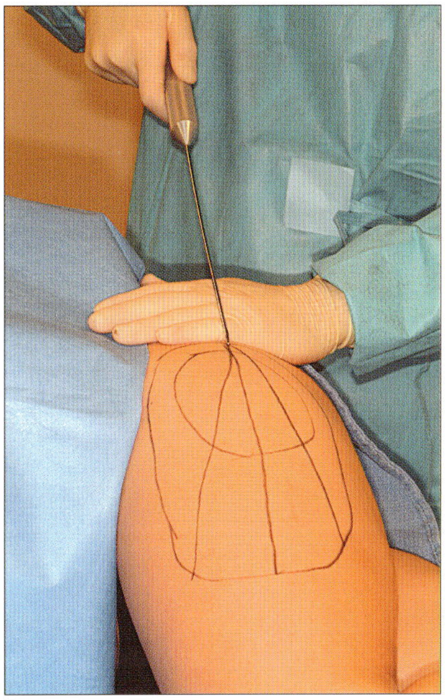

그림 11.10 외측 허벅지의 흡입 방향을 보여주고 있다.

튜메선트 마취 용액

1 L 생리식염수
500~1000 mg 리도카인(리그노카인)
1 mg 에피네프린(아드레날린)
12.5 meq 중탄산나트륨

Box 11.3 튜메선트 마취 용액

층으로 주입한다. 전체를 커버하기 위해 필요할 때 추가로 절개창을 낼 수 있다. 튜메선트 마취의 마지막에서는 고무 같은 조직의 팽창이 나타난다. 리도카인(리그노카인)의 용량은 55 mg/kg 이하로 해야 한다. 충분한 마취와 혈관 축소를 위한 이상적인 시간은 주입의 끝과 흡입 시작의 사이가 30분이다.

지방흡입 기술

외측 허벅지의 지방흡입을 위해 환자를 측와위로 눕히고 조수가 윗다리를 앞쪽 중앙으로 회전시켜 붙들고 있거나 위쪽 다리를 쐐기모양의 베개에 놓고 외전, 내회전시킨다(그림 11.9). 이렇게 하면 지방흡입을 위한

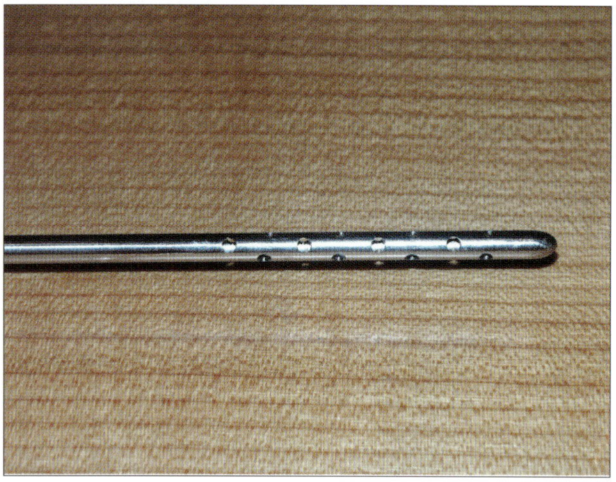

그림 11.11 Sattler 캐뉼라

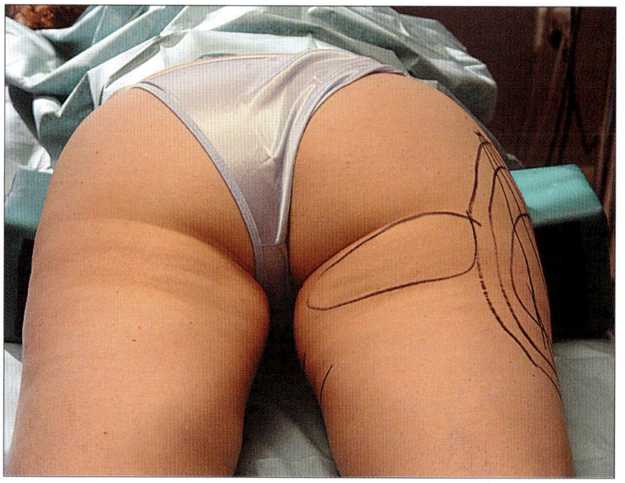

그림 11.13 바나나주름에 접근하기 위한 자세

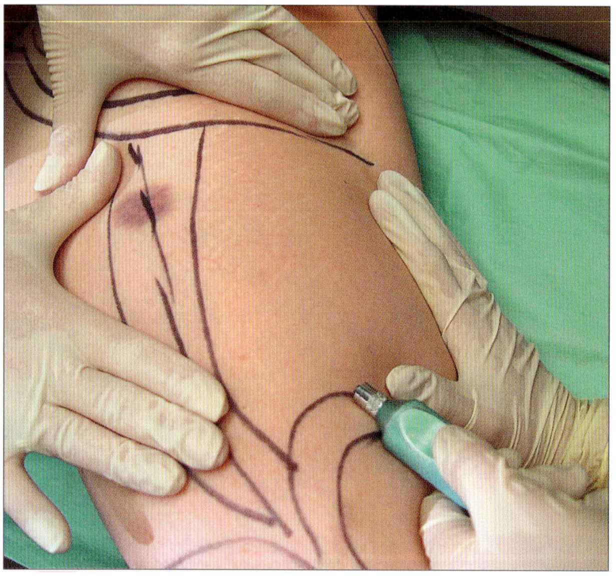

그림 11.12 조수의 도움으로 세 점 견인

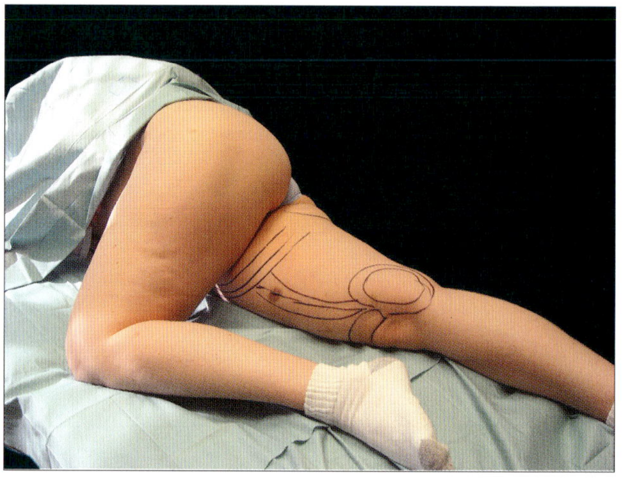

그림 11.14 내측 허벅지의 접근을 위한 자세

편평한 면을 만들어 주고 대퇴골의 머리를 회전시켜 이 부위의 과도 흡입 위험을 줄여줄 수 있다. 튜메선트 주입에 이용했던 절개창을 다시 이용하거나 추가로 만든다. 그러나 모든 흡입은 다리의 긴축에 대각선 또는 축을 따라 하는 것이 중요하다. 이렇게 하면 캐뉼라 둔덕이나 임파선 손상 경향을 줄여준다. 캐뉼라 트랙을 동심원의 양쪽 극에서 부챗살 모양으로 서로 교차시킨다(그림 11.10). 외측 허벅지의 많은 지방 제거를 위해 저자는 끝이 무디고 많은 구멍이 뚫려있는 23~30 cm 길이의 3 mm 캐뉼라(Sattler cannula, Byron Medical Tucson, AZ)로 시작하는 것을 선호한다(그림 11.11).

바깥쪽 허벅지의 깊은층에 넣어서 캐뉼라가 세로 축을 따라 길고 넓게 흡인하는 동안 조수의 도움으로 피부를 3포인트에서 팽팽하게 당긴다(그림 11.12). 충분히 지방제거를 했거나 환자의 불편함 또는 출혈이 증가하면, 시술자는 2 mm의 끝이 둥글고 구멍이 많이 뚫린 캐뉼라로 더 얕은층에서 지방 제거를 함으로써 마무리한다. 직경이 작고 구멍이 많은 캐뉼라는 얽혀 있는 섬유 격막 조직을 보존하면서 지방을 제거하기에 적합하다(Gerhard Sattler, Personal communication). 이 캐뉼라로 동심원의 바깥쪽 원으로 줄여 나간다. 바나나주름이 나타나면 매우 보완적으로 실시해야 한다. 골반 아래에 베개를 두고 환자의 얼굴을 아래로 향하게 한다(그림 11.13). 엉덩주름 또는 바나나주름의 위쪽 경계를

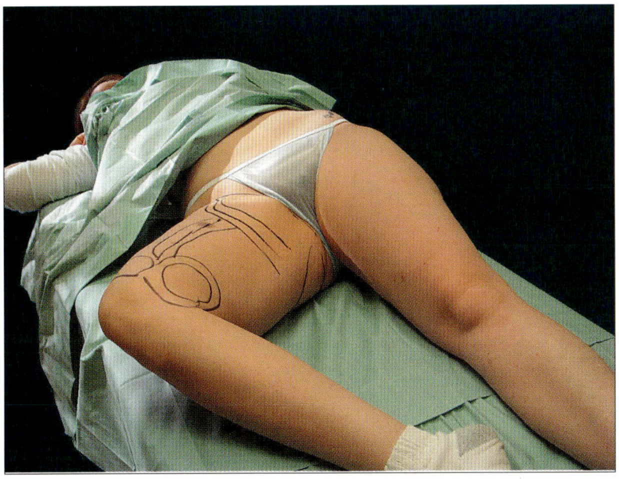

그림 11.15 내측 허벅지에 접근하기 위한 자세

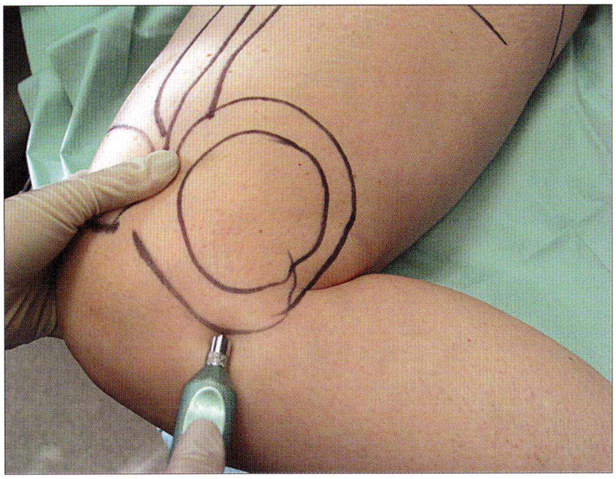

그림 11.17 내측 무릎의 흡입

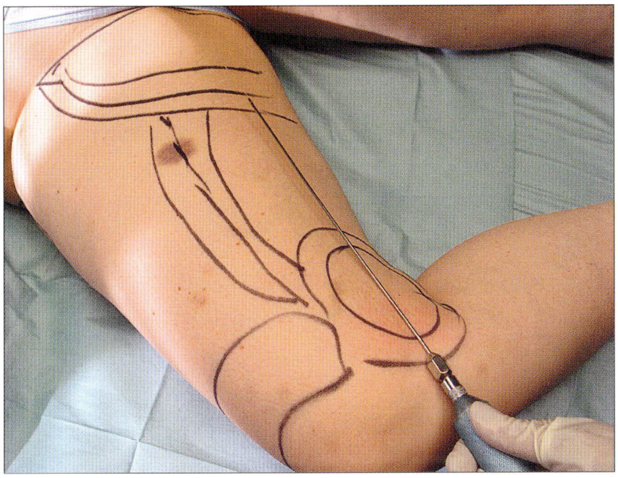

그림 11.16 내측 허벅지와 무릎의 흡입을 위한 방향

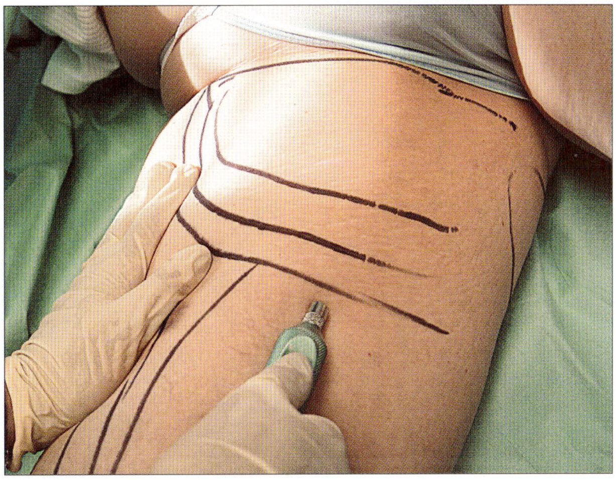

그림 11.18 내측 허벅지의 윗부분 흡입

따라 절개창을 만든다. 바나나주름의 모든 흡입은 2 cm 직경의 캐뉼라로 엉덩주름을 뚫지 않도록 주의하면서 얕은층만 실시한다. 이 부위의 축출량은 최소가 되어야 하는데, 지방만 50 ml 이상되는 경우는 거의 드물다. 내측 허벅지 또는 무릎의 흡입에서는 측와위에서 밑의 다리를 윗다리의 앞쪽으로 전진시켜서 하거나(그림 11.14), 앙아위에서 다리를 45도 구부리고 외전시켜야 한다(그림 11.15). 안쪽 허벅지의 지방은 부드럽고 섬유조직이 없는 성질로 모든 흡입은 과흡입을 막기 위해 2 mm나 더 작은 캐뉼라로 실시해야 한다. 다시 한 번 강조하지만 다리의 수직 축을 따라 들어가고, 세군데 고정을 하며, 캐뉼라 트랙을 부챗살 모양으로 서로 교차시키는 것은 외측 허벅지에서처럼 안쪽 허벅지와 무릎에서도 중요하다(그림 11.16~11.18). 때때로 외측 엉덩주름의 절개창에서 위쪽 앞쪽 허벅지를 접근하는 것이 필요하지만, 수평 방향의 흡입으로 이 부위의 맨 윗부분도 충분히 커버할 수 있다(그림 11.19). 안쪽 허벅지에서 줄여나가는 것은 다리의 앞쪽 가운데 부분으로 종종 연장된다. 가능한한 가장 깊은층에서 가능한 가장 작은 캐뉼라로 긴 수직 스트로크를 통해서, 이 부위의 지방흡입 후에 종종 볼 수 있는 울퉁불퉁함을 최소화할 수 있다. 만일 무릎의 위 앞쪽 부분의 수술 전 피부톤이 충분하다면, 이 부위의 섬유조직의 흡입은 무릎 뒤에 베개를 놓고 무릎뼈 바로 위쪽에 절개창을 내어 허벅지의 장축에 맞게 허벅지 위쪽으로 줄여 나가면서 실시한다(그림 11.20).

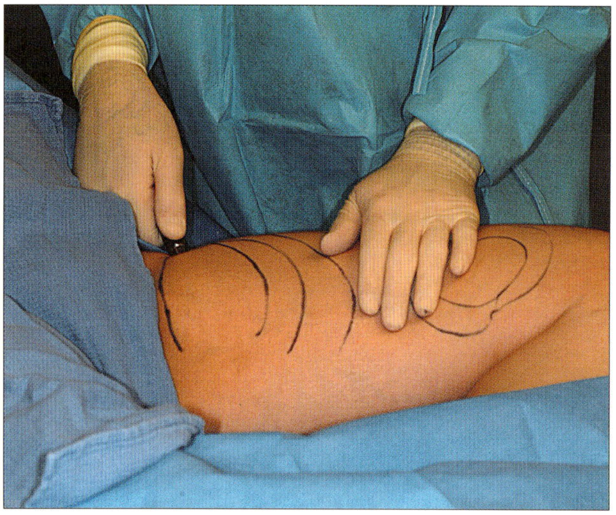

그림 11.19 내측 허벅지를 위한 샅고랑 접근

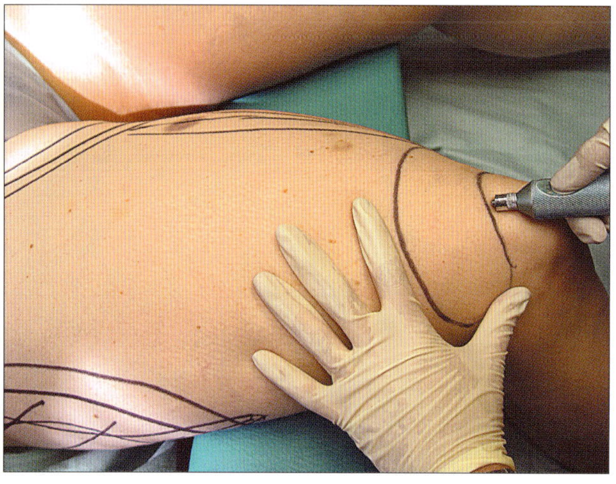

그림 11.20 위무릎 흡입

수술 후 관리

절개창은 배액을 위해 열어 둔다. 흡수 드레싱을 하고 테이프로 봉한다. 잘 맞는 압박복을 입힌다. 환자에게 다음날까지 모든 드레싱과 압박복을 그대로 두라고 지시한다. 환자에게 기립성 변화를 막기 위해 누워서 압박복을 벗으라고 한다. 샤워는 수술 다음날부터 가능하지만, 탕에 들어가거나 수영은 2주 또는 절개창이 나을 때까지 기다려야 한다. 절개창은 매일 항생제 연고와 밴드로 처치하거나 또는 Advanced Healing Band-Aids(Johnson & Johnson)를 붙이고 3일간 둔다. 압박복은 수술 후 첫 3일은 의무이고 다음에는 편안한 대로 필요할 때 입는다. 간호사는 환자에게 전화를 해서

지방흡입 수술 후의 교육

1. 24시간 동안은 침대에서 쉬면서 활동을 제한하고 물을 많이 마셔라. 운전을 해서는 안 된다. 특히 경구 진정제를 복용한 경우 주의해야 한다.
2. 배액량이 많을 것이다. 배액은 피처럼 보이지만, 농도는 낮다. 다음날 아침 샤워 전에 패드가 흠뻑 젖을 수 있다. 젖은 경우에는, 그대로 두어도 되고 교환해도 된다. 교환하는 경우에는 누워서 하라. 먼저 압박복의 한쪽을 열어서 패드를 끄집어내고 마른 패드로 교체한 후 일어서지 말고 그 상태에서 닫는다.
   수술 후 첫 24시간 내에 서서 압박복을 벗으면 어지럽거나 속이 울렁거릴 수 있다. 가능하다면 누군가의 도움을 받고, 그렇지 못한다면, 당신은 젖은 상태로 있을 수 있다는 것을 알아야 한다. 화장실을 가기 위해 압박복을 벗을 필요는 없고 벗어서도 안 된다.
3. 통증 시에는 타이레놀이나, 처방받은 다른 약을 복용한다. 아스피린과 Aleve, 비타민 E, Mortin 같은 이부프로펜, 알코올은 수술 후 3일 동안은 피해야 한다는 것을 명심한다. 이것들은 출혈과 멍을 유발할 수 있다. 또한 처방받은 대로 항생제를 복용한다.
4. 만일 다음과 같은 일이 생기면 병원에 전화해야 한다.
   (a) 체온이 100°F 이상인 때
   (b) 극심한 통증이 있을 때
   (c) 검고 진한 혈액성 배액이 생겼을 때
   (d) 서 있는 동안 상당히 어지러울 때
   (e) 절개창에 농이 생길 때
   (f) 당신의 의문과 문제점이 응급처지를 요하는지 확신이 서지 않을 때
5. 당신은 다음날 아침에 샤워할 수 있다. 압박복을 벗을 때 어지럽거나 속이 울렁거릴 수 있기 때문에 목욕탕에 앉아서 벗는다. 천천히 일어서서 샤워를 시작한다. 너무 뜨거운 물로 샤워하면 어지러울 수 있다. 가능하면 누군가의 도움을 받는 것이 좋다.
6. 상처를 하루에 두 번 씻어서 관리하라. 물과 비누, 수건으로 부드럽게 문지른 다음 건조시키고, 항생제 연고를 바른 다음 반창고를 붙인다. 딱지 형성이 멈출 때까지인 10~14일 동안 이와 같이 실시 한다. 딱지가 덜 생길수록 흉터도 적을 것이다.
7. 당신은 3일 동안 압박복을 입어야 한다. 만일 세탁해야 한다면, 찬물에서 빨고 울과 건조 싸이클로 말린다. 열은 압박복을 수축시킨다. 압박복이 마르는 동안 자전거 바지나 스타킹을 입는다. 3일 후에는 편한 것이면 아무거나 입는다-압박복이나 자전거 바지, 스타킹 또는 아무 것도 입지 않아도 된다.
8. 힘든 운동, 예를 들면 근력 운동이나 달리기, 수영 등은 1~2주 동안은 하지 않는다. 감당할 수 있을 만큼만 늘린다.
9. 2주 후에 병원을 방문한다.

Box 11.4 지방흡입 수술 후의 교육

2주 후에 방문하도록 한다. Box 11.4는 수술 후 교육을 포함한다

합병증의 대처

현명하게 시행된 지방흡입에 따른 합병증은 드물다. 대부분 보이는 흔한 후유증은 멍, 부종과 2~4주간 지속되는 감각 이상이다. 수액낭과 혈종은 제안한 캐뉼라를 사용한 저자의 경우에서는 생긴 적이 없다. 만일 생겼다면, 종종 반복되는 배액이 없어질 때까지 압박이 필요할 것이다. 일화적으로 저자는 수술 후 초음파 치료가 과도한 멍과 부종이 있는 환자에게 도움이 된다는 것을 알았다. 이론적으로 초음파는 세포외 부종을 흡수하고 치밀한 반상 출혈이 퍼지게 한다. 매우 작은 정도지만, 환자가 지나치게 걱정하는 경우 의사나 직원이 직접 상담하여 환자를 안심시킨다. 수술 후 불만의 대부분은 미용적인 것이다. 결과에 불만이 있을 경우, 8~12개월 후에 터치업 시술을 할 것이라고 말해 준다. 큰 허벅지를 가진 환자나 완벽한 성향이 있는 환자에게는 미리 두 번째 조각 시술이 십중팔구 필요할 것이라고 경고해 둔다. 첫 시술에서 패이거나 뜯긴 자국은 다른 부위에서 뽑은 지방으로 채우거나 근처 부위로 이동시킨다. 절개창의 과색소침착은 Fitzpatrick 피부 타입 Ⅲ 또는 Ⅳ에서만 볼 수 있는데, 시간이 조금 지나면 표백 크림이나 국소 레티노이드를 바른다.

참고문헌

Bernstein G 1999 Liposuction of the thigh. Dermatologic Clinics 17:849–863

Another perspective and technique of liposuction of the thigh by one of liposuction surgery's "masters"

Cardenas-Camarena L, Andino-Ulloa R, Mora RC, Fajardo-Barajas D 2002 Laboratory and histopathologic comparative study of internal ultrasound-assisted lipoplasty and tumescent lipoplasty. Plastic and Reconstructive Surgery 110:1158–1164

Confirmatory evidence on the destructive nature of internal ultrasonic liposuction as compared with tumescent anesthesia. Plastic surgeons early on who saw faster healing times with their patients undergoing ultrasonic liposuction as compared to the dry methods erroneously contributed it to the ultrasound and not the mandatory use of tumescent fluid used with this technique

Coleman WP 3rd, Katz B, Bruck M, et al 2001 The efficacy of powered liposuction. Dermatologic Surgery 27:735–738

A paper geared to show the benefits of using powered liposuction as an adjunctive technique

Flynn TC 2002 Powered liposuction: an evaluation of currently available instrumentation. Dermatologic Surgery 28:376–382

The scope of this chapter did not allow for a proper introduction into the advantages or disadvantages of powered liposuction. This is an excellent review and comparison of five different powered liposuction units. A must read for the advanced liposuction practitioner

Flynn TC, Coleman WP 2nd, Field LM, Klein JA, Hanke CW 2000 History of liposuction. Dermatologic Surgery 26:515–520

Reinforces the strong place of dermatologic surgeons in the development and refinement of liposuction techniques and safety

Housman TS, Lawrence N, Mellen BG, et al 2002 The safety of liposuction: results of a national survey. Dermatologic Surgery 28:971–978

Retrospective data on 66570 liposuction procedures from 1994 to 1997. Confirms the safety of office-based, dermatologist-performed tumescent liposuction

Klein J 2000 Tumescent anesthesia and microcannular liposuction. Mosby, St Louis

Textbook written by the "father" of modern liposuction and the inventor of tumescent anesthesia. Dr Klein also delves into the pharmacokinetics of lidocaine and potential threats to safe metabolism

Narins RS (ed) 2003 Safe liposuction and fat transfer. Marcel Dekker, New York

An excellent multiauthored textbook with in-depth chapters on liposuction and fat transfer techniques as well as advanced repair of liposuction defects

12 팔 지방흡입

Liposuction of the Arms

Ronald M. Shelton

서론

다루어질 주제

팔의 과도한 지방은 보통 뒤와 옆에서 발견된다. 튜메선트 지방흡입은 이런 지방 형태 이상에 매우 효과적이지만, 초기에는 피부가 처질 걸로 생각하여 하지 않았다. 간단한 방법으로 환자의 피부가 처진 것인지 지방축적이 된 것인지 구별할 수 있다. 환자가 최대한 팔을 뻗으면 세갈래근이 수축된 윗부분에서 피부와 지방을 촉진할 수 있다.

역사

어떤 여성들은 몸에 비해 굵은 위팔(upper arm) 때문에 괴로워 한다. 지방흡입 전에는 위팔 성형술이나 T-closure, Z성형, 근막걸기가 유일한 시술이었다. 이 수술들은 눈에 띄는 흉터를 만들어 짧은 셔츠를 입을 수 없게 하였다. 이제 여성들은 피부 절제 없이 상당한 피부 수축이 되는, 한 번 또는 두 번의 지방흡입을 받을 수 있게 되었다.

확실히 위팔 미용수술을 받을 정도로 피부 늘어짐이 심한 환자들이 있으나, 이러한 위팔 미용수술의 빈도는 지방흡입이 소개되자 기대했던 것보다 훨씬 낮아졌다. Klein은 팔의 지방흡입으로 환자들의 만족도가 높았다고 말한다.

환자 선택

쉽게 드러나는 분명한 지방조직이 있으면 쉽게 할 수 있다. 보통 세갈래근 또는 삼각근 외측에 지방 주머니가 있다. 위팔의 가운데는 90% 이상이 처지는 피부로 이루어져 있다. 팔의 지방흡입을 하는 대부분의 환자가 여성이다. 이런 많은 사람들은 전체 몸에 비해 위팔 둘레가 상대적으로 크다. 때문에 그들은 잘 맞는 셔츠를 찾기가 어렵다. 슬리브는 너무 크고 블라우스는 몸통 부분이 너무 크다. 이러한 경우는 유전적인 영향을 받는 것 같다. 위팔의 부드러운 지방은 지방 절제로 수정이 가능한데 잘 수축하지 않는 내측 허벅지의 윗부분과는 대조적이다. 이것은 운동으로도 줄이기 어렵다. 만일 많은 지방 축적과 훌륭한 피부 탄력이 있다면 지방흡입은 좋은 결과를 나타낼 가능성이 높다.

Illouz와 DeVillers는 시술대상자를 분리하는 방안을 제안했다. 이상적인 대상자는 젊고, 피부톤이 좋으며, 적당한 지방이 있고, 열등한 대상자는 나이 들고 피부톤이 나쁘며 지방이 많다. 중간의 후보는 두 그룹 사이의 특징들을 갖고 있다. 중간과 열등한 그룹의 후보들에게는 지방흡입보다 다른 대안 수술법이 있다는 정보를 알려 주어야 한다. Illouz와 DeVillers는 팔을 폈을 때 늘어진 피부(상완골 아래에서 달려있는 피부의 아래까지)의 길이가 두 손가락 사이에 잡히는 지방 두께보다 작은 후보가 좋은 후보라고 말한다. 그들은 결과적으로 나타난 외관은 세갈래근과 두갈래근이 동시에 수축할 때 보이는 팔의 모양과 유사할 것이라고 말한다.

팔의 근처 부위도 환자의 기분을 상하게 할 것이다. "브라 지방"은 가슴 전측면에 있는 지방이며, 뒤쪽 겨드랑이와 옆쪽 위쪽 등(큰원근〈teres major〉, 작은원근〈teres minor〉과 넓은등근〈latissimus dorsi muscle〉)에 있는 피하 및 피부 봉분을 포함한다. 이 봉분은 환자가 팔을 옆에 붙이고 브라를 착용하여 조직이 옆으로 밀릴 때 생긴다. 이 부위는 속임수처럼 보인다. Lillis는 보기보다 이런 접히는 부위에는 지방이 더 적다고 말한다. 더욱이 환자가 팔을 옆에 붙이고 서 있을 때, 뚱뚱한 사람들은 위팔의 중간 앞쪽이 더 많이 튀어나온다. Lillis는 이 부위의 피부는 얇아서 조심해야 한다고 경고한다. 심지어 마른 여성에게서도 두드러진 앞쪽 겨드랑이에 지방 패드가 있을 수 있다. 그는 또한 앞쪽 접힙의 얇은 피부보다 뒤쪽 접힘에서 더 좋은 결과를 얻을 수 있다고 말한다.

기대 효과

위팔 지방흡입의 이상적인 결과는 환자가 짧은 소매 셔츠를 입고 팔을 펴거나 붙였을 때에도 만족해 하는 것이다. 팔이 근육 모양으로 보여서는 안 된다. 팔은 환자의 신체 부위와 비례가 잘 맞아야 한다. 피부의 당김 테스트가 나빠서 탄력도가 떨어지면 환자에게 기대한 것만큼 수축하지 않을 것이라고 경고한다. 그러나 둘레 감소는 있을 것이다. 하지만 환자가 짧은 소매 셔츠를 편하게 입을 만큼 충분히 만족스럽지는 못할 것이다. 확실하게 "치료하지 않는 것"도 하나의 선택이다. 그들은 위팔 성형술 또는 근막걸기로 만족을 얻을 수 있다. 결과는 피부가 계속 수축하기 때문에 시간을 두고 개선될 것이다. Lillis는 어떤 환자들은 두 번의 지방흡입으로 더 나은 결과를 얻었다고 한다. 그는 수년 전에는 지방흡입으로 충분한 수축이 안 되어 팔의 변형 같은 염려가 있었다고 말한다. 그때는 지방흡입이 완전하게 시행되지 않았고 원하는 결과도 얻지 못하였다. 현재는 지방흡입을 꼼꼼하게 하고 진피를 다치지 않게 주의함으로써 환자들은 결과에 만족한다.

안전성

튜메선트 지방흡입의 안전성은 전국적인 조사와 전향적인 질(quality) 보장 연구를 통해 명백히 확인되었다.

해부학

위팔의 모양은 근위부에서는 세갈래근과 후측면으로 삼각근의 혼합된 모양과 관련이 있다. 앞팔(anterior arm)은 두갈래근 둘레로 볼록하지만, 중앙부의 대부분은 부리위팔근(coracobrachialis)의 결과이다. 뒤겨드랑이 부위는 넓은등근의 측면과 큰원근, 작은원근으로 이루어져 있다.

위팔은 얕은층과 깊은층의 지방이 있다. 위팔의 뒤쪽과 삼각근 부위의 깊은 지방층은 얇다. 얕은층의 지방은 빙 둘러져 있다. 전형적으로 뒤쪽 1/3이 비대한 지방이다. 이것은 상대적으로 부드러운데, 섬유화된 두갈래근 위의 앞쪽 지방과 달리 그 위의 피부는 느슨한 지방에는 부착되어 있지 않다. 가운데 팔 피부는 얇고 늘어지기 쉬우며 이 부위에는 주요한 신경과 동맥이 지나간다. 이런 이유로 이 부위는 보통 흡입을 하지 않는다.

위팔에는 조심해야 하는 곳이 있다. 척골(ulnar) 신경이 세갈래근의 가운데 머리에서 앞쪽으로 위팔의 끝으로 주행하고 그 다음 내측 위관절융기(epicondyle)와 팔꿈치머리(olecranon) 사이를 지난다. 팔꿈치에서 자뼈 신경은 내측 위관절융기의 등쪽에 위치한다. 신경 손상을 막기 위해 이 부위를 절개창으로 해서는 안 된다. 두 번째 조심 부위는 요골신경 경로이다. 근위부에서는 어깨밑근, 넓은등근, 큰원근 인대로 보호를 받는다. 그리고는 위팔의 뒤쪽 가운데에서 세갈래근의 내측 외측 머리 사이에서 더 얕게 지나간다. 세 번째 주의할 곳은 위팔 내측의 혈관이다. 겨드랑이 동맥이 위팔 동맥이 되고 위팔뼈 내측, 두갈래근 인대의 원위부 앞쪽으로 나선형을 이룬다. 이것은 피부와 지방 그리고 근막으로 덮여 있다. 다행히 위팔의 근육들은 위팔근막에 싸여있다. 이것은 세갈래근과 위관절융기 위에서는 두껍고, 두갈래근 위에서는 얇다.

위팔 지방변형의 병인

Glanz와 Gonzalez-Ulloa는 위팔의 만곡이 나이가 들어감에 따라 지지 구조가 없어져 아래로 늘어져 변형된다고 말한다. 이렇게 늘어지는 것은 나이와 비만도, 광손상 때문이라고 언급하였다. 확실히 지방 변형에는 유전적인 요인이 매우 중요하다.

수술 전 교육

환자의 의학적 과거력에 수술에 금기가 없는지 검토

한다. 환자의 기대가 현실적이어야 하는데, 어떤 환자에게는 시술의 효과와 위험성을 심사숙고할 기회를 주기 위해 두 번의 상담이 필요할 수도 있다. 안내 책자를 주고 환자가 항응고 작용이 있는 허브 첨가제나 약물을 복용하지 않도록 주의시킨다. 상담 후에 새로 처방받은 약이나 OTC 약물, 허브 첨가제 등이 있다면 알려 주어야 한다고 말해준다. 이것은 수술 전에 이미 복용을 중단했어도 어떤 약물의 반감기는 길어서 수일 동안 리도카인(리그노카인) 약물 대사에 영향을 미칠수 있기 때문이다.

상담하는 동안 환자에게 지방흡입 시술을 위한 표준 혈액검사를 포함하여 의학적으로 문제가 있었는지의 여부를 묻는다. 환자에게 두 종류의 압박복을 준다. 저자는 위팔과 더불어 앞쪽 겨드랑이가 접히는 부위까지 커버하는 타입을 추천한다. 또는 가슴에서 밴드로 연결되어 팔의 지지가 조금 약한 것도 사용될 수 있다. 어떤 압박복은 팔꿈치 아래로 연장되어 있다.

환자에게는 수술 후 수일간은 팔을 쉬게 할 수 있도록 수술 전에 필요한 일을 하게 한다. 환자는 수술 후 적어도 이틀간 운전해서는 안 된다. 압박복이 운전에 제한을 줄 수 있다는 것을 환자에게 알려 주어야 한다.

항생제는 수술 전에 투여한다. 사진은 상담하는 동안이나 수술 당일에 촬영한다. 만일 상담과 수술 간격이 너무 길면, 다시 사진을 찍는다. 환자가 아직 동의서에 서명을 안했다면 수술 당일에 경구용 항불안제를 먹기 전에 서명을 받도록 한다.

치료 기술

환자를 표준 방식으로 준비하고 디자인한다. 감시 장치를 환자에게 부착하고 튜메선트 마취제를 천천히 주입한다. 의사들마다 테크닉이 약간씩 다르지만, 대부분은 비슷하다. 주입 부위는 대부분 주로 외측 위관절융기(그림 12.1), 겨드랑이 뒷선, 그리고 위팔 내측 부위의 중간(그림 12.2)이다. 팔꿈치의 근위부 지방 패드는 더 섬유화되어 있어서 완전하게 지방을 제거하기 위해서는 근처에 하나 이상의 주입구가 필요하다. 어떤 의사들은 장축 방향으로 흡입을 하지만, 어떤 의사들은

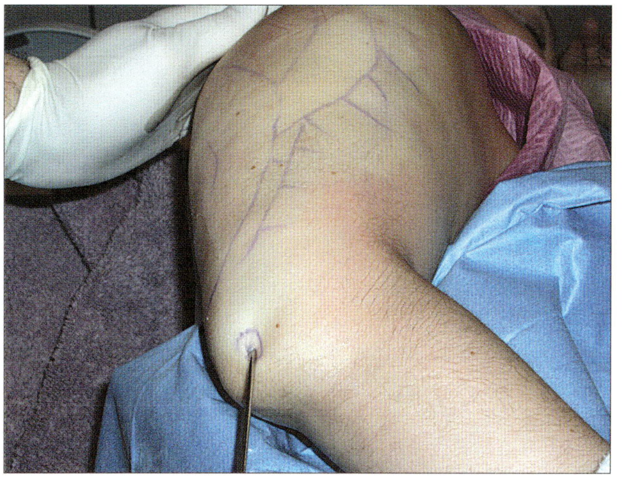

그림 12.1 팔의 상후면 지방흡입은 팔이 환자 측에 있을 때 외측 위관절융기 절개창에서 실시한다.

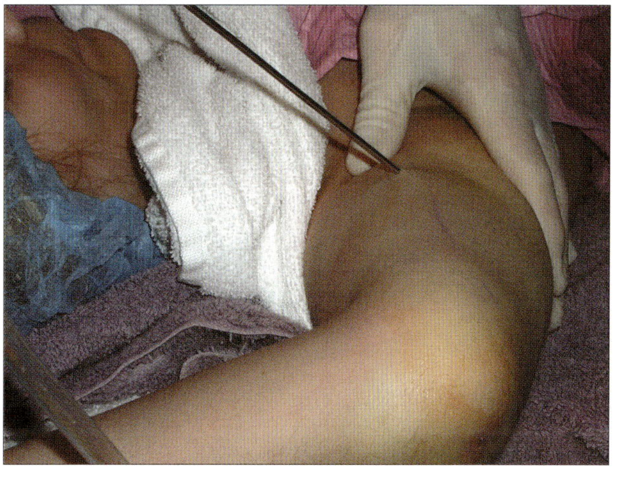

그림 12.2 팔의 상후면은 내측 절개창에서 90도의 각도로 접근할 수 있다. 이것은 세갈래근 절개창보다 눈에 덜 띈다.

격자 모양이 더 좋은 결과를 나타낸다고 말한다.

환자는 보통 측와위에서 한쪽 팔을 붙이고 팔꿈치를 160도로 구부리며 손은 허벅지에 편히 둔다(그림 12.1). 이것으로 의사는 위팔의 측면, 후면, 전면에 접근한다. 내측 팔과 앞쪽 겨드랑이 접힘에 접근하기 위해서 환자를 앙아위로 눕히고 팔을 올려 머리 밑에 두고 팔꿈치를 구부린다(그림 12.3). Klien은 위팔 앞쪽은 수술할 필요가 많지 않다고 말하지만 Lillis는 이 부분의 접근을 위해 앞겨드랑이를 활용한다.

튜메선트 마취액을 천천히 주입한다. 위팔에 필요한 마취량은 500~1,500 ml 또는 그 이상의 범위이다. 어떤 의사들은 작은 캐뉼라를 사용해서 많은 절개창을 만

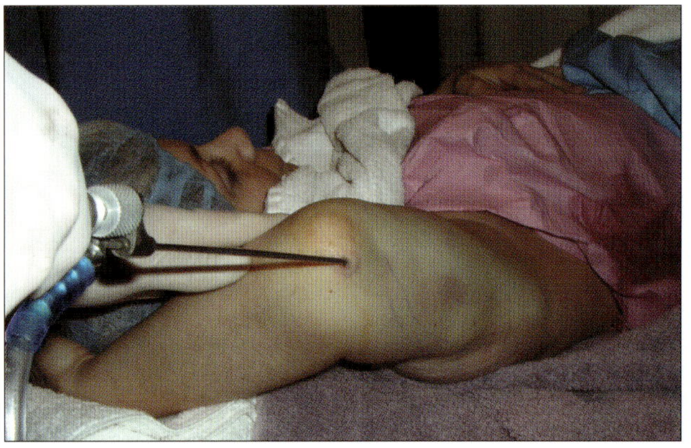

그림 12.3 환자의 팔을 머리 뒤로 한 채 외측 위관절융기 절개창에서 부가적으로 수행할 수 있다.

들고 어떤 의사들은 위관절융기와 겨드랑이 절개창에서 위팔 전체에 닿을 수 있는 긴 캐뉼라를 사용한다. Lillis는 팔 지방흡입의 가장 큰 두 가지 문제점은 위팔 근위부의 피부 탄력의 결여와 팔꿈치 근위부에 있는 섬유화된 지방의 불완전한 제거라고 말한다. 그는 위팔의 지방이 부드럽기 때문에 아래 방향으로 압력을 가하거나 캐뉼라 위로 지방을 밀기 위해 핀치 테크닉을 쓰지는 않는다(팔꿈치 근위부의 지방은 제외). Lillis가 위팔 뒤쪽 중간에서 격자 모양의 테크닉을 쓰는 반면, Klein은 이 부위에서 장축과 대각선 방향으로 흡입하고 가로로는 흡입하지 않는다. 수술 후에 Lillis는 팔을 들어 올려 근위부 팔의 후측면을 검사한다. 소량의 지방을 쿠션으로 남겨두면 미용적으로 보기 좋고 근육화되지 않은 위팔의 모양을 나타낸다.

Lillis는 위팔의 후면에 접근할 때는 Keel Cobra 캐뉼라로 부피를 줄이고 Accelerator 캐뉼라로 다듬는다. Klein은 덜 공격적인 캐뉼라를 사용하여 완전한 수술 결과를 만들기 위해 더 많은 주입부를 만든다. Lillis와 Klein은 우리에게 앞겨드랑이 지방은 공격적으로 흡입하지 않도록 주의를 준다. Klein은 작은 캐뉼라를 사용하는데 큰 것은 지방 패드 중앙에 주름을 만들어 주위로 튀어나오게 하기 때문이다. Fields는 앞쪽 겨드랑이를 흡입할 때 깊은층에 팔신경얼기가 있기 때문에 겨드랑이는 공격적으로 하지 말 것을 경고한다.

결과

문헌에서는 90%의 환자가 2주 내에 90%의 개선이 나타났다고 언급하였다. 다른 것에서는 확실한 개선이 나타날 때까지 6개월이 걸렸다고 말한다. 압박복은 피부가 잘 수축하도록 돕는다. 어떤 의사들은 압박복을 1주일 정도 입을 것을 권장하고 어떤 의사들은 6주 정도를 권장한다.

환자

39세 여성의 위팔은 사춘기부터 몸에 비해 컸다. 균형 잡힌 다이어트와 규칙적인 운동에도 그녀는 위팔의 지방을 줄일 수 없었다(그림 12.4A, B). 환자는 오른쪽이 왼쪽보다 크다고 말하지만, 왼쪽 위팔이 사실 오른쪽보다 0.5 cm 더 컸다. 수술하는 동안 1.6 ℓ 의 튜메선트 마취액을 주입했고, 오른쪽에서 250 ml와 왼쪽에서 300 ml의 위층 지방을 제거하였다. 환자는 압박복이 너무 제한을 주어 작게 느껴졌고 브라도 착용해야 했다(그림 12.4C). 큰 압박복은 몸통에 불필요한 압박을 주었다(그림 12.4D). 브라와 팔 구조로 이루어진 압박복이 가장 편안했다(그림 12.4E). 수술 2주 후 분명하게 좋은 결과를 볼 수 있다(그림 12.4F, G). 환자에게 옷이 더 편안하게 맞는 것을 보면 안다. 환자는 위팔에 맞게 셔츠를 살 수 있다. 오른팔의 둘레는 2.25 cm 줄었고, 왼쪽은 2.5 cm이 줄었다. 또 다른 환자의 수술 전후 결과는 그림 12.5와 그림 12.6에 있다.

부작용 및 합병증과 대안적 접근법

지방흡입의 부작용은 다음과 같다. 부분적인 원위부의 붓기, 출혈 반점, 절개창의 흉터(하얀 흉터가 나타나기 전에 일시적인 홍반과 퍼진 흉터, 비대흉터와 켈로이드, 함몰된 절개창), 절개창의 염증 후 색소침착, 결절, 피부 불균일, 물결 모양, 부분적 압통, 과감각, 약한 피부 수축(수술 전에 존재하는 주름은 수술 후에도 지속된다). 합병증은 혈종, 자뼈신경 손상 수액낭, 부분 또는 전신 감염 등이 있다.

결론

튜메선트 지방흡입을 전체 둘레에서 실시하든 270

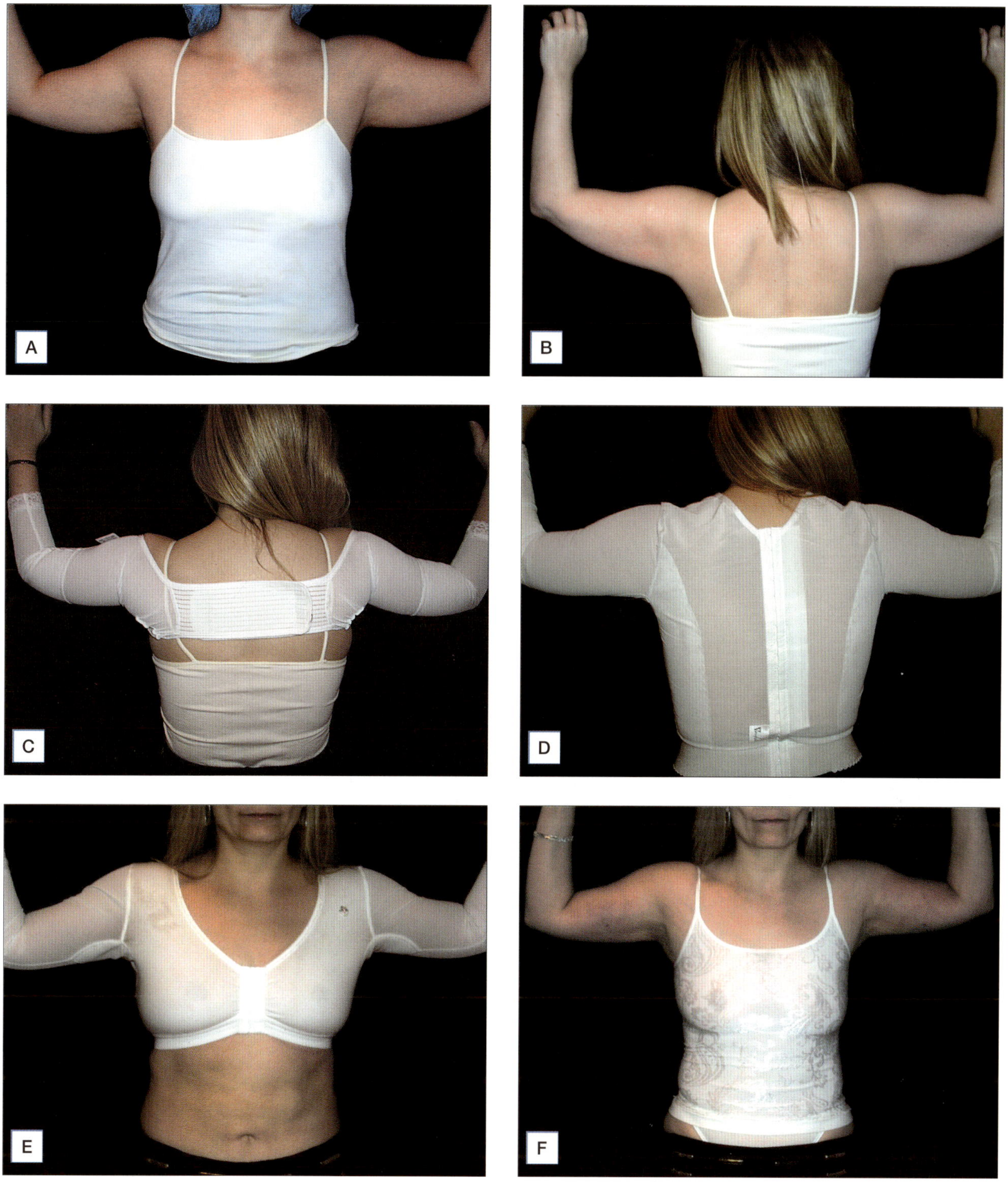

그림 12.4 39세 여성. 위팔의 지방흡입 수술 전. (A) 정면. (B) 후면. (C) 브라 없는 압박복. (D) 몸통과 팔까지 완전히 감싸는 압박복으로 만일 팔만 했다면 너무 활동 제한적이지만, 뒤쪽 겨드랑이 지방까지 같이 했다면 잘 지지해 줄 것이다. (E) 브라가 달린 압박복. 지방흡입 7주 후. (F) 정면

도의 범위에서만 실시하든 결과는 매우 좋다. 너무 공격적인 수술은 피하고 작은 흉터로 피부를 당겨서 피부결을 개선할 수 있다. 두 번째 시술대상자들은 비록 짧은 팔 소매 옷은 못 입지만, 부피 감소에 만족한다. 의사는 적절한 시술대상자를 선택하여 최대의 좋은 결과가 나오게 한다. 규칙적으로 운동하고 균형잡힌 식사를

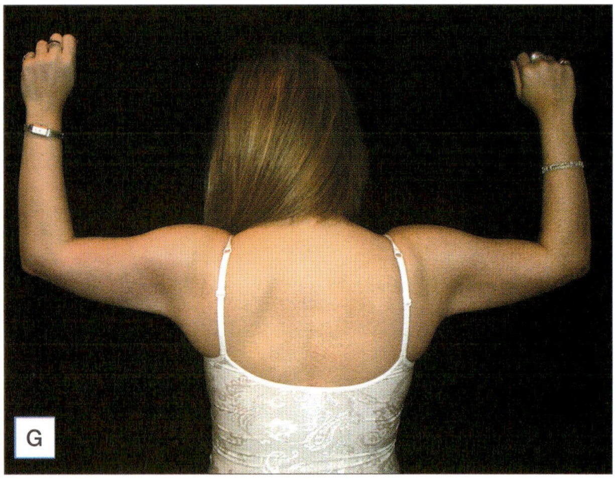

그림 12.4 계속 (G) 후면

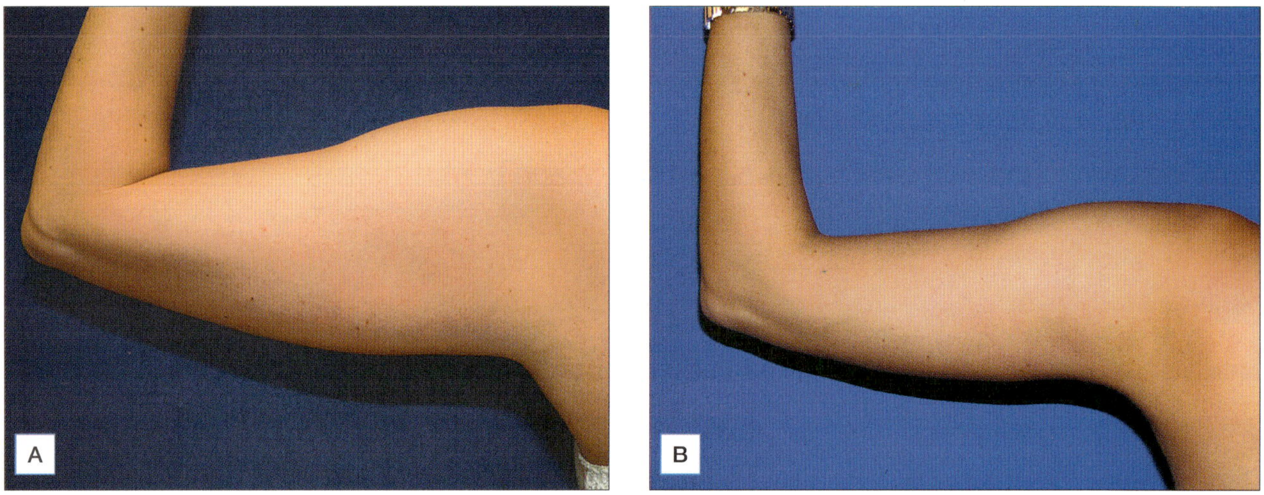

그림 12.5 35세 여성에서 튜메선트 지방흡입 전 후면 사진(A)과 6개월 후의 사진(B).

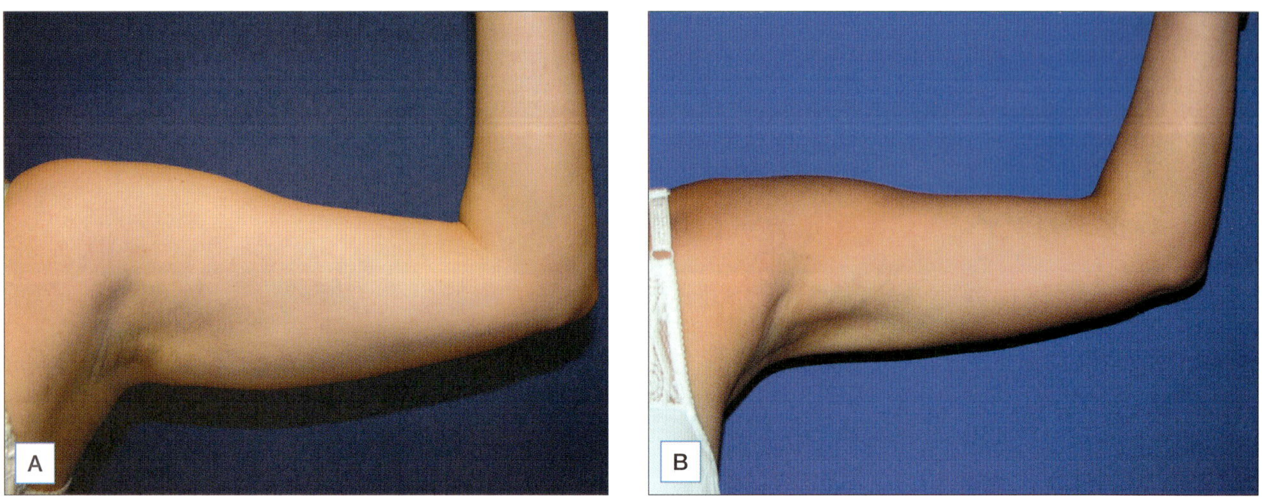

그림 12.6 35세 여성에서 튜메선트 지방흡입 전 전면 사진(A)과 수술 후의 사진(B)

하며 위팔에 분명한 지방이 있는 건강한 여성이 훌륭한 시술대상자이다.

참고문헌

Asken S 1988 Refinements in the technique of liposuction. Journal of Dermatologic Surgery and Oncology 14:1165–1172

Coleman WP, Hanke CW, Cook WR, et al 1997 Tumescent liposuction for different areas of the body. In: Coleman WP, Hanke CW, Cook WR, et al (eds) Body contouring. The new art of liposculpture. Cooper Publishing Group, Carmel, p 24

Collins PS 1990 The methodology of liposuction surgery. Dermatology Clinics 8:395–400

Field LM 1984 Lipo-suction surgery: a review. Journal of Dermatologic Surgery and Oncology 10:530–538

Glanz S, Gonzalez-Ulloa M 1981 Aesthetic surgery of the arm. Part I. Aesthetic Plastic Surgery 5:912–920

Hanke CW, Bernstein G, Bullock S 1995 Safety of tumescent liposuction in 15336 patients. Dermatologic Surgery 21:459–462

Hanke CW, Bullock S, Bernstein G 1996 Current status of tumescent liposuction in the United States. Dermatologic Surgery 22:595–598

Hanke CW, Cox SE, Kuznets N, Coleman WP 2004 Tumescent liposuction report performance measurement initiative: national survey results. Dermatologic Surgery 30:967–978

Housman TS, Lawrence N, Mellen BG, et al 2002 The safety of liposuction: results of a national survey. Dermatologic Surgery 28:971–978

Illouz Y-G, DeVillers Y 1989 Body sculpturing by lipoplasty. Churchill Livingstone, New York

Jacob CI, Kaminer MS 2003 Tumescent anesthesia. In: Narins RS (ed) Safe liposuction and fat transfer. Marcel Dekker, New York, pp 29–40

Klein JA 2000 Arms. In: Klein JA (ed) Tumescent technique. Tumescent anesthesia and microcannular liposuction. Mosby, St Louis, pp 427–443

Lillis PJ 1997 Liposuction of the arms, calves and ankles. Journal of Dermatologic Surgery and Oncology 23:1161–1168

Lillis PJ 1999 Liposuction of the arms. Dermatology Clinics 17:783–797

Lillis PJ, Narins RS 2003 Assessing the results and liposuction tips. In: Narins RS (ed) Safe liposuction and fat transfer. Marcel Dekker, New York, pp 287–305

Lockwood T 1995 Brachioplasty with superficial fascial system suspension. Plastic and Reconstructive Surgery 96:912–920

Lopes JA 2004 Liposuction, upper arms. In: Caputy G (ed) eMedicine. eMedicine Corp, St Petersburg, FL, pp 1–5

Matarasso SL 1990 A regional approach to patient selection and evaluation for liposuction. Dermatology Clinics 8:401–414

Scarborough DA, Bisaccia E 1994 Liposuction of the extremities:Part 2—Recontouring the arms. Cosmetic Dermatology 7:9–12

Shelton RM 2000 Tumescent liposuction. In: James WD, Elston D (chief eds) Emedicine dermatology. eMedicine Corp, St Petersburg, FL

Shelton RM 2001 Tumescent liposuction. What primary clinicians need to know. How it works; what patients can expect. Women's Health in Primary Care 4:535–541

Stegman SJ, Tromovitch TA, Glogau RG 1998 Liposuction. In: Stegman SJ, Tromovitch TA, Glogau RG (eds) Cosmetic dermatologic surgery. Year Book Medical Publishers, Chicago, 251–275

Warwick R, Williams P (eds) 1973 Gray's anatomy. WB Saunders, Philadelphia

13 자가지방이식

Fat Autograft Muscle Injection(FAMI)

Kimberly J. Butterwick

서론

지방이식이 지난 100년간 시술되어 왔지만, 최적의 이식 방법에 대해서는 오랫동안 논의가 많았다. 객관적인 논문의 부족 탓에 채취와 정제, 이식의 방법이 의사들마다 다르다. 이 장에서는 최적의 생존율과 미용 효과를 주장하는 자가지방이식 또는 FAMI라고 불리는 새로운 테크닉에 대해서 살펴보겠다.

FAMI는 원심분리한 지방을 얼굴 근육 안이나 근처에 평행하게 주입한다. 이 테크닉은 프랑스 성형외과 의사이자 해부학자인 Roger Amar에 의해 개발되었다. Amar는 그의 동료인 Illouz와 Fournier에게 영향을 받았는데, 지방흡입으로 유명한 그들은 주사기 지방흡입술을 개척하였다. 주사기 지방흡입은 지방전이에 매우 유용한데 지방을 잘라서 이식했던 옛날 방법 대신에 주사기로 채취한 지방을 얼굴의 결함부위에 바로 주입할 수 있다. Amar는 Sydney Coleman에게서 더 영향을 받았는데, Sydney는 최적의 생존율을 위해 과교정 대신 지방을 작은 입자 형태로 하는 소량 이식의 대가이다. 주름 밑을 채우기보다는 전체 얼굴에 3차원적인 부피를 보충하는 Coleman의 개념은 지방으로 부피를 복구하는 데 큰 영향을 미쳤다. 쥐의 근육에서 지방의 5년 생존율을 보여주었다는 1996년 Guerrosantos의 논문에서 Amar는 FAMI의 영감을 받았다. 목근육 올림수술의 경력이 있는 Amar는 1996년 얼굴 근육에 지방을 주입하는 연구를 시작하였다. 그는 3년과 5년 후에 결과를 발표하였다.

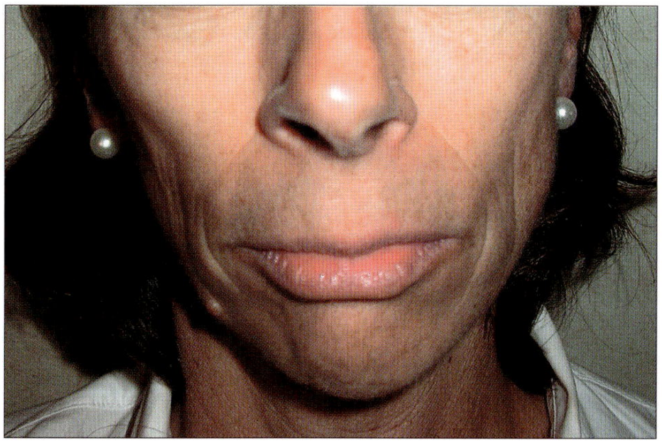

그림 13.1 노화로 인한 피하 지방층의 소실

다루어질 주제

FAMI 테크닉의 부피 복구를 이해하기 위해서는 나이에 따른 부피 감소를 이해하는 것이 필수적이다. 대부분 지방 확대 시술은 잃어버린 피하 지방의 보충을 목표로 한다. 그러나 나이가 들면서 피부, 지방, 근육, 뼈, 등 얼굴의 모든 조직이 위축된다. 그 중에서 피하 지방 조직의 소실이 가장 크고 결과적으로 얼굴은 골격만 남은 모습일 수 있다(그림 13.1). Coleman, Donofrio와 다른 의사들은 얼굴 곡면이 편평해지는 것을 지방의 소실로 설명한다. 뺨과 앞이마는 젊었을 때의 볼록함을 잃고 나이가 들어감에 따라 편평해진다.

지방의 위축과 더불어, 뼈의 진행성 위축과 재구성으로 근육의 긴장도가 없어지고 결과적으로 근육을 위축되게 한다. 시간이 지남에 따라 아래턱뼈도 위축되어 턱이 후퇴하고 높이가 낮아진다(그림 13.2). 하악면 조직이 결과적으로 처져서 턱(jowl)이 생긴다. Zadoo와 Pessa는 또한 중안면의 골 재구성을 설명했는데 눈확아래뼈(infraorbital)의 가장자리와 위턱뼈가 시간이 지나감에 따라 뒤로 이동한다. 눈확아래뼈 가장자리의

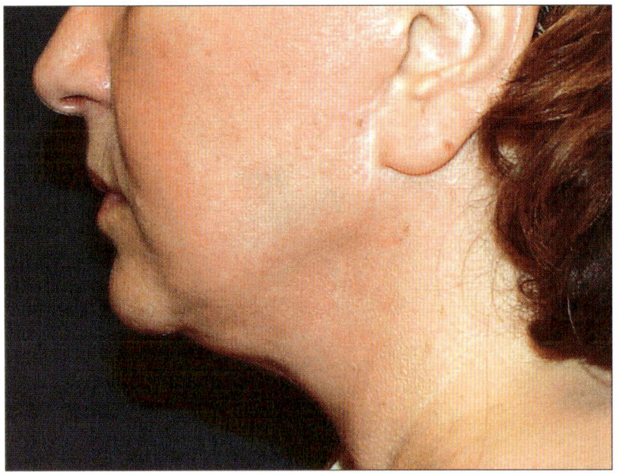

그림 13.2 아래턱뼈와 연조직의 위축으로 턱이 뒤로 후퇴하고, 턱끝의 길이가 짧아지며, 군턱이 생긴다. 주름제거술 전에는 위축 변화라고 부르지 않았다.

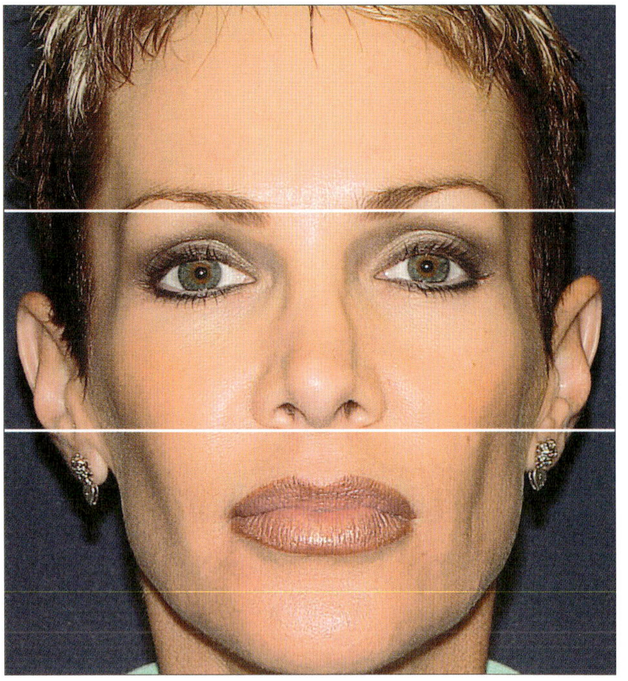

그림 13.3 얼굴의 이상적인 3등분

변화로 눈물고랑(tear trough)이 깊어지고 어떤 사람은 아래눈꺼풀이 늘어진다. 위턱뼈의 후퇴로 코를 받치는 조직이 뒤로 이동함에 따라 코끝이 아래로 내려가고 윗입술의 길이가 늘어난다.

뼈의 재구성과 부드럽고 딱딱한 조직의 소실로 안면 비율이 변한다. 이상적인 안면 비율은 얼굴의 3등분인데, 앞이마 머리선에서 미간, 미간에서 코밑, 코밑에서 턱까지이다(그림 13.3). 입꼬리는 이상적으로 홍채의 내측 가장자리 선과 일치한다. 옆 모습도 비슷하게 분석할 수 있다. 어떤 기준에 따르면 콧등과 코밑부분, 턱에 이르는 수직선을 그릴 수 있는데 이 선은 Frankfort 면(외이도의 윗부분과 아래눈확 가장자리를 잇는 표준 수평면)에 수직이다(그림 13.4). 미용 외과의는 젊었을 때의 윤곽과 비율, 돌출을 복구하려 할 때 이런 변화를 잘 알고 있어야 한다. Box 13.1에는 이를 분석하는 데 유용한 조직의 위축 설명이 요약되어 있다.

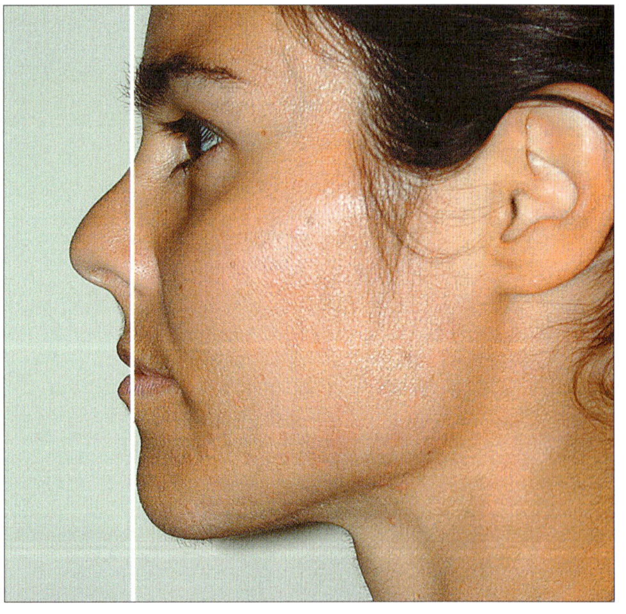

그림 13.4 이상적인 옆모습에서는 미간의 바닥에서 코와 턱끝을 연결한 선이 Frankfort 면과 수직을 이룬다.

환자 선택

FAMI는 얼굴의 부피와 피부 탄력이 줄어든 후보자들을 대상으로 한다. 이 환자들은 35~60세 사이의 남녀일 것이다. FAMI는 비구순주름 같은 주름 밑을 채우는 시술이 아니라는 개념을 이해하는 것이 중요하다. 오히려 부피와, 윤곽, 처진 피부를 지지하는 얼굴 근육의 기능을 복구하는 데 이용된다. 이 시술은 얼굴 전체에 할 수도 있고 입 주위나 눈 주위 같이 부분적으로 할 수도 있다.

부분적으로 치료할 때는 하안면이 대부분인데 그것은 부피 감소가 다른 부위보다 빨리 나타나기 때문이다. FAMI는 이 부위에서 입술을 지지하고 턱끝과 턱

부피 소실의 징후들

- 상안면 : 앞이마 곡면이 납작해지고, 관자 부위가 오목해지고, 눈썹과 미간이 납작해진다.
- 중안면 : 가운데 뺨이 납작해지고, 눈확-뺨 연속성이 소실되며, 눈물 골 변형과 코끝이 내려앉을 수 있다.
- 하안면 : 턱이 뒤로 후퇴하여 턱끝밑 주름이 깊어지고, 턱과 턱앞 고랑이 생기며, 입의 돌출이 없어지고, 윗입술이 길어지며, 입꼬리 지지가 사라진다.
- 얼굴 비율이 변한다.

Box 13.1 부피 소실의 징후들

뼈 경계의 부피를 증가시키기 위해 가끔 턱끝밑 튜메선트 지방흡입과 동시에 시행될 수 있다(그림 13.5). 눈주위 FAMI는 눈물고랑 변형이나 너무 공격적인 안검미용술로 인한 텅빈 눈에 사용될 수 있다. 이것은 또한 주름제거술 후 환부가 골격화되거나 너무 팽팽해질 때 하는 이상적인 시술이다. 사실 어떤 사람들은 주름 제거술이 조직의 위축을 가속화 하고, 부피 복구의 필요를 증가시킨다고 생각한다. 과거에 주름제거술을 받아 두 번째 올림술은 피하고 싶은 60~75세의 나이든 환자에게 FAMI는 이상적인 미용 수술이다. 적절하지 못한 시술대상자는 피부가 너무 많이 처져 있거나, 심한 비구순주름, 목과 뺨이 함께 처진 사람들이다. 이런 환자들에게는 주름제거술이 낫다. 상당한 피부 광손상이 있는 환자는 얼굴재생술을 받는 것이 좋다.

기대효과

FAMI는 환자의 얼굴 해부학을 토대로 부피를 회복시키고 얼굴을 지지해준다. 각 개인의 얼굴 모습은 변하지 않고 회복된다. 이것이 대부분 환자들의 목적이다. 다른 사람처럼 보이지 않고 좀 더 젊어 보이는 것이다. 이 시술은 좀 더 부드럽고, 건강하며 젊어 보이는 외모를 갖게 한다. 이것은 비구순주름을 없애거나 다른 결함을 완전히 제거하지 못하지만, 젊었을 때의 매력적인 윤곽으로 바꾸어 준다. 또한 입의 돌출과 턱, 뺨을 회복시키고 전반적인 미용 부위의 일관성을 회복시킨다.

치료 전략에 대한 개요

FAMI의 치료 전략은 적은 양의 지방을 얼굴 표정 근육의 혈관이 풍부한 곳에 두는 것이다. 이 테크닉의 근거는 두 가지이다. 첫째, 지방 세포의 생존율이 높은데 이것은 이식된 지방이 풍부한 혈관 근처에서 혈액 공급으로 저산소증이 있는 동안에도 잘 생존하기 때문이다. 혈관신생이 36시간 내에 시작되는데 지방 알갱이가 3 mm보다 작을 때 가장 효과적이라는 것을 보여주었다. 만일 일시에 많은 양의 지방을 주입하면, 단지 덩어리의 주변에만 생존하였다. 가운데 중심부위는 괴사된다. 둘째로, 근육을 따라 지방을 놓으면 근육의 기능을 강화시킨다는 사실이 많은 의학 분야에서 밝혀졌

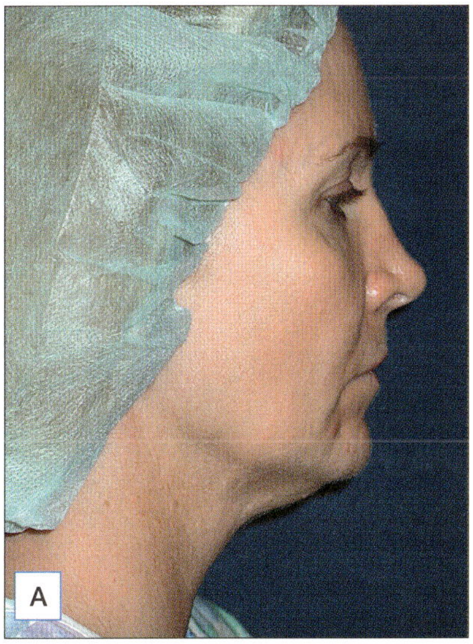

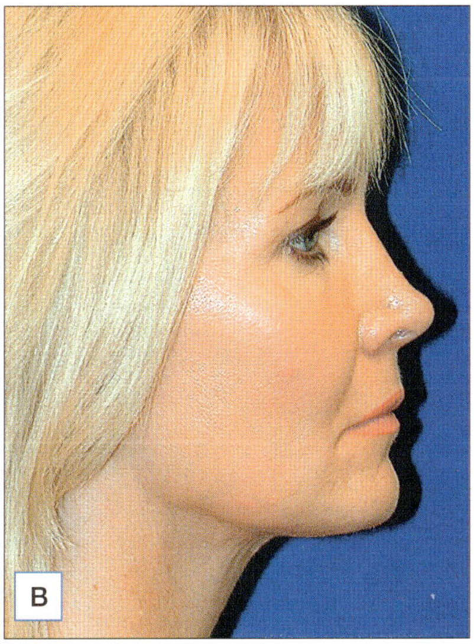

그림 13.5 6.2 ml 지방을 주입한 입 주위 FAMI와 턱끝밑 지방흡입 수술 전(A)과 수술 1년 후(B). 턱 높이의 증가와 부드러워진 턱끝 고랑을 주목하라.

다. 그러한 의학 분야는 이비인후과, 비뇨기과, 위장관 내과이며 치료를 목적으로 약한 성대와 괄약근 속에 지방을 주입하였다. 지방으로 근육더미가 커질 뿐 아니라 근육조직 자체도 비대해진다. 이 시술로 인한 기능의 개선이 증명되었다. FAMI를 통해 부피 교정과 근육 기능이 강화되어 얼굴을 젊었을 때의 윤곽으로 다시 당겨주고 근육 긴장 또한 벡터 방향으로 회복시켜준다.

치료 접근

치료의 일반적인 접근은 Box 13.2에 요약되어 있다. 그런 과정을 밟기 전에, 시술자는 적절한 해부학과 이 시술이 어떻게 시행되는지에 대해 배울 것을 강력히 권장한다. 이 시술을 하려면 얼굴 해부학에 대한 지식과 주어진 환자의 어느 부위에서 부피가 축소되었는지 파악하는 능력이 필요하다. Amar는 결함을 보는 이 능력을 "A"-비전(vision) 또는 해부학적 비전(anatomic vision)이라고 말한다. FAMI를 효과적으로 시술할 수 있는 의사가 되기 위해 얼굴 표정근에 대한 전체적인 지식은 필수적이다. 이 근육들의 기시부와 부착부가 어디인지 다시 배워야 하고 근육이 기원하는 곳의 뼈 표지를 만질 수 있어야 한다. 얼굴뼈의 모습과 익숙해지는 것도 필수적이다. 일단 해부학을 습득하면 나이에 따라 발생하는 위축 변화와 그것을 수정하기 위한 과정을 더 잘 이해할 수 있게 된다.

주 결정요인

FAMI의 치료 전략은 환자의 염려와 목적에 따라 전체 또는 부분 얼굴의 잃어버린 부피를 회복하는 것이다. 얼마나 많은 부피가 환자에게서 소실되었는지에 따라 시술의 범위는 다양하다. 어떤 환자들은 입 주변과 턱 부위에 10~20 ml 정도만 소실된다. 어떤 환자들은 대략 100 ml의 많은 소실이 있을 수 있다. 그 환자들이 수주에서 수개월의 부종과 휴식기간을 견디지 못한다면 한 번에 교정될 수 없다. 일반적으로 부종의 정도는 주입한 부피와 비례한다. 40 ml 이상 주입하면, 부종은 2주 이상 지속된다. 보통 이런 환자들은 휴식 기간이 너무 길어지게 되므로 단계적으로 부피를 복구하는 것이 좋다.

치료 접근

1. 환자 상담
2. 수술 전 검사와 환자 교육
3. 시술의 계획
4. 얼굴과 공여부 마취
5. 지방의 채취
6. 지방의 가공
7. 위에서 아래로 지방 주입
8. 각 근육의 주입량을 기록
9. 수술 후 교육
10. 필요시 6과 12개월에 터치업 시술

Box 13.2 치료 접근

일반적으로 저자의 경우는 첫 시술에 20~40 ml로 좀 더 많은 양을 시술한다. 1~3차례 5~15 ml의 냉동 지방을 이용하여 터치업을 1년 동안 시행한다. 터치업 시술은 과도한 부종을 피하기 위함이고 첫 시술에서 회복시키지 못한 부피를 채우기 위해 계속 이용될 수 있다. 터치업은 또한 첫 시술에서 소실된 부피를 채우기 위해서도 이용될 수 있다. 소실된 부피의 부위가 입술과 마리오네트선 부위라면, 주입된 지방의 혈관신생을 방해하는 이 부위의 지속적인 움직임 때문일 것이다.

만일 환자의 피부와 얼굴널힘줄계통(SMAS)에 상당한 처짐이 있는 상태에서 주름제거술을 선택한다면, FAMI는 3~6개월 후에 시행하는 것이 좋으며, 이때 과도하게 팽팽하거나 입의 주름 같은 원치 않은 결과를 수정수 있다. 만일 피부재생술이 FAMI와 함께 필요하다면, FAMI와 함께 또는 전후에 시술할 수 있다.

다른 환자에게서 고려해야 하는 요소는 잠재적인 체중 변화이다. 환자가 체중 감소 프로그램이 있거나 마라톤을 할 예정이라면, 신체 지방의 감소는 주입된 지방의 유지를 약화시킨다. 이런 상황에서는 FAMI를 연기해야 한다.

환자 상담

처음 상담에서 환자에게 목표나 염려되는 점을 표현할 기회를 주고 의사는 환자가 이 시술에 적절한 대상인지를 결정한다. 간호사는 수술이나 질병 과거력을 검토해서 환자가 이 시술에 금기가 될 만한 와파린 같은 약물을 복용하지는 않는지, 이 시술을 받을 만큼 충분

상담 : 환자에 대한 질문

1. 거울을 볼 때 무엇이 가장 속상한가?
2. 회복을 위해서 얼마나 집에 있을 수 있나?
3. 어느 부위의 지방을 제거하길 바라는가?
4. 어느 부위 지방이 다이어트에 가장 반응이 적은가?
5. 당신은 통증이나 바늘에 아주 예민한가? 당신은 채혈이나 치과 치료에서 얼마나 잘 참는가?

Box 13.3 상담 : 환자에 대한 질문

히 건강한지 확인한다. 전에 받았던 미용수술도 기재한다. 간호사는 또한 거울을 볼 때 어떤 부분이 제일 거슬리는지에 대해서 묻는다. 만일 위입술 위의 작은 주름들이 유일한 불만이라면, 일시적인 진피 필러가 더 적절할 것이다. 시술을 위해 환자가 얼마나 쉴 수 있는가? 의사는 시술에 들어가기 전에 그들의 불만에 초점을 맞추려는 시도를 해야 한다(Box 13.3).

많은 환자들이 지방이식을 요구하며 병원에 오는 이유는 방송이나 친구의 경험에 자극을 받았기 때문이다. 또 어떤 사람들은 무엇을 원하거나 필요한지 모르고 전체적으로 젊어 보이는 효과를 요구한다. 지방 확대 수술에 경험이 있는 의사들은 환자가 원하는 것이 주름제거술인지, 피부재생술인지, 지방이식에 의한 부피 회복인지 아니면 복합적인 시술이 필요한지를 상당히 빨리 결정할 수 있다. 대부분의 환자들은 부피 회복이 무엇인지 이해하지 못하기 때문에 의사는 환자를 분석하는 동시에 교육해야 한다.

환자의 부피 소실에 접근하는 데 가장 도움이 되는 방법 중 하나는 환자에게 10~20년 전 사진을 가져오라고 해서 상담 당일에 찍은 사진과 비교하여 분석하는 것이다(그림 13.6). 저자는 머리부터 시작해서 아래로 진행하여 앞이마 곡선의 부피와 위치, 눈썹의 풍만함, 미간의 관자뼈(temporal) 부위의 풍만함을 본다. 다음에 아래눈확 부위를 검사하는데 눈꺼풀-뺨 연속체 또는 만곡이 꺼져 보이는지를 확인한다. 눈물 고랑이 있으면 기록한다. 광대와 뺨 부위의 풍만함을 젊었을 때의 사진을 보고 비교한다. 위턱뼈의 후방전위는 중안면의 상대적인 길이를 측정함으로써 접근할 수 있다. 이상적으로 내측 눈구석에서 비구순주름의 맨위까지의 거리가 비구순주름의 맨위에서 입술꼬리까지 거리보다 길어야 한다. 나이든 얼굴은 상대적으로 중안면이 짧아진다(그림 13.7). 다음으로 코끝을 예전 사진과 비교하여 근육과 뼈의 소실로 인해 뒤로 후퇴했는지 확인한다. 볼 부위가 꺼져 보이는지 확인하고 살짝 꺼져 있다면 이것은 보통 매력적이기 때문에 수정하지 않는다. 입주위 부위는 부피 소실로 인한 윗입술의 길이를 평가하고 젊었을 때의 사진과 비교하여 입술의 풍만함을 평가한다. 대부분의 환자는 젊었을 때보다 더 풍만한 입술을 원하지 않고 젊었을 때 정도의 원래 부피를 회복하고 싶어한다. 입꼬리의 위치는 젊었을 때 입꼬리를 떠받치는 마리오네트선 부위와의 관계에서 기록해야

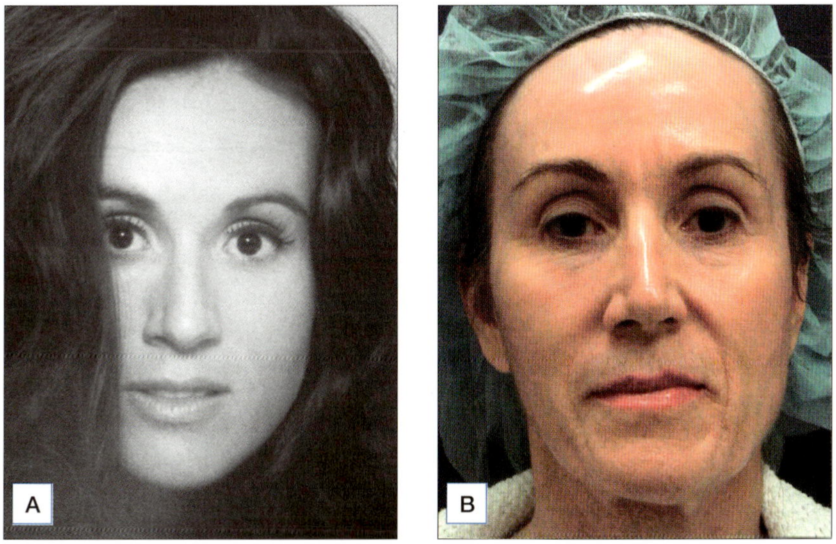

그림 13.6 환자의 20년 전 사진(A), 현재 모습(B)

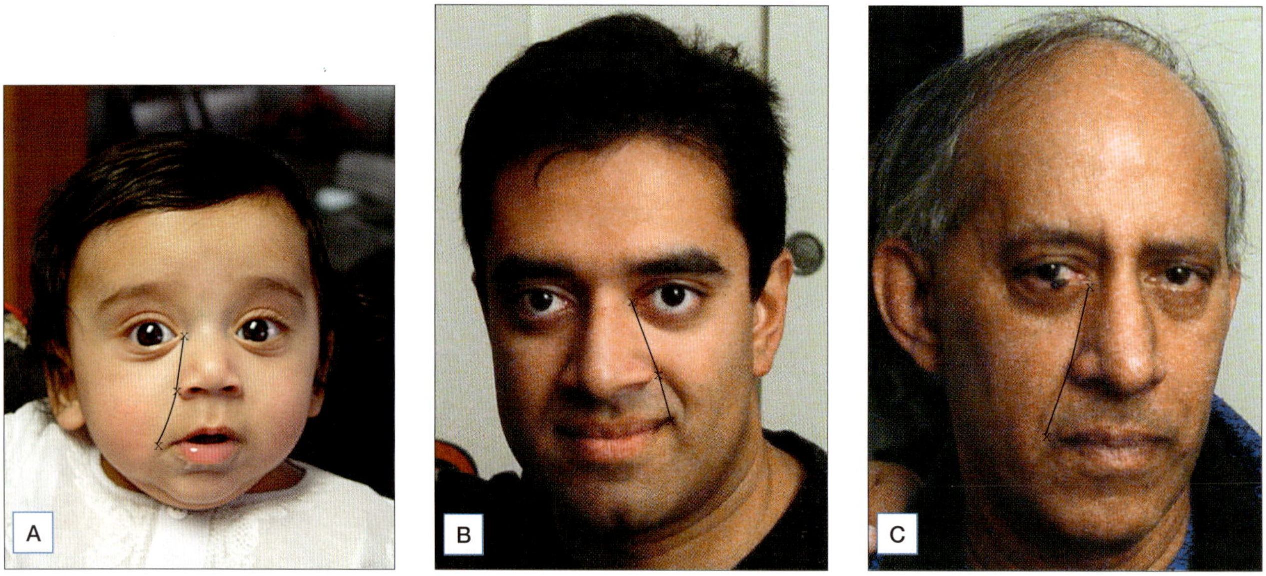

그림 13.7 세월에 따른 중안면 비율의 변화. 유아(A)와 노인(C)을 보면, 내측 눈구석에서 NLF 맨위까지의 거리와 NLF 맨위에서 입꼬리까지의 거리가 거의 비슷하다. 젊은 성인에서(B)는 내측 눈구석에서 NLF의 맨위까지의 거리가 NLF 맨위에서 입꼬리까지 거리보다 길다.

한다. Amar는 이 부위를 입의 "지주(pillars)"라고 불렀다.

하안면을 옆 얼굴로 분석하면 입술의 실제 돌출이 잘 보이는데, 이 돌출은 시간에 따라 감소한다. 턱의 돌출, 높이, 크기를 동시에 분석하고 깊은 턱끝 주름이 있는지 기록한다. 아래턱뼈의 부드러움과 풍만함을 확인한다. 군턱(jowl)의 유무나 턱 앞고랑에 대해 기록한다.

조사한 위의 변화들을 환자와 얘기한다. 환자는 보통 얘기를 하면서 어떤 부위에 가장 문제가 있고 조금 고쳐서 어떤 모습은 좋아질 수 있다거나 또는 좋아지지 않는다는 동의 의견을 말한다. 상담하는 동안 또 하나의 도움이 되는 좋은 방법은 환자의 현재 사진에 표준 이상적인 비율을 적용하여 이 비율이 어떻게 변하는지 보여주는 것이다. 얼굴 비율은 시간에 따라 변할 수 있는데 하안면이 길어지거나 짧아진다. 아래턱뼈의 후퇴를 수직선을 그으면 쉽게 확인할 수 있다(그림 13.8).

이상과 같은 환자의 정보를 바탕으로 계획을 세운다. 어떤 때 이것은 부분적인 시술이 될 수 있고 어떤 때에는 얼굴 전체의 회복을 위한 시술이 될 수 있을 것이다. 치료할 부위는 얼굴 도표에 기록한다. 현실적인 기대에 대해 환자와 얘기한다. 환자에게 필요한 부피에 따라 2~4번 정도의 터치업 시술이 필요할 수 있다고 얘기해 둔다.

다음으로 환자와 잠재적인 채취 부위에 대해서 얘기한다. 때때로 환자는 지방채취와 더불어 지방흡입을 결심하기도 한다. 환자는 보통 복부를 선호하지만, 많은 의사들은 이 부위가 지방이식을 하는 데 있어 섬유화되는 부위라고 생각한다. 최적의 채취 부위는 명백하게 정립되어 있지 않다. 많은 이들이 바깥쪽 허벅지를 이상적인 부위로 생각하는데 섬유성이 없고 상대적으로 무혈관 부위이기 때문이다. 최소 혈관 상태의 지방세포는 이식 이후 초기 저산소 상태에서 생존할 수 있다. Ullman의 논문은 이런 사실을 뒷받침하는데 그는 쥐의 다양한 부위에 지방을 이식한 결과 바깥쪽 허벅지에서 가장 낮은 흡수율을 보인다는 것을 알았다. Amar는 내측 무릎을 선호하는데 몸무게의 변화에 유동적이지 않기 때문이다. 다른 사람들은 환자의 과거력에 비추어 다이어트에 저항이 있는 부위를 추천한다. 그래야 환자의 체중에 변화가 있더라도, FAMI 결과가 상대적으로 안정될 것이다. 때로, 환자의 지방이 거의 없을 때에는 가능한 모든 곳에서 지방을 채취해야 한다.

마취에 대해서 환자와 검토한다. 대부분의 환자는 경도의 진정과 신경마취에 동의한다. 어떤 환자들은 까다로워서 바늘에 대한 생각만으로도 미주신경 반응이

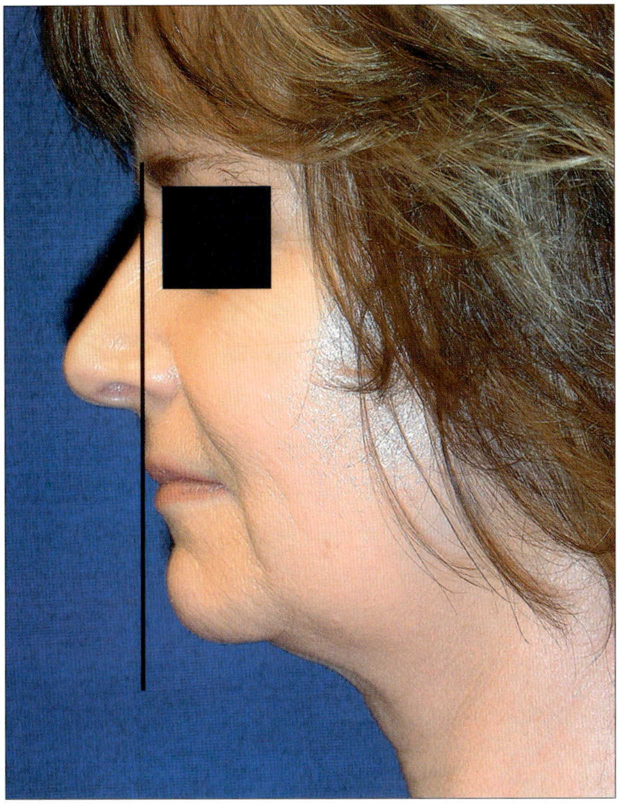

그림 13.8 이상적인 수직선과 비교하면 턱의 후방전이를 쉽게 알 수 있다.

나타난다. 그러한 환자들은 치과 방문이나 채혈 또는 보톡스도 어렵다. 따라서 그들은 마취 의사에 의한 중등도의 진정을 더 편안해 할 것이다.

수술 후의 후유증과 잠재적인 합병증을 환자와 검토한다. 환자에게는 그에 따른 계획을 세우기 위해 미리 휴식기간이 필요하다고 충고한다. 반상 출혈과 부종의 정도는 일반적으로 주입한 지방량에 비례한다. 15 ml 이하의 적은 양은 휴식시간이 1~2일 정도 필요하다. 40 ml의 양으로 얼굴 전체를 시술한 경우 휴식시간은 7~10일 정도 필요하다. 부종은 또한 입 부근의 운동을 제한하고 튀어나오게 한다. 환자에게 며칠간은 원숭이 같을 거라고 미리 말하면 환자는 이것을 잘 견디어낸다.

수술 전 평가

환자는 수술 전 평가를 위해 시술하기 전 10일~2주 사이에 내원한다. 이 시점에서 과거력에 대해 조사하고 이학검사를 한다. 환자에게 위급한 내과적 상태나 투약, 알레르기가 있는지 확인하고 사전에 차단한다. 아스피린과 비스테로이드성 항염증제와 같은 약물은 수술 2주 전에 중단해야 한다. 또한 어떤 비타민과 허브도 수술 전에 중단해야 한다. 이것은 비타민 E와 네 가지 G, 즉 은행잎(Ginko), 인삼(Ginseng), 마늘(Garlic), 생강(Ginger) 이다.

예방적 항생제 치료를 시술 전날 밤부터 시작한다. 7일 동안 세팔렉신 500 mg bid를 처방하거나 페니실린 알레르기 환자를 위해서는 미노싸이클린 100 mg qid 또는 bid를 처방한다. 불안해 하는 환자들은 로라제팜 1 mg을 미리 처방해서 수술 전날 저녁과 수술 당일 아침에 복용하게 한다. 시험관 검사로는 CBC와 혈소판수 검사, 생화학 검사 12종과 PT, PTT가 있다. 수술 전 사진을 찍고 동의서에 서명을 받는다. 환자는 수술 당일에 수술센터에 도착해 시술에 대한 모든 준비를 한다. 스크린 과정과 수술 전 검사로 환자는 질문할 기회를 더 많이 갖게 된다. 이에 따라 환자는 수술 당일에 완벽하게 준비를 끝내고 의사나 직원을 믿으며 수술에 임하게 된다.

치료 기술

환자

전에 언급했듯이, 이 시술에 이상적인 환자는 충분한 피부 탄력도가 있고 상당한 부피의 소실이 있는 사람이다. 만일 주름제거술이 필요한 것으로 보이면 이것을 먼저 시술하고 3~6개월 경과한 후 FAMI를 한다. 만일 잔주름과 약간 굵은 주름이 문제라면, 얕거나 중간 깊이의 재생술을 FAMI 시술의 1개월 전후에 함께 시술할 수 있다. FAMI에 의한 부피 회복의 목표 부위는 약간의 입주위 늘어짐, 눈물고랑 변형을 동반한 꺼진 눈, 꺼진 관자놀이, 얇은 입술 등이다. 좀 더 전체적인 부피의 회복이 필요한 경우는 체중 감소 또는 질병으로 인해 지나치게 수척해 보이는 외모 또는 한 번 이상의 주름제거술로 지나치게 팽팽해 보이는 외모 등이 있다. 상담하는 동안 치료할 부위를 그린다.

치료할 근육에 대한 상담 노트와 환자의 젊었을 때의 사진과 현재의 사진을 검토하여 미리 계획을 세워야 한다. 도표나 정확한 계획은 시술 전에 만든다.

장비

FAMI를 위해 필요한 장비는 그림 13.9에 나타나 있고 Box 13.4에 기록되어 있다. 채취 캐뉼라는 끝이 무뎌야 하고 출혈을 피하기 위해 공격적이지 않아야 하는데, 혈액은 지방의 생존을 방해하는 것으로 생각된다. 저자는 Klein finesse #12번 캐뉼라나 큰 옆구멍과 둥근 끝을 가진 Amar 캐뉼라를 선호한다. 소독된 원심분리기관을 사용하는데 원심분리 하는 동안 미생물이 번식할 수 있기 때문이다. 사실 소독 안 된 관을 사용한 원심분리기에서 슈도모나스가 배양되었다는 보고들이 있다. 시험관 거치대는 주사기를 수직으로 세워 두기에 매우 편리하다(그림 13.10).

FAMI 시술은 하나의 직선 주입 캐뉼라로는 할 수 없다. Amar의 주입 캐뉼라 세트는 시술의 성공을 위해 필수적이다(그림 13.11). 이 세트는 두개골의 만곡을

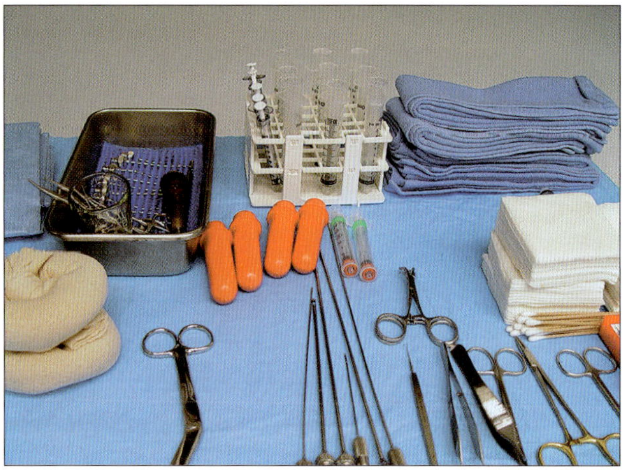

그림 13.9 FAMI 시술을 위한 기구의 준비

장비(Equipment)

For harvesting:
- 12G Klein finesse or Amar harvesting cannula
- 10 mL syringes: #12
- Klein's tumescent formula 0.1% lidocaine (lignocaine)
- Injection sprinkler cannula and 25G and 20G injection needles
- Infiltration pump
- Syringe caps
- Syringe rack

For fat processing:
- Centrifuge with sterilizable canister sleeves
- 1 mL syringes: #10
- Female to female transfer adapter
- Basin for infranatant fluid (we use ½ sterile saline plastic container)

For anesthesia:
- 5 mL syringe with 1% lidocaine (lignocaine) with epinephrine (adrenaline) mixed 50:50 with Marcaine with epinephrine
- 26 gauge 1½inch needle and 30G needle

For injection:
- Amar injection cannula set with cannulas #1–10
- Awl or No–Kor needle for entry site

Box 13.4 장비(Equipment)

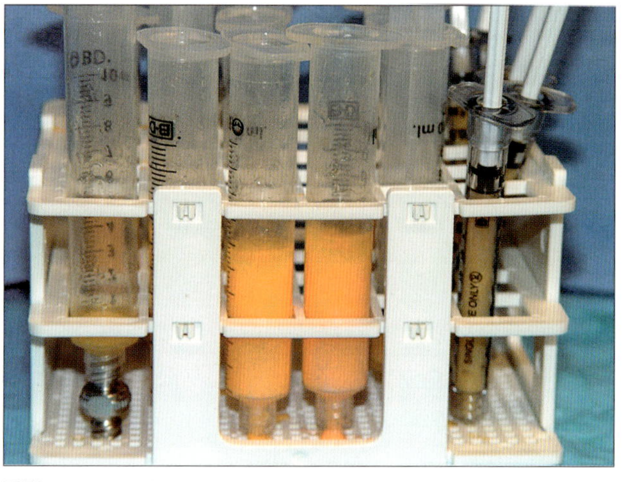

그림 13.10 주사기 꽂이

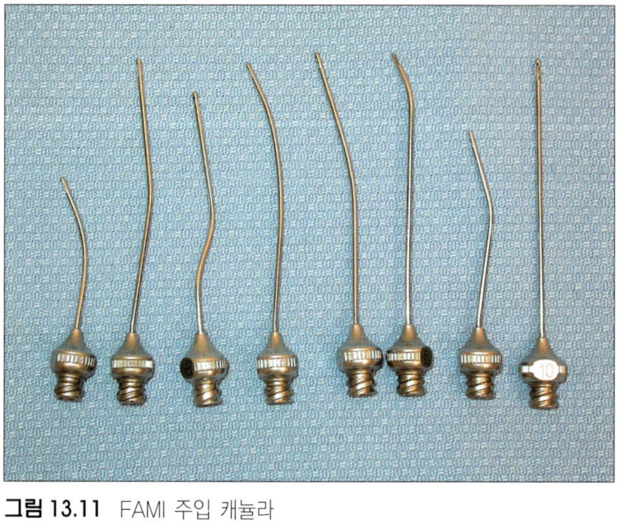

그림 13.11 FAMI 주입 캐뉼라

따라 다양한 근육 주행을 따를 수 있도록 특별히 도안되었다. 캐뉼라의 곡선은 시술자가 근육의 길이를 바르게 따라갈 수 있도록 안내한다. 근육을 따라가기 때문에 저항이 없고 그래서 근육에 최소한의 손상만 준다. 게다가 캐뉼라 끝은 뼈를 따라 미끌어져 근막으로 들어가기 위해 무디거나 약간 줄어드는 모양으로 디자인 되어 있다.

치료 체계

마취

마취는 Box 13.5에 기록된 대로 실시한다. 환자의 불안을 진정시키고 신경마취의 불편함을 없애기 위해, 정맥 내에 낮은 용량의 미다졸람과 펜타닐을 투여한다. 환자는 즉시 느슨해져 가장 아픈 부분인 신경마취를 순조롭게 받을 수 있다. 환자들은 인가받은 수술센터에서 시술받을 때 미다졸람 2~3 mg Ⅳ나 펜타닐 25 μg Ⅳ의 정맥 내 투약으로 약한 진정효과를 얻을 수 있다. 외래에서의 정맥 내 진정제는 어떤 주에서는 금지되어 있다. 대안으로 경구 로라제팜 1 mg 또는 메페리딘이나 페너간 25~50 mg IM이 적절하다.

지방을 채취하기 위해 Klein 튜메선트 마취액[리도카인(리그노카인) 0.1%, 에피네프린(아드레날린) 0.65 mg, bicarbonate를 1L 생리식염수]을 주입한다. 용액은 처음에는 25게이지 척추바늘을 연결하여 주입 펌프로 천천히 주입하고 다음에는 20게이지 척추바늘이나 2 mm 캐뉼라로 좀 더 빠른 속도로 주입해도 견딜 수 있다. 공여부가 부풀어 오르면 완전한 혈관 수축을 위해 5~10분간 그대로 둔다. 이때 환자를 편안하게 하기 위해 FAMI 시술을 위한 입구를 Klein 용액으로 마취하고 이어서 단독으로 리도카인/마카인 혼합제를 주입한다. 시술하는 동안 피부 입구의 완전한 마취를 위해 더 농축된 리도카인이 필수적이다. 표준 입구는 그림 13.12에 나타나있다. 적은 양의 Klein 용액, 약 5~10 ml를 치료할 얼굴 부위에 주입하여 신경마취의 효과를 점검하고 혈관수축 효과를 얻는다.

마취 과정

1. 경구 또는 IM, Ⅳ로 수면마취
2. 에피네프린(아드레날린)이 혼합된 1.0% 리도카인(리그노카인)과 에피네프린이 혼합된 마카인을 50:50으로 혼합하여 신경마취
3. 공여부의 튜메선트 마취
4. Klein 용액과 리도카인/마카인 혼합액으로 절개창 부위 부분마취
5. 지방 주입 전에, 신경마취를 테스트하고 필요시 추가로 마취하기 위해 캐뉼라 진행 부위를 따라 약간의 튜메선트 용액을 주입한다.

Box 13.5 마취 과정

채취하기

공여부의 선택은 지방의 유용성에 따라 환자마다 다르다. 다른 요인은 앞에서 이미 검토하였다. 공여부는 부드럽고, 섬유화 되지 않고 뽑기 쉬운 지방으로 구성되어 있어야 한다. 공여부로부터 지방의 채취는 Klein 12번 finesse 캐뉼라 또는 Amar 채취 캐뉼라로 실시한다. 목표는 부드럽고 손상없이 지방을 채취하는 것이다. 주사기 플런저를 2~3 ml 후퇴시켜 음압을 걸고 캐뉼라는 공여부에서 앞뒤로 부드럽게 움직인다(그림 13.13). 일반적으로 얼마나 많은 지방을 이식하고 나중

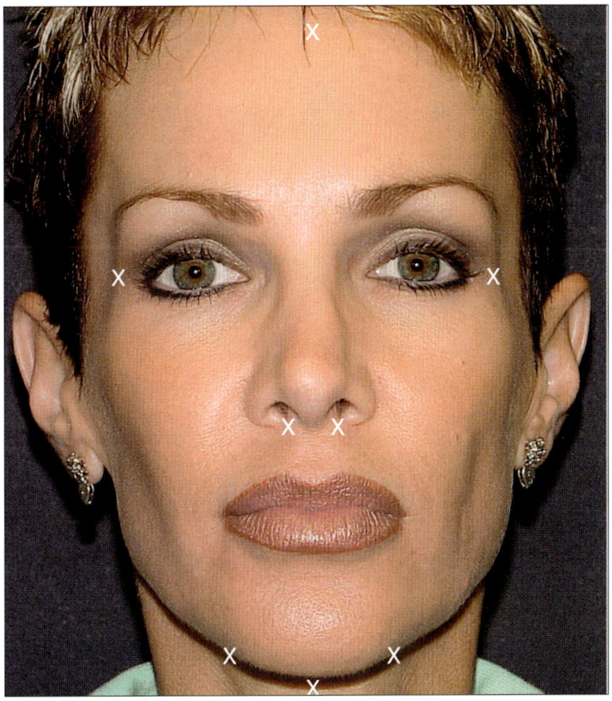

그림 13.12 표준 절개창 부위

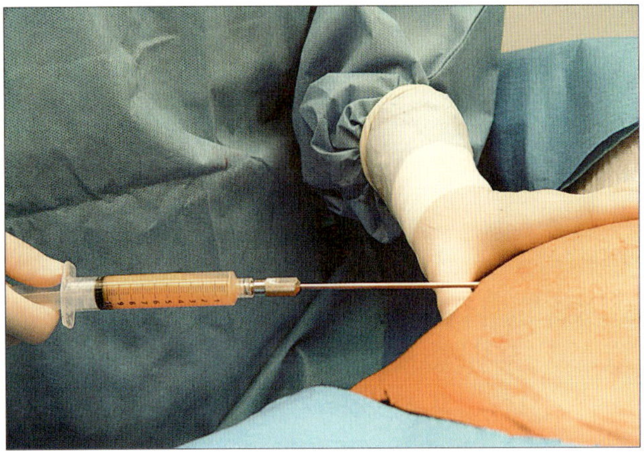

그림 13.13 부드러운 흡인으로 지방을 채취한다.

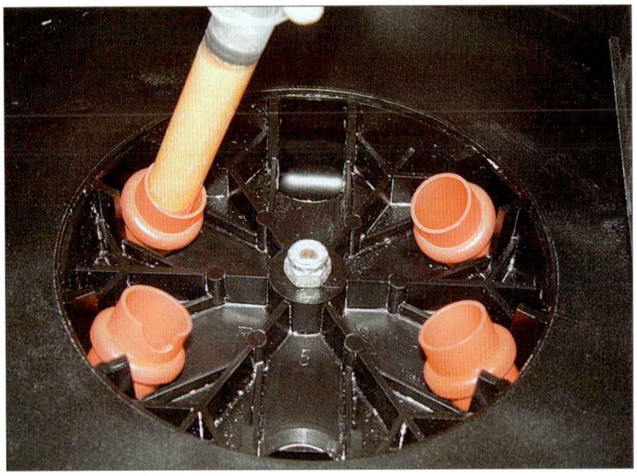

그림 13.14 10 ml 주사기를 소독한 원심분리관에 넣고 3600 rpm에서 3분 동안 돌린다.

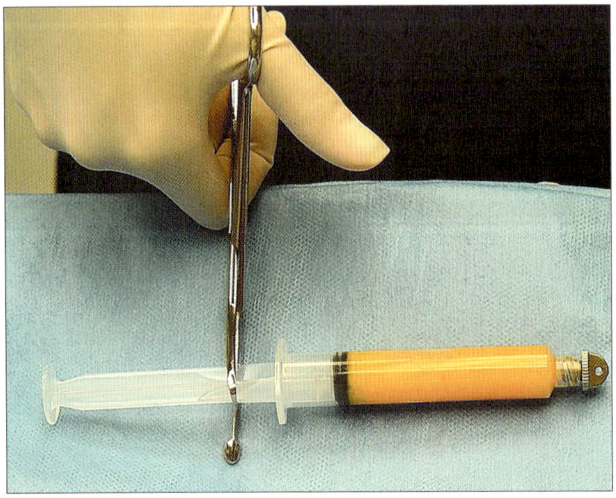

그림 13.15 원심분리 전에 주사기 플런저를 자른다.

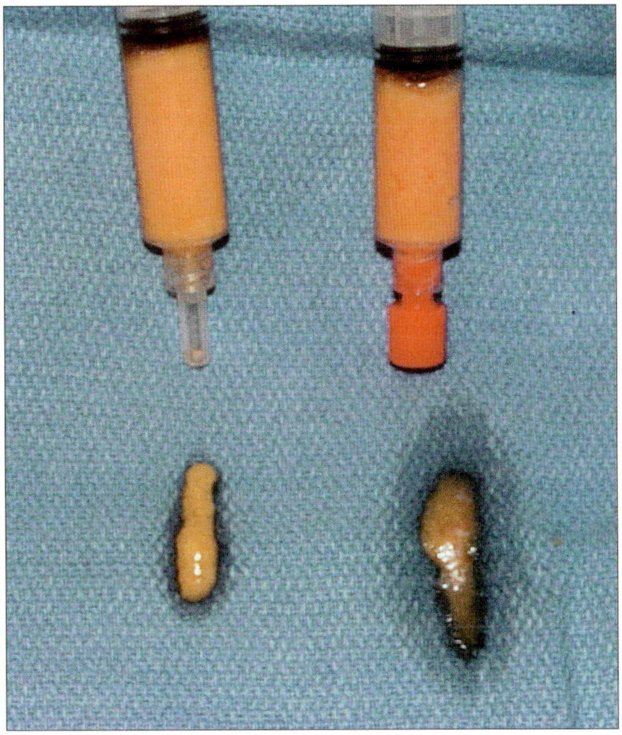

그림 13.16 왼쪽의 원심분리된 지방이 원심분리되지 않은 오른쪽 지방에 비해 더 집적되고 응축되어 보인다.

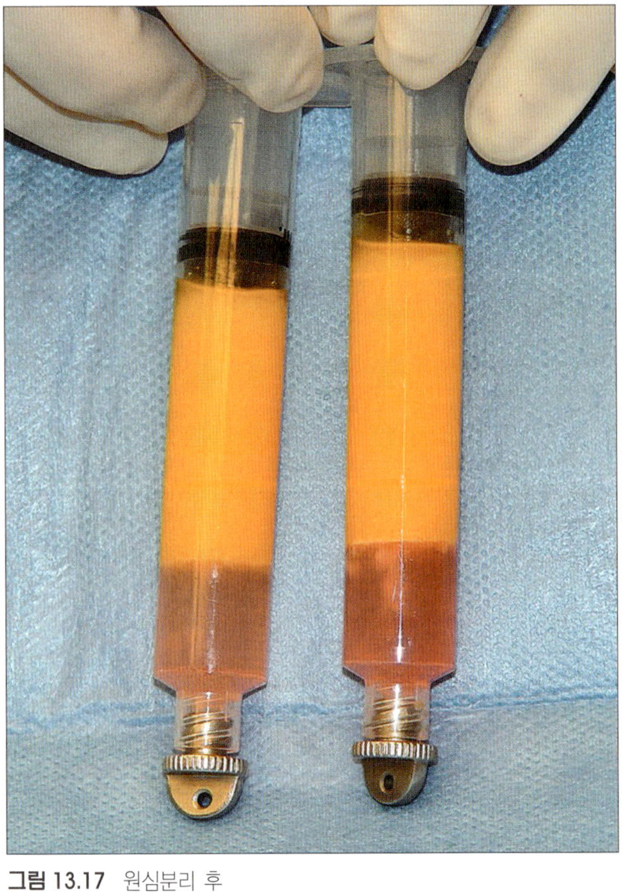

그림 13.17 원심분리 후

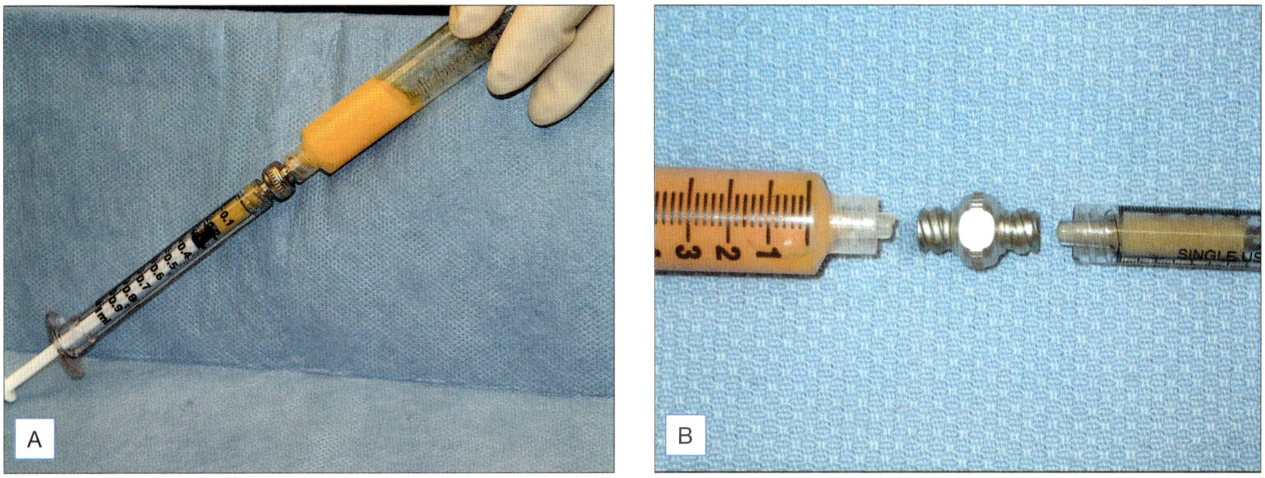

그림 13.18 (A) 지방을 1 ml 주사기에 옮긴다. (B) 옮기는 데 사용하는 암놈-암놈 어댑터

을 위해서 얼마나 많이 저장해야 할지에 따라 60~ 120 ml의 범위 내에서 지방을 채취한다.

지방의 정제

채취 후에 10 ml 주사기를 꽂이에 세워둔다. 흡인물은 아래층 액체와 위층 지방으로 나뉜다. 아래층 액체는 버리고 주사기의 남은 부분은 다른 주사기에서 암컷-암컷 어댑터를 통해 지방을 채운다. 이제 10 ml 지방으로 가득 찬 주사기는 표준 원심분리기의 소독된 관에 넣고 3,600 rpm에서 3분 동안 돌린다(그림 13.14). 주사기는 원심분리 전에 캡을 씌우거나 플런저를 잘라서 캡처럼 한다(그림 13.15). 이런 과정의 목적은 좀 더 농축된 지방을 얻고 지방세포의 생존에 영향을 미친다고 생각되는 리파제와 혈액을 버리는 것이다. 원심분리 후에 지방은 더 농축될 뿐 아니라 더 밀착되어 보인다(그림 13.16). 원심분리의 효과는 지방의 부피를 다시 30~40% 줄여서 10 ml의 지방을 6~7 ml로 줄인다(그림 13.17). 정제와 원심분리, 이 두 단계에서의 부피감소 때문에 시술과 저장하는 데 사용하려는 양의 100% 이상을 더 채취하는 것이 중요하다. 원심분리 후에 지방은 1 ml의 주사기로 옮긴 다음 주사기 꽂이에 둔다(그림 13.18).

주입 테크닉

FAMI 시술은 안면의 상세한 해부학 지식이 필요한데 표정 근육과 뼈의 부착 부위에 특히 관심을 가져야 한다(그림 13.19). 치료할 근육과 치료 깊이, 이에 상응하는 FAMI 캐뉼라가 표 13.1의 목록에 있다. 기시부는 주로 뼈이고 주입부는 다른 근육 그룹이나 피부이다. 시술 자체는 위에서 아래로 양쪽에서 한다. 기시부에서 시작해서 주입부로 근육 길이를 따라 주입하거나 때로는 특정 근육에서는 반대로 한다. 조수는 시술하는 동안 각 근육에 주입한 지방량을 수술 기록지에 기록하여 동일한 양인지 또는 대칭이 되는지 확인한다. 이 시술에서는 Amar가 개발한 특별한 주입 캐뉼라가 사용된다. 그림 13.20과 13.21은 흔히 치료하는 근육에 사용되는 특별한 캐뉼라와 캐뉼라의 방향을 나타낸다.

캐뉼라는 항상 큰 주사기가 아닌 원심분리한 지방을 담는 1 ml 주사기를 부착한다. 작은 주사기는 낮은 주입 압력이 필요하므로 이식 부위에 가장 작은 지방 덩어리를 주입할 수 있다(그림 13.22). 캐뉼라는 목표한 근육의 원위부로 진행시키고 뒤로 빼면서 지방을 주입한다. 주사기에 걸리는 압력은 매우 낮다. 하나의 근육은 보통 1~3 ml의 지방으로 채운다. 1 ml 주사기는 전형적으로 2번 또는 3번의 왕복을 통해 비워진다.

얼굴 전체의 교정을 위해서 환자가 만일 7~10일간의 휴식 기간에 동의하면 40 ml 이상이 주입된다. 평균적으로 한 번에 20~30 ml가 주입된다. 이것은 환자가 잘 견딜 수 있는 양으로, 회복을 위해서는 대략 5일 정도의 휴식 기간이 필요하다. 입 주위 같은 한 부위에

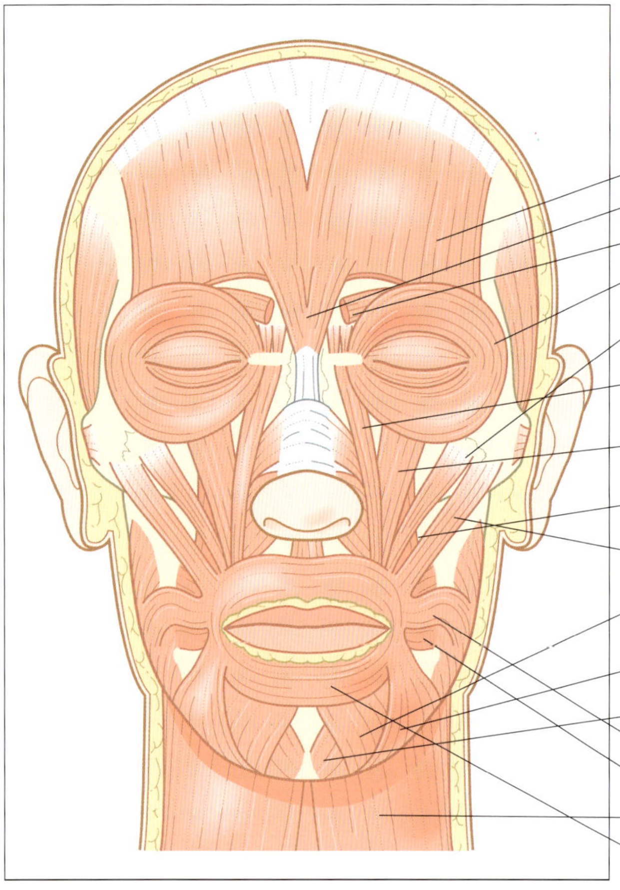

그림 13.19 안면의 표정근들

FAMI 시술 시 자주 주입되는 안면근육들		
Muscle	Plane	Cannula #
이마근 (Frontalis)	Superficial	10
눈살근 (Procerus)	Superficial	6
눈썹주름근 (Corrugator)	Deep	6
눈둘레근 (Orbicularis oris)	Superficial	2
작은광대근 (Zygomaticus minor)	Superficial	4
위입술콧방울올림근 (Levator labii superioris alaque nasii)	Mid	1
위입술올림근 (Levator labii superioris)	Mid	5
입꼬리올림근 (Levator anguli oris)	Deep	7
큰광대근 (Zygomaticus major)	Mid	10
아래입술내림근 (Depressor labii inferioris)	Mid	7
입꼬리내림근 (Depressor anguli oris)	Mid	5
턱끝근 (Mentalis)	Deep	1
볼근 (Buccinator)	Deep	5
입꼬리당김근 (Risorius)	Mid	3
넓은목근 (Platysma)	Mid	3
입둘레근 (Orbicularis oris)	Mid	10

표 13.1 FAMI 시술 시 자주 주입되는 안면근육들

제한된 경우에는 15 ml 이하가 주입되며, 주말 동안 회복될 수 있다.

문제 해결

이 시술에서 해결해야 할 문제 중의 하나는 캐뉼라를 근육군 안에 느낌으로 잘 위치시킬 수 있는 '감'을 배우는 것이다. 뼈에서 근육의 기시부는 주입하는 동안 만질 수 있다. 표 13.1에 제시된 특정 근육들의 깊이를 아는 것이 중요하다. 캐뉼라가 근육 내에 삽입되었다는 신호는 근육마다 다르다. 입꼬리내림근 같은 근육은 근막을 뚫는 느낌이 있고 캐뉼라가 근막 내 근육 다발에 위치할 때에는 저항이 없어진다. 큰 광대근 같은 근육들은 지방으로 채워질 때 덩어리가 커져 만질 수 있다. 올림근의 경우 캐뉼라가 근육의 기시부에 정확히 고정되면 움직임에 제한이 있다. 입꼬리 당김근처럼 근육이 너무 얇고 얕은층에 있는 경우에는 명확한 경계표시가 없어 해부학적 지식으로밖에 알 수 없다. 이 근육은 이러한 상황에서 감지되지 않는다.

시술이 끝나면 환자에게는 풍만함과 균형이 생기고 최소의 멍만 남는다. 약간의 울퉁불퉁함이 보일 때, 이것들을 피하 지방층으로 채우면 미용적인 외모는 만족스러워진다. 전체 얼굴을 부드럽고, 대칭이 되게 하기 위해 보통 1~2 ml의 지방을 피하층으로 주입한다.

수술 후 관리

시술을 진행하는 동안, 환자들은 거의 불편을 느끼지 못한다. 다음 며칠 동안, 상당한 부종이 발생하지만 멍은 거의 생기지 않는다. 말하거나 먹을 때 입주변 근육들에 쓰린 통증이 나타난다면 부드러운 음식을 권장하고 활동을 제한한다. Amar는 수술 직후에 얼음을 대는 것이 지방 세포의 생존에 악영향을 끼친다고 생각하기 때문에 환자에게 첫 3일 동안 시술 부위에 아무것

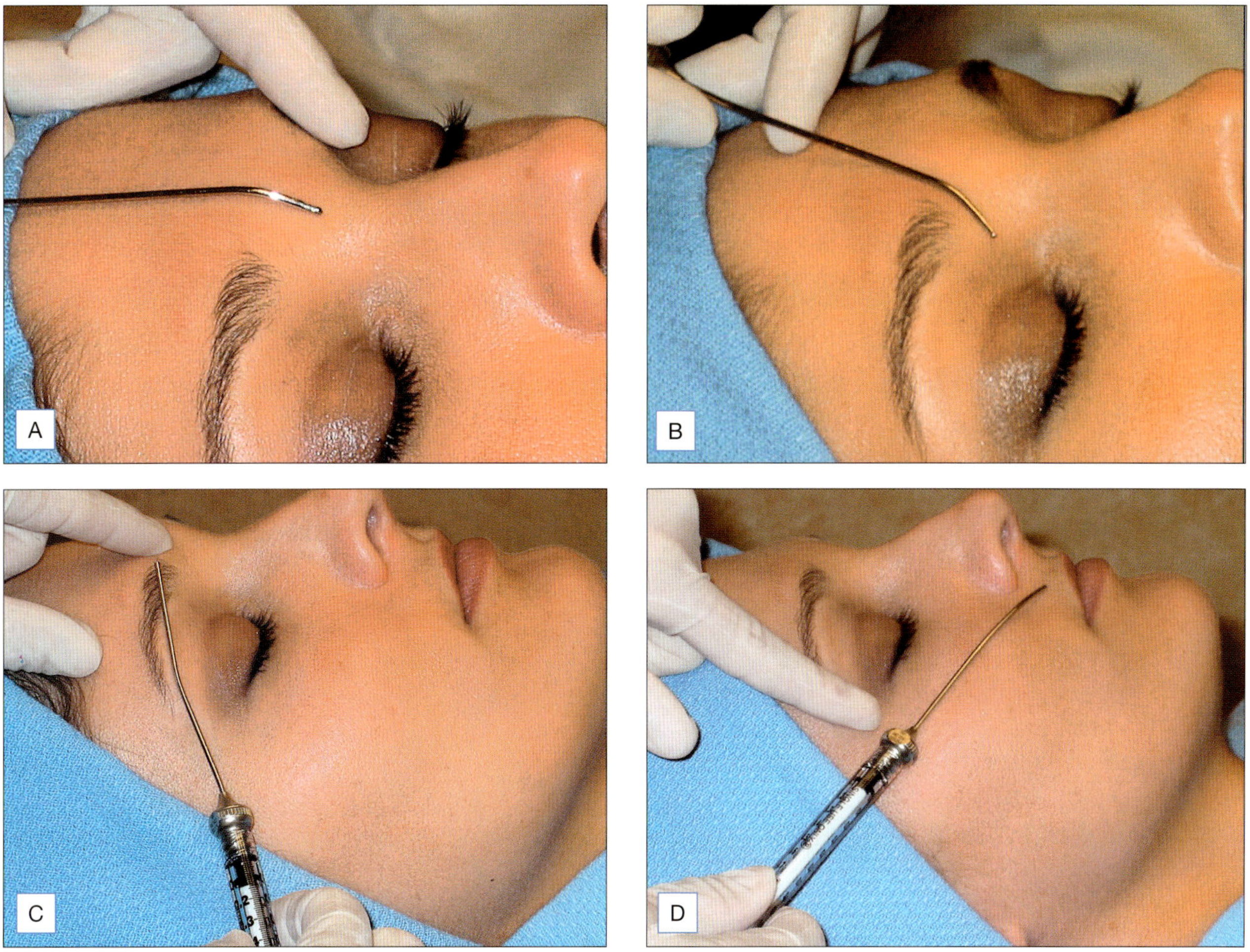

그림 13.20 근육과 그에 상응하는 캐뉼라. (A) 눈살근. (B) 눈썹주름근. (C) 눈둘레근. (D) 작은광대근

도 대지 말라고 권고한다. 그러나 어떤 의사들은 부종과 염증 반응이 지방세포의 생존에 나쁜 영향을 미친다고 생각하기 때문에 즉시 얼음을 대고 전신 스테로이드를 사용하도록 권장한다. 분명한 해답은 아직 없다. 저자는 환자들에게 첫 3일 동안은 5분간 최소 압력으로 자주 얼음을 대라고 말한다. 그리고 그 동안에는 머리를 올리고 잘 것을 권한다. 시술 전에 시작했던 경구 항생제를 시술 후 1주일 동안 계속 복용한다.

부작용 및 합병증과 대안적 접근법

FAMI의 합병증은 모든 지방 확대 시술과 마찬가지로 발생률이 낮다. 부종이 가장 흔한 시각적 부작용이고 수일에서 1주 내에 저절로 없어진다. 60 ml 이상을 주입했던 케이스에서 부종은 2~3주간 지속될 수 있다. 출혈 반점은 다양한데, 환자의 약 50%에서는 없었고 나머지도 국한된 부위의 경도 내지 중등도였다. 보통 멍은 수술 후 두 번째 또는 세 번째 날에 나타난다. 일시적이면서 만져지는 응어리가 특히 입 주위 아래쪽에서 생기지만, 응어리는 보통 눈에 보이지 않고 2~3주 안에 없어진다.

이 테크닉에만 발생하는 유일한 잠재적인 합병증은 근육 손상이다. 저자가 직접 보거나 Amar가 보고하지는 않았지만, 근육 손상이 보고되었다. 주의깊은 테크닉과 근육에 대해 적절히 디자인된 캐뉼라의 사용으로 잠재적인 합병증은 최소화될 것이다. 저자에 의해 관찰된 유일한 다른 부작용은 아래쪽 구강 점막에서 1.0 ml 이하의 지방이 유출된 케이스였다. 이것은 함께 사용한 턱 끈으로 인한 지방 괴사, 손상, 무증상의 감염 때문인 것 같다. 유출된 지방은 제거되고, 봉합을 통해 환자는 다른 문제없이 치유되었다.

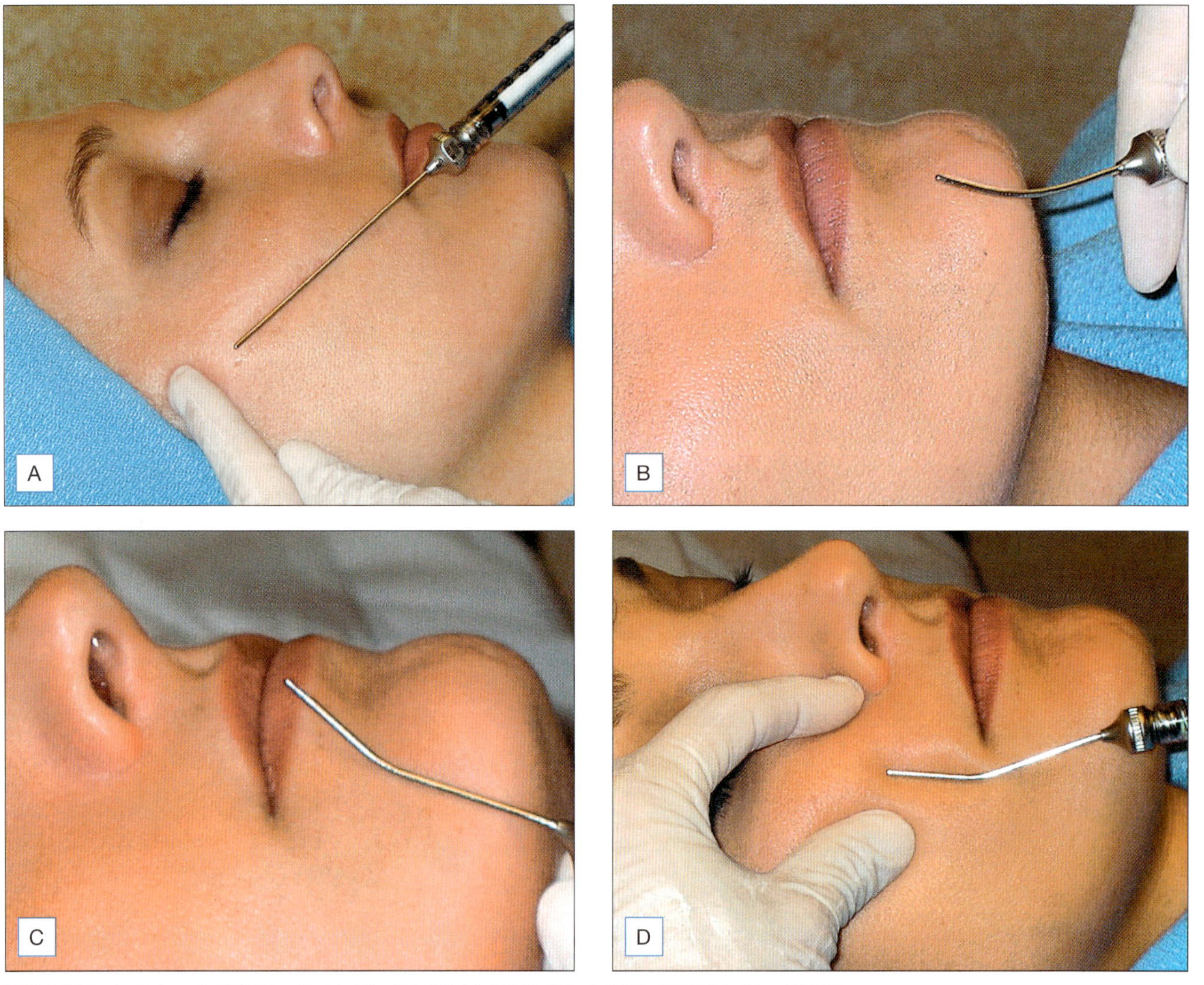

그림 13.21 근육과 그에 상응하는 캐뉼라. (A) 큰광대근 (B) 턱끝근 (C) 아래입술내림근 (D) 입꼬리올림근

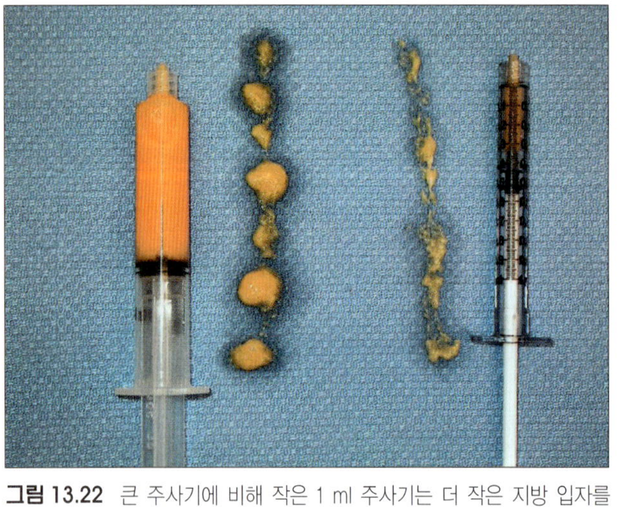

그림 13.22 큰 주사기에 비해 작은 1 ml 주사기는 더 작은 지방 입자를 보여준다.

다른 지방 확대 테크닉과 함께 보고된 또다른 잠재적인 합병증은 감염과 과교정, 혈관 폐색이다. 슈도모나스(pseudomonas)와 마이코박테리움(mycobacterium), 또는 다른 미생물에 의한 감염도 보고되었다. 슈도모나스는 원심분리에서 배양되므로 소독된 원심분리관이 필수적이다. 굴(sinus) 또는 치아 감염 같은 감염이 있을 때에는 시술에 앞서 충분한 치료가 필요하다. 예방적 항생제 치료를 수술 전날 저녁에 시작하여 1주일간 지속하는 것을 권고한다. 과교정은 가장 흔하게 보고되는 합병증의 하나로, 특히 아래눈확 부위에서 얇게 보이는 응어리로 나타난다. FAMI 시술은 이런 비슷한 합병증을 예방하기 위해 아래 눈둘레근(Orbicularis oculi)에는 주입하지 않는다. 다른 의사들은

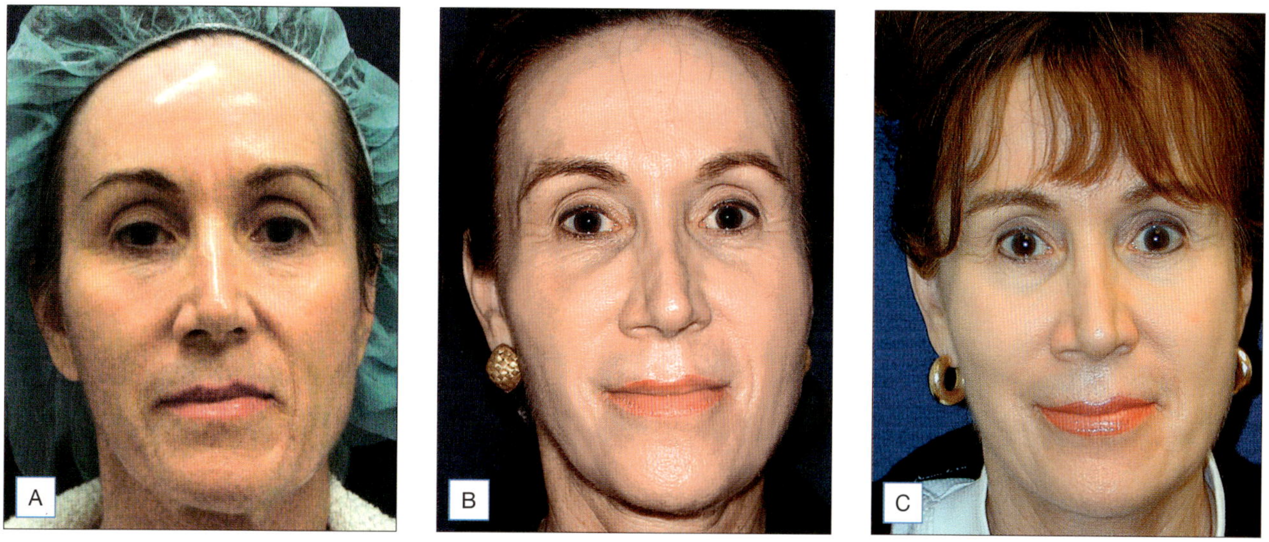

그림 13.23 수술 전(A)과 두 번의 FAMI 6개월 후(B), 3년 후(C), 처음에는 28.9 ml를 10개월 후에는 47.4 ml를 주입했다. 마지막 주입 후 25개월이 경과했다.

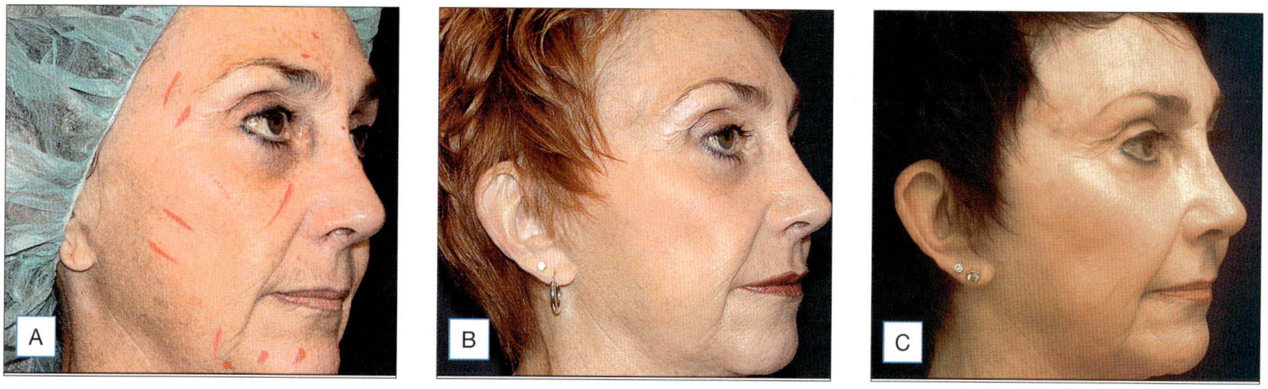

그림 13.24 수술 전(A)과 FAMI 6개월 후(B), 3년 후(C), 32.1 ml를 처음에 주입했고 6개월 후에 4ml로 터치업을 했다. 1년째에 환자에게 두 번째 39.4 ml의 FAMI를 했고, 마지막 주입 후 2년이 경과했다.

아래눈확 부위에 접근할 때 매우 보존적으로 할 것을 권장한다.

비대칭은 다른 지방 확대 시술에서도 문제가 된다. 저자의 FAMI 경험에서는 관찰된 바 없다. 근육 근처 부위의 생존율의 개선과 테크닉의 정확성, 시술하는 동안의 기록들이 이런 문제를 해결해 주는 것 같다.

혈관 폐색은 매우 위험한 잠재적 합병증이다. 지방 확대에 따른 실명과 중앙 뇌동맥 폐색이 보고되었다. 자세히 살펴 보면 무딘 캐뉼라 대신 날카로운 캐뉼라를 사용하면 혈관 내로 지방이 주입될 가능성이 있다. 게다가 주입 주사기는 10~20 ml 크기였고 높은 주입 압력이 필요했다. 의도하지 않게 혈관 속에 위치한다거나 무리하게 주입하면 지방은 혈관을 통해 거꾸로 흐른다. 압력이 풀리면서 정상 혈류에 의해 그 혈관 또는 가지에 색전이 만들어진다. FAMI 테크닉은 무딘 캐뉼라와 1 ml 주사기의 사용, 매우 낮은 주입 압력으로 이런 부작용을 예방하는 것으로 보인다. 더 안전한 방법은 캐뉼라를 주입 전에 뒤로 빼는 것으로 혈관 내에 있지 않게 하는 것이다.

결과 및 수명

FAMI 시술은 얼굴에 건강미와 자연스러움, 젊어 보이는 효과를 가져다 준다. 수술 4~6주 후에 환자는 일반적으로 상당히 만족해 한다. 그러나 부종의 감소와 약간의 지방세포 소실로 부피가 감소한다. 환자들에게 만일 부피가 원했던 것보다 감소하면 냉동 지방으로 터치업 시술을 할 수 있다고 재확인시킨다. 또한 2~3회의 터치업 시술을 보통 6~12개월 간격으로 또는 필요할 때 더 많이 시행한다고 미리 알려준다. 연속적인 사진이 환자의 결과를 분석하고 언제 어디를 터치업 시술을 할 것인가를 결정하는 데 도움이 된다.

터치업 시술을 시행하는 데는 몇 가지 이유가 있다. 지방이식을 위해 작은 부피의 사용과 교정, 한 번의 치료는 최적의 부피 회복을 위해 충분하지 않을 수 있다. 예를 들어 30 ml 이상의 주입이 필요하지만 충분한 여유 시간을 갖지 못한 환자는 100 ml 이상은 어렵다. 많은 환자들은 처음 치료할 때 보완적인 것을 선택하는데 그들은, 특히 입술이 너무 풍만해지는 것을 두려워 하고, 이 시술이 그들을 위해 어떤 것을 해주는지 이해한 후에야 더 많은 부피를 요구할 것이다. 일부러 체중 감소에 들어가거나 질병을 앓은 사람들은 확대를 더 요구한다. 환자들은 자주 약간의 추가 확대를 원한다. 그런 환자들은 좀 더 침습적인 시술과 달리 그들이 최종 결과를 조절할 수 있다는 것에 감사해 한다. 저자는 시술에 필요한 터치업 시술을 위해 추가 지방을 1년간 냉동시킨다.

3년 동안 저자의 시술에서 관찰된 환자들은 대부분 오랜 시간 동안 지방이 유지되는 것이 관찰되었다. 얼마나 유지되는지 정확한 비율을 측정하는 것은 불가능하다. 첫 부종이 빠진 후에 약 6개월 동안 안정화되는 과정으로 보이는 약간의 지방 흡수가 점진적으로 일어난다. 이것은 6개월 후인 9개월과 12개월 사이에 무시할 수 있을 정도의 부피 감소를 MRI로 확인한 Hurl의 발견과 일치한다. FAMI 테크닉으로 6개월 동안 지방 흡수는 적어 보인다(그림 13.23, 13.24).

불가능한 것은 아니지만, FAMI 시술 결과의 지속성에 관한 객관적인 정보를 제공하는 것은 어렵다. 불행히도 모든 지방 확대 테크닉이 같은 한계를 가지고 있다. 결점이 있지만, 지속적인 또는 연속적인 사진 촬영 외에 결과의 유지를 측정할 객관적인 수단이 없다. 부피의 3차원적 개선은 2차원의 사진에 충분히 담을 수 없다. 이런 한계를 염두에 둔다면, FAMI의 지방 유지에 관한 제한된 데이터는 있다. Amar는 3~5년 동안 결과의 지속성에 대하여 보고하였다. 100명의 환자를 대상으로 한 예비 논문을 보면, 모두가 결과에 만족했지만, 50%의 환자가 터치업 시술을 요구했다는 것을 알았다. 터치업 시술에 주입된 부피는 평균적으로 8.3 ml였다. 요구하는 부위는 대부분 입술과 마리오네트선 부위였다. 이 부위의 지방세포들은 이 부위의 큰 움직임 때문에 차선으로 생존하는 것 같다. 입술은 다른 논문에서도 오랜 기간의 수정에도 불구하고 가장 낮은 반응을 보인다고 보고되었다. 진행되는 노화와 체중 변화도 결과를 혼동시킨다. 환자에게 미리 이러한 것을 알려준다면 환자는 이식된 지방의 변수를 확실히 이해하고 필요하다면 기꺼이 추가 치료를 받을 것이다.

결론

미용외과 의사들은, 나이든 얼굴이 자연스럽고 젊은 외모로 회복되기 위해서는 부피를 더할 필요가 있다는 것을 점차 깨닫고 있다. 그러나 완전히 부피 회복에만 목적을 둔 치료는 거의 없다. FAMI는 얼굴표정 근육의 해부학적 기반을 둔 첫 지방이식술이다. 그것은 안전하고 합리적이며 정확한 테크닉으로 오랜 기간 동안 대칭을 유지시켜 주면서 훌륭한 결과를 나타내는 잠재력을 갖고있다.

참고문헌

Amar RE 1999 Microinfiltration adipocytaire (MIA) au niveau de la face, ou restructuration tissulaire par greffe de tissue adipeux. Annales de chirurgie plastique et esthetique 44:593–608

Butterwick KJ 2003 Enhancement of the results of neck liposuction with the FAMI technique. Journal of Drugs in Dermatology 2:487–493

Butterwick KJ 2003 New trends in fat augmentation techniques with an introduction to the FAMI technique. In: Goldman MP, Weiss R (eds) Dermatologic surgery. Marcel-Dekker, New York

Butterwick KJ. Lack E 2003 Facial volume restoration with fat autograft muscle injection (FAMI): preliminary experience with a new technique. Dermatologic Surgery 29:1019–1026

Coleman SR 2004 Structural Fat Grafting. St Louis, Quality Medical Publishing

Coleman SR 1997 Facial recontouring with lipostructure. Clinics in Plastic Surgery 24:347–367

Donofrio LM 2000 Structural autologous lipoaugmentation: a pan-facial technique. Dermatologic Surgery 26:1129–1134

Farkas L, Sohm P, Kolar J, Katic M, Munro I, Chir, B 1985 Inclinations of the facial profile: art versus reality. Plastic and Reconstructive Surgery 75:509–519

Fulton JE, Suarez M, Silverton K, Barnes T 1998 Small volume fat transfer. Dermatologic Surgery 24:857–865

Markey AC, Glogau RG 2000 Autologous fat grafting: comparison of techniques. Dermatologic Surgery 26:1135–1144

Mittleman H 1994 The anatomy of the aging mandible and its importance to facelift surgery. Facial Plastic Surgery Clinics of North America 2:301–309

Moxham B, Kirsh C, Berkovitz B, Alusi G, Cheeseman T 2004 Primal 3D interactive series head and neck. Primal Pictures Ltd, London

Pessa J 2000 An algorithm of facial aging. Verification of Lambros's theory by three-dimensional stereolithography, with reference to the pathogenesis of mid facial aging, scleral show, and the lateral suborbital trough deformity. Plastic and Reconstructive Surgery 106:479–488

Pinski K, Roenigk H 1992 Autologous fat transfer. Long-term follow-up. Journal of Dermatologic Surgery and Oncology 18:179–184

Sommer B, Sattler G 2000 Current concepts of fat graft survival: histology of aspirated adipose tissue and review of the literature. Dermatologic Surgery 26:1159–1166

14 합병증 피하기
Avoiding Complications

Helena Igra, Daniel Lanzer

서론

지방흡입은 세계에서 가장 흔히 사용하는 진보된 미용 시술이다. 피부과, 미용외과 의사들은 이 수술 전반에 걸쳐 합병증을 줄이고 안전성을 높이는 데 중심 역할을 하고 있다. 장기간의 경험으로 오직 부분마취에 의한 지방흡입 또는 정맥 내 또는 전신마취와 함께 하는 튜메선트 지방흡입은 합병증 발생률이 매우 낮다. 그럼에도 불구하고 합병증은 발생할 수 있다.

튜메선트 지방흡입과 관련된 대부분의 후유증은 가벼워서 보통은 저절로 낫는다. 이러한 후유증에는 멍과 부종, 통증, 절개창의 염증, 피곤 등이 있다. 사망과 같은 중대한 합병증은 보통 전신마취와 관련되어 보고되었다. 보고된 부작용의 사례가 적더라도 지방흡입은 세심한 주의가 필요한 침습적인 시술임을 알아야 한다.

지방흡입을 시술하는 동안 합병증 발생률을 줄이거나 피하기 위해서 고려해야 할 세 단계가 있다-수술 전, 수술 중, 그리고 수술 후이다. 이 장에서는 부분마취에 의한 지방흡입과 정맥 내 마취 또는 전신마취와 함께 부분마취를 하는 대량 지방흡입에 따른 합병증에 대해 언급하겠다.

표면 불균일

수술 전

지방흡입 후에 피부 표면에 불완전성이 생기는 것을 예상할 수 있다. 만일 환자에게 피부 탄력이 떨어지는 부위에서 생길 수 있는 그런 위험에 대해 경고한다면, 그들은 보통 최종 결과를 받아들일 것이다(그림 14.1).

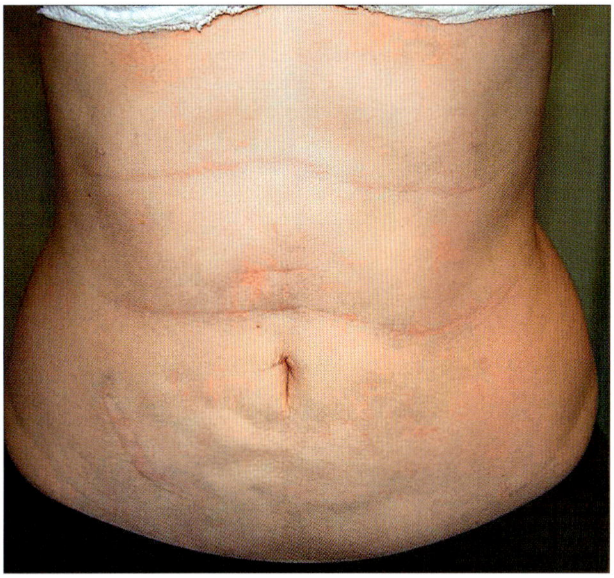

그림 14.1 이 환자는 일반외과 의사가 시행한 지방흡입 후에 생긴 복부의 불균일과 덩어리진 느낌을 불평했다. 그 시술은 얕은층 지방흡입을 반복하였다.

지방흡입이 의복의 겉과 속에서 더 나은 선을 만드는 최고의 신체 윤곽 시술임을 동의서에 포함해야 한다. 이미 있는 셀룰라이트나 함몰, 흉터는 미리 기록해야 한다.

수술 중

지방흡입을 할 때 적어도 두 방향에서 격자 모양으로 해야 부드러운 결과를 얻을 수 있다. 한 곳에서 하는 지속적인 흡인을 피함으로써 함몰이나 수액낭의 생성을 최소화할 수 있다. 과도한 표층 지방흡입은 피하 혈관층에 영구적인 손상을 줄 수 있다(그림 14.2). 내부 초음파 캐뉼라의 사용으로 수액낭, 피부 괴사, 괴사성 근막염 등이 증가할 수 있다. 파워 왕복 기구와 레이저

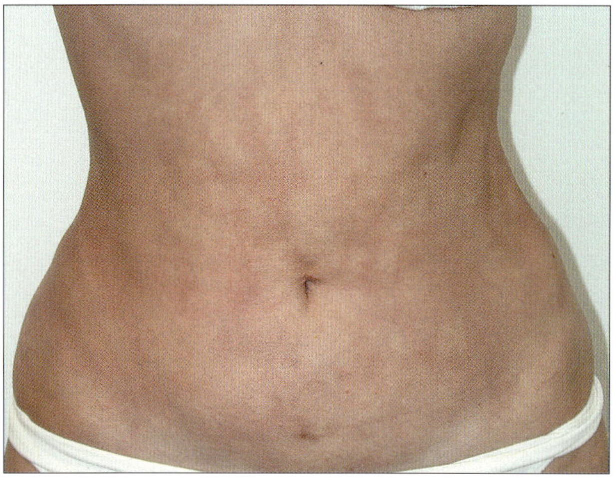

그림 14.2 이 44세 여성은 2년 전에 미국 밖에서 지방흡입을 받았다. 복부와 엉덩이에 2번의 터치업 시술에도 개선되지 않은 열성홍반 같은 그물모양의 얼룩이 생겼다. 과도한 얕은층 지방흡입으로 진피 혈관총의 영구적인 손상이 원인인 것 같다. 레이저나 초음파 기구를 사용했는지는 확실하지 않다.

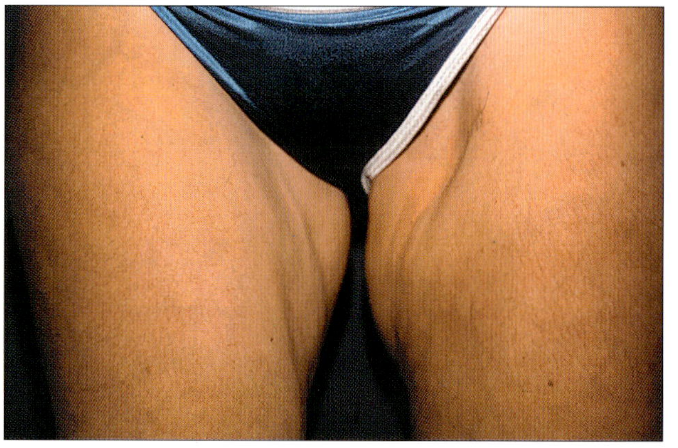

그림 14.3 이 40세 여성은 전신마취 하에 성형외과 의사에게 지방흡입을 받았다. 내측 허벅지의 피하층 함몰이 시술 1년 후에 생겼다. 이런 변형을 수정하기 위해서는 지방이식이 필요하였다.

기구 같은 새로운 테크닉들은 합병증의 발생을 감소시키는 것과 관련이 있어 보인다. 그러나 아직은 최종 결과를 지켜 보아야 한다고 생각한다.

수술 후

수술 후에 입는 압박복은 피부 수축을 강화시킬 것이다. 엔더몰로지나 외부 초음파 그리고 림프 배액 마사지는 국소 부위의 멍을 빨리 없애주고 피부가 팽팽해지도록 돕는다. 어떤 의사들은 수술 후에 출혈과 염증을 줄이기 위해 얼음을 쓰는데 반해 어떤 의사들은 감각이 없는 피부의 동상을 일으켜 피부 괴사로 인한 피부 이식 부작용만 증가시키기 때문에 반대한다. 본 수술 6개월 이후에 실시하는 터치업 시술은 좀 더 편평한 결과를 얻기 위해서 필요할 수 있다. 만일 너무 과도하게 지방을 흡입하여 눈에 띄는 영구적인 함몰이 생겼다면, 지방이식을 고려할 필요가 있다(그림 14.3).

감염

부분마취만으로 시행한 튜메선트 지방흡입 후 감염된 보고는 거의 없다. 감염률은 1/2,000 미만으로 추정된다. 위험을 낮추고 감염 발생을 최소화하기 위해 다음의 주의사항과 수술 전 검사가 권장된다.

수술 전

수술 전 혈액 검사로 당내성, 인슐린 저항성을 가려내야 하는데, 특히 복부 비만과 이상 지혈증, 그리고 고혈압을 포함한 근래에 새로 만들어진 “대사 증후군(metabolic syndrome)” 환자들에게는 필수적이다. 이런 환자들은 잠재적인 지방흡입대상자 중에 많다. 인슐린 저항성 당뇨병은 모든 수술에서 감염률을 높인다는 것을 환자들은 알아야 한다. 지방흡입을 하는 동안과 시술 후에 혈당을 잘 조절하면 감염 등은 감소한다. 이런 상황에서 튜메선트 지방흡입이 금기는 아니지만 의학적인 문제를 줄이기 위해 환자와 상호 협조가 바람직하다.

HIV와 HCV에 대한 검사는 의무인데 이런 상황에서는 면역억제 상태가 되기 쉽고 감염률이 증가하기 때문이다. 만일 환자가 의학적 문제가 없고 전신질환의 징후나 증상 등이 명백하게 없다면 미용수술로 인해 얻는 이점이 위험성보다 클 것이다.

염증 또는 자가면역 질환으로 경구 코티코스테로이드를 복용 중인 환자는 튜메선트 지방흡입에 적절치 않은 대상이다. 지방흡입 후에 부풀어 오른 많은 부위의 조직들은 손상된 숙주 반응으로 감염의 번식처가 된다.

금연은 수술 후 상처 감염과 상처 회복에 대한 치유능력을 줄인다. 다른 주요 수술처럼 지방흡입도 습관성 흡연자에게는 적절하지 않다. 습관성 흡연자들은 수술 전후 수주 동안에도 흡연을 많이 줄이거나 금연하려 하지 않는 것이 보통이다.

수술 전에 술을 마시는 것을 삼가는 것도 감염과 출혈의 위험을 감소시킨다고 충고한다.

환자는 전날 저녁 또는 수술날 아침에 수술 전 항생제를 복용한다. 페니실린에 알레르기가 없는 경우에 일반적으로 짧은 기간동안 경구 세팔로스포린을 처방한다. 최근에 모든 전문 과목에 걸친 논문들을 보면 수술 전에 한 번의 세팔로스포린이면 보통 충분하다고 한다. 그러나 커뮤니티에서 우세한 표준 관리가 무엇인지 알아야 하며 그에 따라 행동해야 한다.

수술 중

지방흡입을 하는 동안 무균 테크닉을 해야 한다는 것은 말할 필요도 없다. 이것은 인가받은 수술센터이든, 병원이든 또는 의원급의 외래 환자 세팅이든 수술 장소에 상관없이 중요하다. 어떤 의사는 항균 세척을 몸 전체에 하는데, 특히 굴곡 부위를 수술 전날 밤과 수술 직전에 두 번 실시한다. 피부과 테크닉이 다른 피부 시술보다 감염률이 훨씬 낮지만, 수술 의사가 그의 방식에 반대하는 어떤 비판에 대해서도 해명하기 위해서는 최고의 소독 표준방식을 고수해야 한다.

튜메선트 지방흡입에서는 보통 절개창 주위에서 생기는 얕은층의 감염이 보고되었다. 주로 staphylococcal 또는 streptoccocal 종이 배양되었다(그림 14.4). 수술 기구의 불충분한 세척과 부적절한 소독은 지방흡입과 관련된 비전형적인 마이코플라스마 감염의 원인이 된다(*M. chelonae, M. fortuitum, M. abscesus*). 이 감염들은 시술 수개월 후에 발생한다.

수술 후

감염의 모든 징후를 평가하고 가능하면 균을 배양해야 한다. 만일 마이코박테리움 감염이 의심되면, 그 미생물의 배양에 다른 과정이 필요하기 때문에 실험실에 알려 준다. 의사는 치료를 시작하기 전에 감염의 위험을 철저하게 방지해야 한다.

빠르게 진행되는 연조직 감염인 괴사성 근막염은

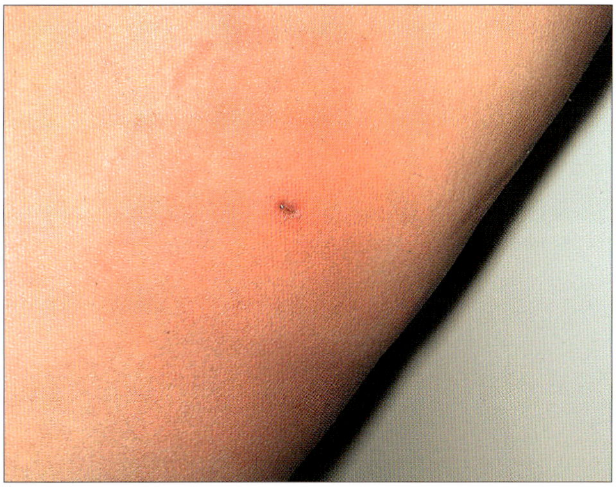

그림 14.4 이 42세 여성은 튜메선트 지방흡입 12일 후에 내측 허벅지 절개창 부위에 발적과 압통, 경화가 생겼다. 장액혈액성 배액에서 베타락탐 항생제에 감수성이 있는 그룹 B streptococcus 균이 검출되었다.

지방흡입 후 독성 쇼크와 같은 모습으로 기술되고 있다. 환자에게는 임상적 결과 이상으로 심한 통증과 압통, 또는 표면 물집 등이 나타난다. 즉시 치료하지 않고 적극적인 항생제와 죽은 조직 제거술, 지지 치료 등을 하지 않으면 높은 사망률을 보이는 상당히 위험한 질환이다.

리도카인(리그노카인), 에피네프린(아드레날린), 중탄산염과 리도카인 용액의 보존제인 메칠파라벤은 박테리아나 마이코플라스마, 곰팡이에 대한 항균작용이 있다고 보고되어 왔다. 이것은 튜메선트 지방흡입에 쓰이는 많은 양의 마취제에 의한 정맥 내 마취나 전신마취로 실시하는 지방흡입에 비해 튜메선트 테크닉만 사용하는 지방흡입에서 훨씬 낮은 감염 발생률을 보이는 이유가 될 것이다.

많은 양의 지방흡입을 받는 환자들은 수술 시작시에 정맥내에 항생제를 투여받는다. 감염의 위험을 증가시키는 수액낭과 깊은 멍이 생기는 것을 감소시키기 위해 직경 4 mm 이하의 가는 캐뉼라를 쓰는 것이 중요하다(그림 14.5).

천공

튜메선트 지방흡입을 실시하는 동안 내부 장기에 천

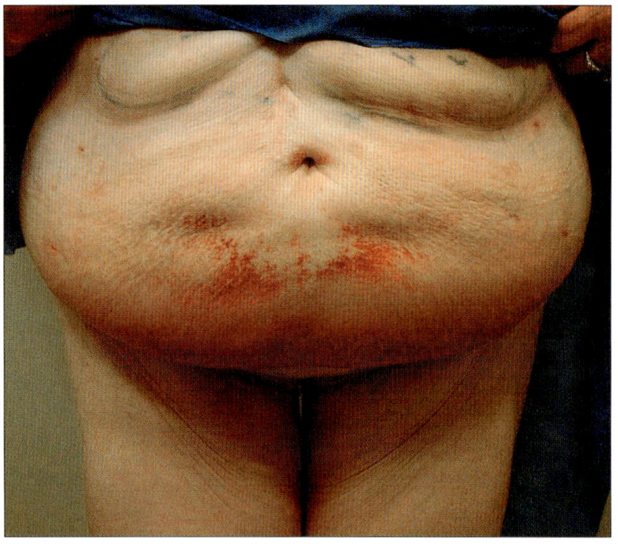

그림 14.5 대량의 지방흡입 후에 생긴 하복부의 수액낭과 작은 미란. 배액으로 통증과 압력이 줄고 괴사의 위험이 감소한다.

공이 발생되었다고 보고된 적은 없다. 부분마취에 의한 지방흡입은 천공에 대해서 훨씬 안전한데, 명료하게 의식이 있는 환자는 캐뉼라가 만일 근육 벽을 건드릴 때 즉시 의사에게 알리기 때문이다. 튜메선트액을 많이 주입하면 지방과 아래 복벽이 분리되는 것을 돕는다.

수술 전

임상 평가 시 복벽의 탈장 여부를 관찰해야 한다. 탈장이 발생한다면 복부 지방흡입 전에 수술로 회복시키는 것이 우선이다. 최근에 복부 수술을 받은 적이 있다면, 지방흡입은 충분한 치유를 위해 연기되어야 한다. 만일 이학적 검사에서 흉터가 보이면 유착의 가능성이 있다. 복막이 피부에 유착될 수 있기 때문에 지방흡입으로 천공의 위험성이 증가하게 된다. 그러므로 흉터를 아래 조직으로부터 분리해야 한다. 복부 근육의 분리는 흔히 발생하기 때문에 환자가 수술 후 피부가 완전하게 편평해지기를 기대하지 않도록 경고해야 한다.

수술 중

무반응의 환자에게 지방흡입을 시술할 때에는 복막의 천공을 막기 위한 테크닉이 중요하다. 시술자는 비우위의 손(오른손잡이는 왼손)을 사용하여 항상 캐뉼라의 위치를 확인해야 한다. "우위의" 손으로 피부를 올리고 아래 지방조직으로 캐뉼라를 평행하게 넣으면 복벽의 완전성이 보존된다. 많은 입구를 만들어야 쉽게 접근할 수 있고 캐뉼라가 수직방향으로 미끌어지는 것을 방지할 수 있다.

캐뉼라를 갈비뼈 쪽으로 향할 때에는 특별한 주의가 필요하다. 캐뉼라가 흉곽 밑으로 미끄러져 이 부위에서 천공이 발생할 수 있다. 이 부위에서 지방 제거를 최대화 하고, 피부 수축을 유발하며 지방을 층별로 안전하게 제거하여 천공의 위험을 낮추기 위해서는 얕은층의 지방흡입이 권장된다.

수술 후

정맥 내 진정 또는 전신마취에 의한 지방흡입 수술 시, 시술자와 보조자는 복벽 천공의 잠재적 위험과 그로 인한 징후를 알아야 할 필요가 있다.

일반적으로 복벽 천공 시에는 환자가 발열, 오한과 오심, 구토 등을 동반한 지속적인 복통을 호소한다고 논문에서 보고하고 있다. 수많은 작은 장관 천공은 심한 복막염, 패혈증 또는 괴사성 근막염이 나타날 때까지 발견되지 않는다. 어떤 비정상적인 통증이나 압통은 즉시 조사해야 하며, 의례적으로 생각하고 무시해서는 안 된다.

출혈 이상

수술 전

혈액검사는 환자의 응고 이상을 조사하는데 필수적이다. 최소한 대부분의 의사들이 혈소판을 포함한 CBC, LFT, PT/PTT 검사를 지시할 것이다. 또한 어떤 의사들은 혈소판 응집검사(ADP, 콜라겐, 에피네프린(아드레날린), ristocetin 또는 arachidonic acid에 대한 반응) 또는 출혈 시간검사 등을 지시하여 폰비레브란드병(Von Willebrand's disease)나 혈우병 같은 유전성 출혈 이상을 밝혀내기 위해 노력할 것이다.

환자에게 가족이나 본인에게 출혈 경향이 있는지 물어본다. 지난 수술이나 분만에 관련된 자세한 질문으로 출혈의 과거력을 피할 수 있다. 이러한 질문으로 Ashkenazi Jewish 후손과 남부 프랑스의 Basque 족에 많은 유전성 응고병증인 XI 인자 결핍증(Rosenthal's syndrome)을 밝혀 내는 검사를 할 수 있다. 이 질병은 PTT의 연장과 수술 후 계속되는 출혈로 명백해진다. 수술이 예정된 경우, 예방 치료는 성공적이다. 비정상적인 검사 결과에 대해서는 먼저 어떤 소화된 항응고제를 제거하고 더 자세한 검사를 하기 전에 재검사한다.

간 효소치의 이상은 응고 인자에 영향을 줄 만큼의 간질환을 의미하는 경우도 있다(그림 14.6). 출혈 반점과 혈종 형성의 위험을 줄이기 위해 수술 전후 수일간 알코올 복용을 금한다. 많은 의사들은 비타민 K를 수술 전에 미리 처방하여 출혈의 빈도를 낮춘다. 비타민 K의 결핍증이 없으면 일반적으로 보충을 하지 않는다.

처방 받은 약물이거나 OTC 또는 허브 같은 약물을 복용하였다면 튜메선트 지방흡입의 안전과 성공을 위해서 반드시 검토해야 한다. 아스피린과 이부프로펜, 나프록센 같은 NSAIDS 약물은 혈소판 작용을 억제하여 수술 전후 출혈을 증가시키므로 절대적인 금기이다. 아스피린은 수술 7~10일 전에 끊어야 한다. 이부프로펜과 같은 분류에 있는 약들은 수술 4~7일 전에 끊어야 한다. 최근까지 아세타아미노펜이 시술 후 멍과 통증을 최소화하므로 지방흡입 전후에 허용된 유일한 진통제였다. NSAID의 새로운 그룹인 COX-2 선택적 억제제(coxibs)는 clecoxib, rofecoxib과 valdecoxib으로 예전 NSAID에 비해 위장관 궤양과 출혈의 빈도가 낮지만, 혈소판 기능에는 영향을 미치지 않는다. 그러므로 이론적으로 수술 전후 진통과 항염증을 위해 사용될 수 있다.

만일 환자가 심혈관 합병증을 막기 위해 지속적인 아스피린을 복용하는 중이라면 현재의 표준 치료는 그 약물을 끊음으로써 생기는 불이익과 심근경색 또는 발작에 의해 고통받을 위험이 지방흡입을 시술받는 동안의 약간의 출혈 증가보다 중대하다. 이런 환자에게 지방흡입은 적절하지 않다.

비타민과 비타민 E, 콘드리친, 글루코사민, 은행나무, 인삼 같은 보충제는 항응고 성질이 있기 때문에 중단하도록 지시한다.

Arnica가 멍과 혈종의 빠른 치유와 통증을 최소화하기 위해 경구나 국소적으로 사용되었다. Arnica가 실제로 지방흡입 수술의 결과를 어떤 방식으로 개선시켰는지 결론적으로 증명되지는 못하였다. 그러나 환자들은 Arnica의 치료 능력을 믿고 신뢰하는 것 같다.

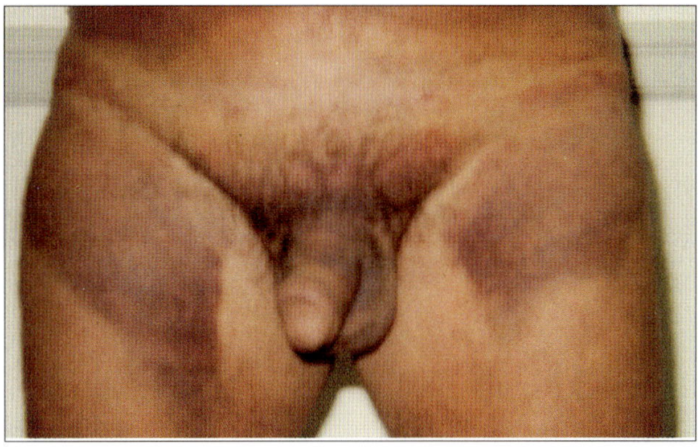

그림 14.6 이 환자는 복부 튜메선트 지방흡입 1주일 후에 앞쪽 허벅지와 두덩 부위에 출혈반점이 생겼다. 그는 좁은 복대로 바꿨는데 이것이 원위부로 용액을 밀어낸 것 같다. 환자는 또한 간기능 검사가 약간 높게 나왔고 B형 간염 표면 항원에 양성이었다.

수술 중

튜메선트 지방흡입 테크닉의 큰 이점 중의 하나는 수술 전후의 출혈을 최소화하여 혈액 소실로 인한 수혈을 더 이상 걱정할 필요가 없게 되었다는 점이다. 많은 의사들이 필요한 튜메선트 용액을 주입하는 데 실패한다. 다른 의사들은 흡인 전에 완전한 혈관 축소가 나타나기를 충분히 기다리지 않는다. 시술자는 시술하는 동안 흡인 튜브를 지켜봐야 하며 지방보다 피가 더 많이 보이는 부위에서 캐뉼라를 이동시켜야 한다.

작은 캐뉼라 사이즈와 끝이 무딘 스타일은 출혈과 시술 후 혈종이 감소하는 데 중추적 역할을 한다. 4 mm 직경의 캐뉼라가 사용되는 것들 중에서는 제일 크다. 복부가 큰 경우에 출혈과 깊은 혈종이 잘 생긴다(그림 14.7). 그러므로 이 부위의 수술은 두 단계로, 적어도 한 달 이상 간격으로 나누어 위험성을 감소시키는 것이 권장된다.

수술 후

수술 후에 강한 압박복을 입는 것이 출혈, 멍, 혈종과 수액낭 생성을 최소화하고 빠른 치유를 위해 결정적

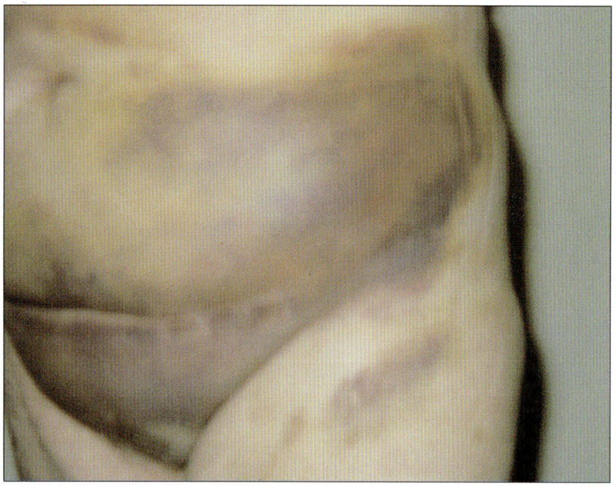

그림 14.7 튜메선트 지방흡입 후에 1주일 동안, 이 환자는 좌복부에서 계속된 배액과 불편함을 토로했다. 크고 압통이 있으며 딱딱한 출혈반점 부위는 아래쪽의 혈종 때문인 것 같고 중재시술이 없다면 천천히 좋아진다.

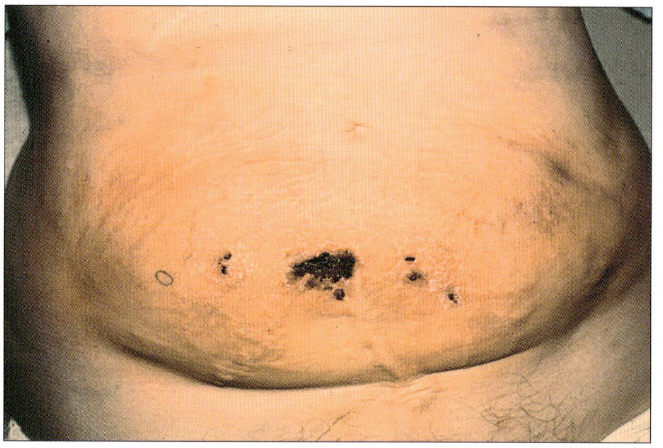

그림 14.8 이 50세 여성에서 튜메선트 부분마취를 이용한 지방흡입 후에 부종과 피하층 수액 형성(수액낭)이 생겼다.

인 역할을 한다. 압박복의 사용으로 환자의 편안함이 증가한다. 권장 사용 기간은 병원마다 다르지만, 보통 첫 주는 24시간 입고 다음 2~3주는 반나절만 입는다.

절개창을 봉합하지 않고 열어두는 테크닉은 혈종과 수액낭의 형성을 감소시킨다. 만일 심각한 혈종이 발생하면, 시간이 지남에 따라 용해되거나 녹인 다음 흡입할 수 있다. 큰 혈종은 환자가 일상생활로 빨리 복귀하지 못하게 하여 매우 불편하다. 수액낭은 배액할 필요가 있는데, 때로는 반복적으로 해야 하고 압박이 필요한 경우도 있다(그림 14.8, 14.9).

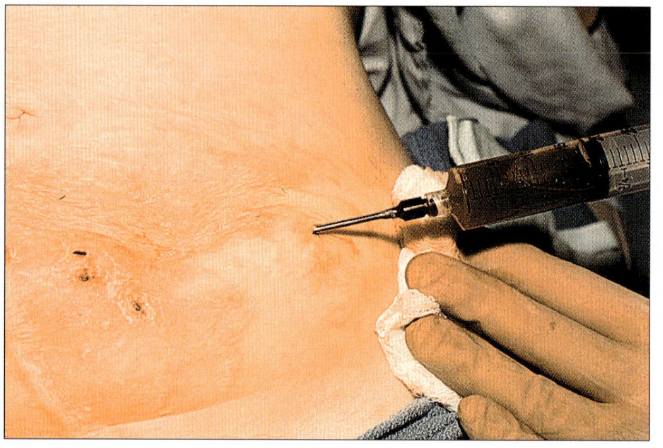

그림 14.9 수액낭은 1주일째 18게이지 바늘로 3회 배액되었다. 각각 40 ml의 혈액장액성 용액이 배액되었다. 환자는 별다른 문제없이 회복되었다.

리도카인(리그노카인) 독성

수술 전

리도카인은 간에서 분해되기 때문에 정상 간기능에 대한 검사가 필수적이다. 리도카인 대사를 방해한다고 보고된 많은 약물들에는 선택적 세로토닌 재흡수 억제제(SSRI)인 항우울제와 마크로라이드계 항생제, 경구 아졸 계열의 항진균제, 단백질 분해효소 억제제 등이 있다. 수술 1~2주 전에 리도카인과 경쟁하는 약물들은 감량하거나 끊는 것이 좋다.

초기에 출간된 논문에서 지방흡입의 튜메선트 마취를 위한 리도카인의 최대 용량은 35 mg/kg였다. 현재 일반적으로 통용되는 최대 용량은 55 mg/kg이다. 비록 수술자들이 주요 합병증 없이 더 높은 용량을 사용해 왔지만, 이것은 현명하지 못한 방법이다. 리도카인의 최대 용량은 시술 전에 환자의 체중과 접근할 부위에 따라 계산되어야 한다. 튜메선트 지방흡입에서는 완전한 부분마취를 얻을 수 있는 최소량의 리도카인을 사용하려고 노력해야 한다.

수술 중

튜메선트 지방흡입을 실시하는 동안 생리식염수 또는 링거스 락테이트 용액은 0.05~0.1% 농도의 리도카인과 다른 마취제를 함유하고 있다. 대부분의 부위는 충분한 부분 마취 용량인 0.05~ 0.075% 리도카인으로 완전히 마취할 수 있다.

전신마취 하에서 대량 지방흡입을 하면 리도카인 양을 약 1/4로 줄일 수 있다는 이점이 있다. 최대 55 mg/kg에 근거하여, 8 ℓ의 튜메선트 용액을 주입받은 80 kg의 환자는 최대 4,400 mg의 리도카인을 견딜 것이다. 이것은 수액당 550 mg의 양이다. 전신마취 하에서는 리도카인 용량은 1/4로 줄 것이다. 수액당 125 mg으로 환자는 총 1,000 mg의 리도카인을 받게 된다. 이것은 단지 12.5 mg/kg로, 권장량인 55 mg/kg 이하이다. 심지어 전신마취 하에서도 수술 후 통증과 감염을 줄이기 위해 튜메선트 용액에 리도카인을 첨가할 것을 권유한다. 저자(Lanzer)는 전신마취를 선호하는데 더 적은 리도카인으로 더 빠른 지방 제거가 가능하기 때문이다.

수술 후

리도카인의 최대 혈장 농도는 수술 후 12~18시간 후에 측정되는데 지방조직에서는 전신흡수율이 낮기 때문이다. 시술을 외래에서 단지 튜메선트 마취로만 했든 병원에서 전신마취 하에 했든 간에 시술자와 직원들은 지남력 장애, 약한 두통, 이명, 오심과 구토, 불안정한 걸음과 입 주변의 저림 같은 리도카인 독성의 초기 징후를 알고 있어야 한다. 대량의 지방흡입을 받은 모든 환자들은 하룻 동안 병원에서 관찰해야 한다.

심폐 부전

논문에 기술된 심폐부전의 케이스는 전신마취 또는 정맥 내 진정하에 시행된 지방흡입 환자들이다. 이런 비극적인 결과는 튜메선트 지방흡입과 관련된 표준 지침을 따른 경우에 한해서 현재까지 보고된 것이 없다.

수술 전

대량의 지방흡입이 계획된 환자는 이미 존재하는 심장 질환이 없어야 한다. 어떤 식으로든 심혈관에 문제가 있으면 대량의 지방흡입을 받을 환자들은 몇 단계로 나누어서 시술해야 한다. 나이든 환자들은 심전도계와 흉부 X-ray가 필요하다. 많은 양의 튜메선트 마취액을 주입하면 수액의 과부하, 폐혈색전증, 깊은 정맥 혈전증, 리도카인 독성과 심부전을 유발할 수 있다.

수술 중

대량의 지방흡입을 하는 동안 저자(Lanzer)는 일반적으로 한 번에 최대 8 ℓ의 주입 용액을 사용한다. 보통 제거된 양은 주입된 양과 일치한다. 수술 시간을 짧게 하기 위해 수액을 빨리 주입하는 것과 수액 과부하를 피할 필요 사이에는 균형이 필요하다. 일반적으로 위층 지방은 제거된 흡인물의 60~70%이다.

부분마취에 의한 튜메선트 지방흡입을 하는 경우 저자(Igra)는 한 번에 넣는 양을 6 ℓ로 제한하도록 권한다. 이 양은 리도카인 독성 역치하에 세 군데의 큰 부위까지 치료가 가능하다.

수술 후

환자에게 가이드라인에 명시된 수치 이상으로 정맥 내 수액을 해서는 안 된다. 건강한 환자가 초기 수술 후 혈역학적으로 불안정한 것은 수액 과부하나 리도카인 독성 또는 출혈 쇼크 때문인데, 출혈에 의한 경우를 보면, 대량의 지방흡입을 받았던 47세의 비만 여성이 후복막 출혈로 인해 심폐 정지에 이른 경우도 있다.

깊은 정맥 혈전/폐색전증

수술 전

폐색전증(PE) 또는 깊은 정맥 혈전증(DVT)의 유전적 또는 개인적인 경향은 환자의 과거력으로 알아내야 한다. 혈전증 생성의 소인은 암과 비만, 탈수, 임신, 고령이다. 응고를 강화시키는 약물들은 중단해야 한다. 지방흡입을 희망하는 많은 후보들은 대체로 낮은 용량의 피임제를 먹거나 호르몬 대체 요법을 하는 여성들이다. 대부분의 의사들은 환자에게 불편함만 없으면, 지방흡입 전에 이러한 약을 중단하게 하지 않는다. 통계적으로 피임제와 관련된 흡연은 혈전증의 위험을 높인다.

수술 중

호흡 또는 정맥마취 하에 실시하는 장시간의 수술에서는 수술 전후 항혈전 예방을 해야 한다. 부분마취로 지방흡입을 하는 미용외과의사들은 환자가 깨어 있고 수술 중 움직일 수 있으며, 의사가 요구할 때 자세를 바꾸고 필요하면 회복실로 갈 수 있기 때문에 이런 예방 조치가 필수적인 것은 아니라는 데 의견이 일치한다.

전신마취 하에 지방흡입을 하는 동안, 수술 시간은 폐색전증의 위험을 줄이는 데 있어 중요한 요소이다. 동시에 두 명이 양쪽에서 수술을 하면, 대량의 지방흡입을 대부분 90분 이내에 끝낼 수 있다. 이 방법을 사용하면 환자가 불필요한 전신마취에 노출되는 것을 줄인다.

혈전증과 폐색전증을 포함한 합병증은 대량의 지방흡입을 하는 성형외과의 조사에서 보고되었다. 시술의 마지막에 저분자의 헤파린을 피하로 투여하면 혈전증의 발생을 줄일 수 있고 폐색전증의 발생도 낮아진다. 순차적으로 압박 스타킹을 수술 중과 수술 후에 환자에게 입힌다. 허벅지의 자극이 혈전증을 줄이는 데 어떤 도움이 되느냐에는 논쟁의 여지가 있다.

허벅지 전체 둘레의 지방흡입은 혈전증이나 폐색전증 생성의 위험인자로 생각된다. 지방흡입 수술 시간 동안 긴 얼굴당김술 또는 복부성형술 같은 다른 시술을 병행해서는 안 된다. 복부성형술 또한 폐색전증발생의 상당한 위험요소이다. 이것을 지방흡입과 동시에 시술하면 위험을 증가시켜 치명적인 결과를 유발할 수 있다.

수술 후

환자는 테크닉에 상관없이 지방흡입 시술 후에 곧 활동할 수 있게 된다. 수술 중이나 후의 계속된 부동 자세는 혈전증 발생의 원인이 된다. 수술 후에 다리 통증 또는 호흡의 어려움 같은 환자의 불만을 즉시 진지하게 받아들이고 검사해야 한다. 의사는 수술 후 환자에게 물을 마시게 한다. 사타구니에서 압박복의 과도한 압력으로 인해 혈전증이 발생한 사례가 있었다.

전신마취 하에 지방흡입을 단독으로 시술받거나 또는 복부성형술과 동시에 시술받은 후에 지방색전증이 발생하였다는 보고들이 있다. 부분마취 지방흡입과 관련되어 알려진 케이스는 없다.

튜메선트 테크닉에 의한 지방흡입 후에 발생한 혈전증, 폐색전증은 보고된 사례가 없다. 이 수술들은 한 번에 최대 3~4군데를 치료하기 위해 3시간 이상 걸리지만, 안정된 혈역학 상태와 신체의 움직임을 보이는 건강한 환자라면 이러한 위험은 나타나지 않는다. 시술이 길어지는 것을 막기 위해서는 일반적으로 단계별로 연속된 지방흡입이 필요하다.

저체온증

수술 전

튜메선트 지방흡입에 앞서 환자에게 시술하는 동안 신을 양말과 토시 한 켤레를 가져오도록 한다. 마취제를 데우는 것이 현명한 것인지에 대한 논쟁은 있다. 어떤 이는 이것이 혈관 확장과 출혈을 증가시킨다고 생각한다. 깨어 있는 환자는 그들이 추우면 의사에게 쉽게 이야기할 수 있다. 의사는 초음파에 잠깐 데운 한 개의 Ⅳ백을 환자에게 주어서 잡고 있게 한다. 이렇게 함으로써 성공적으로 치료할 수 있게 된다.

수술 중

전신마취 또는 정맥 내 진정하에 지방흡입을 하는 동안 수술방의 온도가 낮으면 많은 양의 수액 주입으로 인해 수술방의 온도조절에 실패하여 환자에게 저체온증을 유발할 수 있다. 따라서 시술하는 동안 가열 담요를 깔아 놓는 것이좋다.

수술 후

저체온증은 심장 부작용과 패혈증, 수술 후 출혈 증가와 감염, 지연된 치유 등과 관련이 있다.

불행한 환자들

수술 전

적절한 환자를 선택하는 일은 비현실적인 기대를 갖

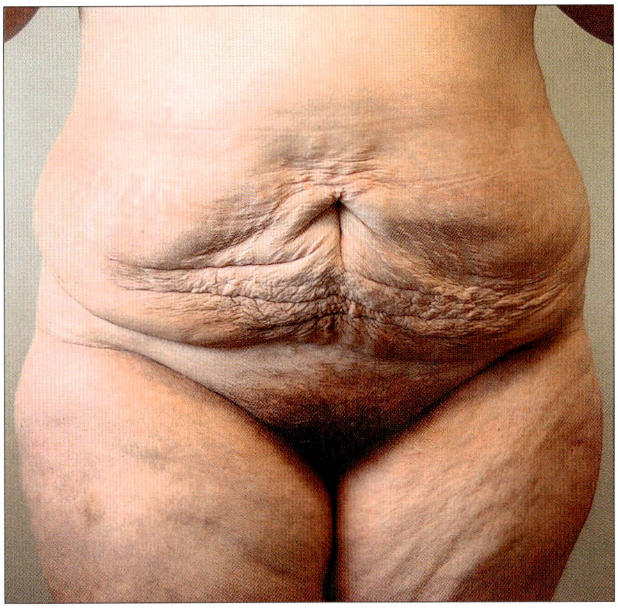

그림 14.10 이 환자는 20 cm의 복부 지방 하수로 대량 지방흡입을 받았고 예상대로 피부의 주름과 수축이 생겼다. 환자는 이런 예견된 결과에 만족해 했다.

는 환자의 지방흡입 시술을 피할 수 있게 해주기 때문에 매우 중요하다. 적절한 상담으로 그런 환자를 예측하고 합병증이 생기면 그들이 어떻게 받아들일지 알 수 있다(그림 14.10). 환자들은 지방흡입의 잠재적 위험과 이점, 그리고 피부과 의사가 할 수 없는 복부성형술이나 위 밴드, 우회술 같은 치료 대안에 대해 알 필요가 있다. 최선의 결과를 얻기 위한 방법이 자세히 기술된 논문을 구하여 참고한다. 점검을 위해 그 시술자의 수술 전후 사진을 받고 만족한 환자들과 전화 통화를 해야 한다.

어떤 의사는 신체 이형 장애 같은 환자를 가려내기 위해 신경정신과 의사 또는 관련된 전문가의 도움을 받을 것을 권유한다. 만일, 다른 임상가로부터 의뢰받은 환자가 아니라면 저자(Lanzer)는 일반적으로 모든 환자에게 시술 전에 정신과 의사와 상담을 하도록 권한다.

수술 중

의사는 환자에게 지방흡입이 체중 감량을 위한 시술이 아니라는 것을 강조하는 것이 중요하다. 만일 환자가 수술 후에 체중이 증가한다면, 수술한 부위에 지방이 다시 축적되었거나 또는 다른 치료받지 않은 부위 때문이라는 것을 알게 한다.

피부과 의사와 미용외과 의사는 미용적인 결과를 예측할 수 있는 능력과 예술적인 시각이 필요하다. 지방흡입이 신체 윤곽 개선 시술이기 때문에, 좀 더 자연스런 신체윤곽을 만들기 위해 전체적인 미용 단위의 접근이 필요하다.

수술 후

사진 촬영은 시술과정에서 중요한 부분이다. 많은 환자들은 그들이 어떻게 보였는지 잊고 그들이 사진을 다시 보기 전까지는 수술 후 외모의 개선에 대해 만족하지 못한다.

지속적인 다이어트와 운동이 지방흡입의 최종 결과를 더 향상시킬 것이다. 환자들은 지방흡입을 삶의 변화를 위한 "출발"로 보아야 한다.

결론

요약해서 말하면, 합병증은 수술 전과 수술 도중 그리고 수술 후 적절한 요인들에 초점을 맞추면 방지할 수 있다. 부분마취에 의한 튜메선트 지방흡입은 위험을 싫어하고 대체로 지방흡입과 관련이 있는 많은 위험을 피하고 싶어하는 의사들이 선호하는 방법이다. 대량의 지방흡입은 부분마취, 정맥 내 진정 또는 전신마취에 의해 안전하게 시행할 수 있다. 지방흡입 수술은 어떤 테크닉으로 시술 하든간에 합병증의 발생률이 낮고 안전성이 높은 효과적이고 뛰어난 시술이다.

참고문헌

Albin R, de Campo T 1999 Large-volume liposuction in 181 patients. Aesthetic Plastic Surgery 23:5–15

Ang-Lee MK, Moss J, Yuan CS 2001 Herbal medicines and perioperative care. Journal of the American Medical Association 286:208–216

Beeson WH, Slama TG, Beeler RT, et al 2001 Group A streptococcal fasciitis after submental tumescent liposuction. Archives of Facial Plastic Surgery 3:277–279

Butterwick KJ 2002 Should dermatologic surgeons discontinue hormonal therapy prior to tumescent liposuction? Dermatologic Surgery 28:1184–1187

Heitmann C, Czermak C, Germann G 2000 Rapidly fatal necrotizing fasciitis after aesthetic liposuction. Aesthetic Plastic Surgery 24:344–347

Klein JA 1990 Tumescent technique for regional anesthesia permits lidocaine doses of 35mg/kg for liposuction. Journal of Dermatologic Surgery and Oncology 16:248–263

Klein JA 2000 Tumescent technique: tumescent anesthesia and microcannular liposuction. Mosby, St Louis, MO

Lanzer D 2002 Safety of large-volume liposuction. International Journal of Cosmetic Surgery and Aesthetic Dermatology 4:173–177

Meyers H, Brown-Elliott BA, Moore D, et al 2002 An outbreak of Mycobacterium chelonae infection following liposuction. Clinical Infectious Diseases 34:1500–1507

Ostad A, Kageyama N, Moy RL 1996 Tumescent anesthesia with a lidocaine dose of 55mg/kg is safe for liposuction. Dermatologic Surgery 22:921–927

Philipp CS, Dilley A, Miller CH, et al 2003 Platelet functional defects in women with unexplained menorrhagia. Journal of Thrombosis and Haemostasis 1:477–484

Platt MS, Kohler LJ, Ruiz R, et al 2000 Deaths associated with liposuction: case reports and review of the literature. Journal of Forensic Science 47:205–207

Rao RB, Ely SF, Hoffman RS 1999 Deaths related to liposuction. New England Journal of Medicine 340:1471–1475

Scroggins C, Barson PK 1999 Fat embolism syndrome in a case of abdominal lipectomy with liposuction. Maryland Medical 48:116–118

Stevinson C, Devaraj VS, Fountain-Barber A, et al 2003 Homeopathic arnica for prevention of pain and bruising: randomized placebo-controlled trial in hand surgery. Journal of the Royal Society of Medicine 96:60–65

Talmor M, Hoffman LA, Lieberman M 1997 Intestinal perforation after suction lipoplasty: a case report and review of the literature. Annals of Plastic Surgery 38:169–172

Williams BJ, Hanke CW, Bartlett M 1997 Antimicrobial effects of lidocaine, bicarbonate, and epinephrine. Journal of the American Academy of Dermatology 37:662–664

Yuan Y, Hunt RH 2003 Assessment of the safety of selective cyclo-oxygenase-2 inhibitors: where are we in 2003? Inflammopharmacology 11:337–354

15 지방흡입 안전성 연구에 대한 고찰

Review of Liposuction Safety Studies

C. William Hanke, J. Barton Sterling, Jeffrey L. Melton, Gerhard Sattler

서론

외래에서 단지 튜메선트 부분마취로만 실시하는 지방흡입(튜메선트 지방흡입)은 현재까지 가장 안전한 방법이다. 뛰어난 안전성에도 불구하고, 튜메선트 지방흡입은 단속자(regulator)들의 주의를 끌어왔다. 이런 잘못된 편견은 외래 수술에서 부분마취에 의하지 않고 전신마취 하에 시술하여 생긴 비극의 결과이다. 이러한 비극이 외래 시설과 모든 외래 시술에 대한 검열을 부추겼다.

이 장의 처음 두 항목에서는 지방흡입의 안전성에 관한 여러 논문과 가이드라인을 검토할 것이다. 마지막 항목에서는 승인에 대해서 논의할 것이다. 환자의 안전을 확신하기 위해 외래 수술에 대한 검열은 계속 증가할 것이다. 이러한 검열은 외래 시설을 승인하는 기구를 포함한다.

안전한 지방흡입은 상대적인 용어이다. 만일 전신마취 또는 정맥 내 진정에 의한 지방흡입이 안전하다는 주장이 있다면, 확실히 안전성에 있어서는 튜메선트 지방흡입과 비교대상이 아니다. 많은 논문에서 튜메선트 지방흡입의 뛰어난 안전성과 전신마취 하의 지방흡입의 위험성에 대해 기록하고 있다. 게다가 이 데이터들은 외래 환자에게 시행하는 튜메선트 지방흡입이 병원의 입원환자에게 시행하는 어떤 지방흡입보다 더 안전하다는 것을 보여준다.

지방흡입의 안전성과 합병증 연구

이 단락에서 토의될 연구가 표 15.1에 요약되어 있다.

Teimourian B, Rogers BW 1989 A national survey of complication associated with suction lipectomy: a comparative study. Plastic and Reconstructive Surgery 84:628-631

1989년에 Teimourian과 Rogers는 미국과 캐나다에서 1984년과 1988년 사이에 시행된 112,756건의 지방흡입 시술에 대한 조사 데이터를 발표하였다. 여기에서는 다음 세 가지 분류로 시술을 나누었다. (1) 주요 지방흡입(75,591), (2) 피부지방 절제술(복부 이외의 부위에서 피부와 지방의 절제, 10,603), (3) 복부성형술(26,562). 사망률은 주요 지방흡입에서 2.6/100,000, 피부 지방절제술에서 18.9/100,000, 복부성형술에서 41.4/100,000이었다. 전체 15건의 사망이 보고되었다. 폐혈전색전증이 사망의 주요 원인(60%)이었고, 뒤이어 흡인, 심근경색, 뇌졸중, 지방색전증, 출혈 이상 등이었다. 지방흡입에서 보고된 비사망 합병증 중에서 가장 많은 것은 깊은 정맥혈전증(33.1/100,000)과 마취합병증(30.4/100,000), 수혈합병증(13.2/100,000), 폐혈전색전증(11.9/100,000), 피부 소실(6.6/100,000), 뇌졸중(1.3/100,000)이었다. 지방흡입의 이환율 또는 사망률이 가장 적어서 저자들은 지방흡입을 "안전한 시술"이라고 결론을 내렸다.

지방흡입 안전도에 관한 연구 논문					
Study/author	**Year**	**Number of procedures**	**Specialty**	**Number of fatalities**	**Fatality rate**
Newman, Dolsky	1984	5,458	Cosmetic surgeons (dermatology, ENT, etc.)	0	1/38,426
Bernstein, Hanke	1988	9,478	Dermatologic surgeons	0	0
Temourian, Rogers	1989	112,756	Plastic surgeons	15	12.7/100,000
Dillerud	1991	3,511	Plastic surgeons	0	0
Hanke et al	1995	15,336	Dermatologic surgeons	0	0
ASPRS Task Force on Liposuction	1998	24,295	Plastic surgeons	5	20.6/100,000
Jackson, Dolsky	1999	200,000	Cosmetic surgeons (dermatology, ENT, etc.)	1	2.4/100,000
Grazer, de Jong	2000	496,245	Plastic surgeons	95	19.1/100,000
Hughes	2001	94,159	Plastic surgeons	Not stated	1/47,415 (lipo only) 17,314 (lipo and other procedures) 1/3,281 (lipo and abdominoplasty)
Housman et al	2002	66,570	Dermatologic surgeons	0	0
Hanke et al	2004	688	Dermatologic surgeons	0	0

표 15.1 지방흡입 안전도에 관한 연구 논문

Bernstein G, Hanke CW 1988 Safety of liposuction: a review of 9478 cases performed by dermatologists. Journal of Dermatology and Surgical Oncology 14:1112-1114

1988년 Bernstein과 Hanke는 피부과 의사에게 24,643 부위에 지방흡입을 받았던 9,478명의 환자의 데이터를 검토하였다. 71%가 부분마취를 받은 환자였고 29%는 전신마취를 받은 환자였다. 심각한 합병증이나 사망은 없었다. 세 명이 입원했고 모두 회복되었다. 첫 환자는 석시닐콜린 때문에 생긴 근육 약화로 24시간 관찰을 위해서 입원하였다. 두 번째 환자는 좌측 각차단(LBBB)으로 24시간 관찰을 위해 입원하였다. 각차단은 관찰하는 동안 없어졌다. 세 번째 환자는 수술 후에 왼쪽 옆구리 절개창에서 출혈이 발생하였다. 출혈은 48시간 입원하는 동안 자연히 멈추었다. 수혈은 하지 않았고 완전히 회복되었다.

Hanke CW, Bernstein G, Bullock S 1995 Safety of tumescent liposuction in 15,336 patients. Dermatologic Surgery 21:439-462

1995년에 Hanke, Bernstein과 Bullock은 66명의 피부과 의사에게 지방흡입을 받은 15,336명의 환자에 관한 데이터를 조사하여 발표했다. 총 44,014 부위가 치료되었다. 사망이나 색전(폐 또는 지방), 저수액성 쇼크, 복막 또는 흉곽의 천공, 혈전정맥염, 발작 또는 약물 독성 반응 같은 심각한 합병증은 없었다. 경도의 피부 불균일을 포함한 한 건의 의학적 책임이 보고되었다. 수혈이 필요한 환자는 없었다. 합병증을 치료하기 위해 입원한 환자도 없었다. 두 명의 환자에게서 치료가 필요한 부정맥이 발생하였다. 빈맥이 생긴 두 명의 환자는 퇴원이 지연되었다.

Housman TS, Lawrence N, Mellen B, et al 2002 The safety of liposuction: results from a National Survey. Dermatologic Surgery 28:971-978

2002년에 Housman과 Lawrence, Mellen 등은 1994년과 2000년 사이에 277명의 피부과 의사가 시행한 66,570건의 지방흡입에 대한 조사 데이터를 발표했다. 사망은 보고되지 않았다. 심각한 합병증 발생률은 1,000케이스당 0.68이었다. 총 25명의 환자가 입원했다(40/100,000). 가장 흔한 심각한 합병증은 정맥 내 항생제가 필요한 감염(10/100,000), 복벽 · 흉벽 또는 장기 천공(8/100,000), 쇼크가 없는 저혈압(8/100,000), 출혈(8/100,000), 폐혈전색전증 또는 지방색전증(6/100,000), 마취 · 진정 · 약물 반응 또는 독성(6/100,000), 폐부종(2/100,000), 리도카인 독성(2/100,000), 피부 궤양 · 괴사(2/100,000), 치료가 필요한 부정맥 · 빈맥(2/100,000) 등이었다. 병원이나 보행 수술센터보다 승인받지 않은 외래에서 심각한 부작용 발생률이 더 낮다는 것을 보여준다. 심각한 부작용은 튜메선트 지방흡입을 경구 단독으로 또는 진정없이 시술할 때보다 정맥 내 또는 근육 내 진정과 함께 시술할 때 더 자주 발생하였다.

Hanke W, Cox SE, Kuznets N, Coleman WP 2004 Tumescent liposuction report performance measurement initiative: National Survey Results. Dermatologic Surgery 30:967-978

2004년 Hanke 등은 39개의 지방흡입센터에서 2001년 2월과 2002년 9월 사이에 튜메선트 지방흡입을 받은 688명의 환자를 조사했다. 총 합병증률은 0.7%였다. 작은 합병증은 0.57%이고 큰 합병증은 0.14%(1명)였다. 이 환자는 입원이 필요한 부작용이 발생했다. 제거된 지방의 평균량은 1,160 ml였고 1% 미만의 케이스에서 4,500 ml 이상을 제거하였다. 평균 리도카인(리그노카인) 용량은 34 mg/kg 였다. 6개월간의 추적 조사에 응답한 환자의 59% 중에 91%가 지방흡입을 받은 것에 대해 긍정적이었고(1~5 범위 중 4 또는 5) 84%는 시술에 높은 만족도를 나타냈다(1~5 범위 중 4 또는 5).

Jackson RF, Dolsky RL 1999 Liposuction and patient safety. American Journal of Cosmetic Surgery 16:21-23

1999년에 Jackson과 Dolsky는 미국미용외과학회의 조사 데이터에서 지방흡입 안전성에 대해서 보고하였다. 조사 대상은 1995년과 1998년 사이에 297명의 여러 전문 과목의 의사들이 시행한 200,000케이스의 지방흡입 환자였다. 3년의 연구 기간 동안 한 명의 사망이 보고되었다. 병원에서 시행된 지방흡입을 외래와 비교했을 때 합병증의 심각성과 빈도의 차이는 크지 않았다.

Grazer FM, de Jong RH 2000 Fatal outcomes from liposuction: Census Survey of Cosmetic Surgeons. Plastic and Reconstructive Surgery 105:436-446

Grazer와 de Jong은 1994년과 1998년 사이에 917명의 성형외과 의사에 의해 시행된 496,245 지방흡입 케이스에서 지방흡입의 사망률에 대해 연구했다. 95명의 사망이 보고되었고 사망률은 19.1/100,000이었다. 비슷한 사망률(20.6/100,000)이 1998년 지방 성형에 대한 ASPRS Task Force에 의해 보고되었다. 저자는 많은 양의 수액 사용과 시술의 경시, 훈련이 덜 된 의사, 리도카인(리그노카인) · 에피네프린(아드레날린) 독성 가능성으로 사망률이 증가 추세에 있다고 생각하였다. 그러나 그 연구에서 리도카인 · 에피네프린 독성 케이스는 없었다. 저자는 제거된 지방량과 사망 사이에 관련성을 찾을 수 없었다. 그들은 사망이 수술 후 첫 날 저녁에 발생하는 경향이 있다고 보고했고 밤새 의학적 감시를 할 필요가 있다고 주장했다. 사망의 대부분(77.7%)이 외래 수술 시설 또는 독립된 보행 수술센터에서 발생했다. 사망의 가장 흔한 원인은 혈전색전증(23.1%)과 복부 · 장기 천공(14.6%), 마취 · 진정 · 투약(10%), 지방색전증(8.5%), 심폐부전(5.4%), 광범위 감염(5.4%),

지방흡입의 사망 원인		
Cause of death	**Number**	**Percent**
Thromboembolism	30	23.1
Abdomen/viscus perforation	19	14.6
Anesthesia/sedation/medication	13	10.0
Fat embolism	11	8.5
Cardiorespiratory failure	7	5.4
Massive infection	7	5.4
Hemorrhage	6	4.6
Unknown	37	28.5
Total	130	100.1

표 15.2 지방흡입의 사망 원인

출혈(4.6%) 등이었다(표 15.2).

Hughes CE 2001 Reduction of lipoplasty risks and mortality: an ASAPS survey. Aesthetic Surgery Journal 21:120-125

초기 성형외과 조사에서 보고된 사망과 합병증의 발생률을 줄이기 위해서 성형외과 의사들은 시술 방식을 바꿀지를 결정하기 위해, Hughes는 1998년 9월 1일부터 2000년 8월 31일 사이에 754명의 성형외과 의사에 의해 시행된 94,159건의 지방흡입 데이터의 합병증과 사망을 분석했다. 지방흡입 시술의 20%에서 추가 수술(복부성형은 제외)이 같은 수술을 하는 동안 시행되었다. 지방흡입 시술의 14%에서 복부성형술과 다른 시술들이 동시에 시행되었다. 지방흡입만 시행한 시술의 사망률은 47,415건당 1명이었다. 지방흡입을 다른 시술(복부성형술 제외)과 동시에 한 경우 사망률은 7,811건당 1명으로 증가했다. 지방흡입을 복부성형술과 함께 시술했거나 또는 다른 시술과 함께 시술한 경우 사망률은 3,251건당 1명이었다.

Rao RB, Ely SF, Hoffman RS 1999 Deaths related to liposuction. New England Journal of Medicine 340:1471-1475

이 1999년 보고에서, 뉴욕 대학의 Rao와 그의 동료들은 5명의 지방흡입에 의한 사망 원인을 튜메선트 마취로 인한 리도카인(리그노카인) 독성으로 간주했다. 사실 5명의 모든 환자들은 마취과 의사에 의해 전신마취 또는 정맥 내 수면마취를 받았다. 4명은 성형외과 의사가, 한 명은 일반외과 의사가 시행했다. 모든 환자를 부검했고 리도카인 독성의 증거는 없었다. 수술 중 정맥 내 수액을 세 명에게 투여했는데 투여량은 다음과 같다. 7.3 ℓ, 3.0 ℓ, 1.7 ℓ(표 15.3). 환자 중 두 명은 수술 시간이 4.5~7시간이었고 여러 부위에 지방흡입을 시술받았다. 이 두 환자에게서 폐색전증이 발생했다. 환자 중 한 명은 지방흡입술과 함께 유방 보형물 수술을 받았다.

Coleman WP, Hanke CW, Lillis P, Bernstein G, Narins R 1999 Does the location of the surgery or the specialty of the physician affect malpractice claims in liposuction? Dermatologic Surgery 25:343-347

1999년에 Coleman과 그의 동료들은 1985년에서 1997년 사이에 미국의사보험협회(PIAA)의 지방흡입 의료 과오 데이터를 분석했다. PIAA는 의사 소유의 보험 회사의 60%를 포함한다. 성형외과 의사가 253건의 보상 중 226건이었다. 단지 2건의 보상이 피부과 의사에 대한 것이었다. 미국피부외과학회와 미국성형회과학회의 데이터에 의하면 성형외과 의사가 피부과 의사보다 지방흡입을 더 많이 시행한다(3:2 비율). 그러나 보상 책임의 많은 부분은 성형외과 의사에 대한 것이었다. 성형외과 의사에 대한 보상으로 전체적인 손실은 거의 9백만 달러로 피부과 의사에 대한 4천 달러와 비교된다. 또한 PIAA 데이터에 의하면 253건의 배상 책임 중 71%가 병원 수술실에서의 지방흡입이었고 21%는 외래에서 시행한 것이었다.

Bruner JG, de Jong RH 2001 Lipoplasty claims experience of US insurance companies. Plastic

튜메선트 지방흡입 탓으로 잘못 돌린 사망 사고							
Patient no./ age/sex	Primary method of anesthesia	Surgical site(s)	Specialty of physician	Total lidocaine (lignocaine) dose (mg/kg)	Aspirate (liters)	Cause of death	Comment
1/34/M	General	Abdomen, flanks	Plastic surgeon	10	4.0	Bradycardia, hypotension, asystole	
2/40/F	Intravenous sedation	Flanks, back	Plastic surgeon	14.2	2.4	Bradycardia, asystole	
3/33/F	Intravenous sedation	Thorax, arms, back, abdomen, thighs, buttocks, knees	Plastic surgeon	31.4	6.7	Pulmonary edema	HgB = 5.8 gm/dL. Also had breast augmentation; psychiatric patient on many drugs
4/54/F	Intravenous sedation	Back, flanks, abdomen, thighs	Plastic surgeon	40	5.6	Pulmonary embolism	

표 15.3 튜메선트 지방흡입 탓으로 잘못 돌린 사망 사고

and Reconstructive Surgery 107:1285-1291

2001년에 Bruner와 de Jong은 1985년에서 1998년 사이에 지방흡입으로 인한 PIAA 의료배상책임에 대해 보고했다. 사용된 데이터는 위에 언급한 Coleman과 그의 동료들에 의해 분석한 것과 본질적으로 같다. 292건의 지방흡입 보상 중 255건(86.3%)이 성형외과 의사들에 대한 것이지만, 배상의 67%는 동의서 또는 계약 위반에 관한 것이라고 지적했다. 7건의 사망이 보고됐다. 저자들은 의원에 비해 병원에서는 좀 더 복잡하고 긴 시간의 지방흡입을 시행한다고 생각하였다. 저자들은 지방흡입의 심각한 합병증이 의원보다 병원에서 적다고 말하는데, 병원의 수술 의사들은 특별한 수술 전문 과목의 전문의이고 동료의 평가를 받아야 하기 때문이다.

Coldiron B 2002 Office surgical incidents: 19 months of Florida data. Dermatologic Surgery 28:710-713

2000년에 플로리다주는 모든 사고들에 대해 의사가 보고하도록 하였다. 그 사고들은 사망이나 뇌사, 척수 손상, 다른 사람이나 다른 부위에 행해진 시술, 수술 후에 계획에 없던 이물질 제거술, 환자를 병원으로 넘겨야 하는 어떤 상황, 잘못 시술된 수술, 계획된 수술로부터 생긴 상해나 손상 등을 복구하는 수술 등이다. 더욱이 2001년에 플로리다주 의사회는 복부성형술을 1,000 ml 이상 지방흡입과 같은 다른 시술과 동시에 시행하는 것을 금지시켰다.

Coldiron은 보고된 데이터의 처음 19개월을 검토했다. 이 19개월 동안 8명의 사망과 43건의 시술과 관련된 합병증이 있었다. 전신마취에 의한 지방흡입은 외래 사고와 사망의 가장 흔한 원인이었다. 전체적으로, 지방흡입 때문에 9건의 합병증이 있었고(8건은 전신마취, 한 건은 깊은 정맥 내 수면마취) 전신마취에 의해 세 명의 사망이 있었다. 튜메선트 부분 마취에 의해 시술한 지방흡입에는 보고된 손상이나 사망이 없었다.

Coldiron B, Shreve E, Balkrishnan R 2004 Patient injuries from surgical procedures performed in medical offices: three years of Florida data. Dermatologic Surgery 30:1435-1443

이 3년간의 검토는 전에 언급했던 19개월의 플로리다 데이터에서 확장된 것이다. Coldiron과 Shreve, Balkrishnan은 첫 3년의 의무 보고 기간 동안 플로리다주에서 총 13건의 시술 관련 사망과 병원 이송이 필요한 43건의 시술 관련 합병증이 있었다고 보고했다. 13명 중 사망한 7명은 긴급을 요하지 않은 미용 수술을 받았고, 모두 전신마취와 정맥 내 수면마취를 받았다. 이 중 2명은 전신마취에 의한 지방흡입 수술 후 사망하였다. 1,000 ml 이상의 지방흡입과 복부성형술을 함께 하는 것을 금지한 2001년 이후에는 지방흡입으로 인한 사망 보고가 없었다.

6명의 다른 사망자 중, 2명은 정맥 내 수면마취로 대장내시경을 실시하는 동안 장 천공으로 사망하였고, 2명은 카테터가 부분마취제와 연결되어서, 1명은 부분마취에 의한 간 생검 시술 후, 그리고 1명은 부분마취제에 대한 아나필락시스 반응 때문에 사망하였다.

의원 승인의 의무와 전문의, 병원이라는 특전이 사망과 부작용 발생률을 개선하는 데 별 효과가 없었다고 저자들은 결론을 내렸다. 사망을 보고한 의원의 42%와 병원으로 전원이 필요한 사고를 보고한 50%가 독립적인 시설로 승인받았다는 것을 알게 되었다. 수술 사고를 보고한 의사 중 96%가 전문의 면허증이 있고 모두 병원이라는 특전을 가지고 있다

전문 과목에 따른 지방흡입을 위한 가이드라인

Specialty society	Total lidocaine (lignocaine) dose (mg/kg)	Extraction volume (L)
American Academy of Dermatology	55 mg/kg	4.5 (supranatant fat)
American Society for Dermatologic Surgery	45–55 mg/kg	5 (supranatant fat)
American Academy of Cosmetic Surgery	55 mg/kg	5 (supranatant fat)
American Society of Plastic Surgery	35 mg/kg	5 (total aspirate)

표 15.4 전문 과목에 따른 지방흡입을 위한 가이드라인

지방흡입 가이드라인

여러 전문 과목에서 지방흡입을 한다. 결과적으로 각 전문 과목마다 각자의 가이드라인을 개발했다. 전문 과목에 의해 출간된 첫 지방흡입 가이드라인은 1991년 미국피부과학회(AAD)에서 발표한 것이다. 지방흡입을 위한 가장 최근의 AAD 가이드라인은 2001년에 출간되었다. 유사하게 가장 최근의 미국 피부외과학회의 지방흡입 가이드라인은 2000년에 출간되었다. 미국 미용외과학회는 지방흡입을 위한 최신 가이드라인을 2000년에 출간했다.

다양한 전문 과목의 지방흡입 가이드라인은 표 15.4에 요약되어 있다. 일반적으로 모든 전문학회 가이드라인은 총 리도카인(리그노카인) 용량을 55 mg/kg 이하로, 총 위층 제거 지방량을 5 ℓ 이하로 권장하고 있다. 성형외과 가이드라인은 더 낮은 리도카인 총용량(35 mg/kg)를 권고하는데, 아마도 기본 마취로 정맥 내 수면마취나 전신마취를 사용하기 때문일 것이다. 게다가 성형외과 의사들은 피부과 의사들이 시술하는 완전한 튜메선트 부분마취에 의한 지방흡입에 익숙치 않다.

의원 수술 시설의 승인

통원 수술이 증가하면서 의원 시설과 수술에 대한 규제와 감독이 점점 늘어나고 있다. 적어도 31개 주에서 의원 수술에 대해 규제를 하고 있거나 고려하고 있다. 승인은 주 규제와 공공이익을 충족시키는 감독 방법 중 하나이다. 승인은 보건의 질적인 척도이자 환자의 안전에 대한 책임을 증명한다.

미국에는 몇 개의 승인 기구가 있다. 이 장에서는 통원건강관리기구(ambulatory health care organization)를 승인하는 가장 큰 단체인 통원건강관리승인협회(Accreditation Association for Ambulatory Health Care; AAAHC)의 프로그램을 논의할 것이다.

AAAHC 핵심 기준

- 환자의 권리
- 통제
- 감독
- 환자 관리의 질
- 경영과 개선의 질
- 임상 기록과 건강 정보
- 직업적 향상
- 시설과 환경

Box 15.1 AAAHC 핵심 기준

의원급 수술 시설을 위한 AAAHC 부가 기준

- 마취 서비스
- 수술 서비스
- 제약 서비스
- 병리와 검사실 서비스
- 교육과 출판 활동
- 연구 활동

Box 15.2 의원급 수술 시설을 위한 AAAHC 부가 기준

AAAHC는 자격을 감독하는 민간단체로 주에 의해 감시되는 비정부 기구이다.

현재 2,000개 이상의 통원건강관리기구들이 AAA HC에 의해 승인되었다. AAAHC의 승인을 얻기 위해서는 8개의 핵심 기준이 적용된다(Box 15.1). 추가로 마취 서비스나 수술 서비스, 제약 서비스, 병리와 실험실 서비스같은 부가기준이 그 시설에서 어떤 서비스를 제공하느냐에 따라 적용된다(Box 15.2).

2001년에 AAAHC는 의원 수준의 수술 시설을 위해 새롭고 간결한 승인 프로그램을 소개하였다. 이 프로그램은 4명 이하의 외과의사와 2개 이하의 수술방을 가진 작은 의원을 대상으로 설계되었다. 이런 의원급 수술(Office-Based surgery; OBS) 승인 프로그램에는 하룻 동안 조사를 수행할 한 명의 조사원이 있다(Box 15.3). AAAHC 조사를 수행하는 대부분의 조사자들은 조사받을 기구와 같은 전문 과목 출신이다. 그래서 조사자들은 조사하는 동안에 유용한 상담 가이드를 제공할 수 있다.

의사와 직원들은 AAAHC 조사를 받기 위해 상당한 준비가 필요하다. 승인 조사를 준비하는 직원을 위해 매년 AAAHC에서는 교육 코스를 제공한다. 대안으로 다양한 현장 상담과 직원 교육을 제공하는 AAAHC 고문을 고용할 수 있다. OBS 안내 책자와 자습 자료들은 승인을 얻기 위한 좋은 출발점이 된다.

AAAHC 조사를 받는 시점에서 적어도 6개월 전부터 수술을 할 수 있어야 한다. 조사를 요구하기 위해 AAA HC에 조사전 질문서(PSQ)를 제출한다. PSQ는 AAAHC 직원과 지정된 조사자가 조사 전에 미리 그

AAAHC의 의원급 수술 승인 프로그램

- 2001년에 새롭게 개정됨
- 4명 이하의 외과의사와 2개 이하의 수술방에서의 시술을 위해 고안됨
- 하루 동안 한 명의 조사자
- 특별한 안내 책자에 명시된 의원급 수술을 위한 특별한 기준
- 원판 서류와 정책/시술을 포함한 이용가능한 자습 자료들
- 2,990불로 감소한 연구비

Box 15.3 AAAHC의 의원급 수술 승인 프로그램

곳을 파악하도록 한다.

각 현장 조사는 조사자가 이끄는 예비 모임으로 시작하고 최종 변론 회의로 끝낸다. 조사자는 시설을 검사하고, 직원들과 인터뷰하며 전형적인 수술 시술을 지켜본다. 조사 후에 조사자는 AAAHC에 보고서를 제출한다. 승인 결정은 수주 내에 이루어진다. 만일 AAAHC의 기준에 부합하면 3년 동안 완전 승인을 부여한다. 기준에 미달하는 곳은 1년 동안 승인을 받는다. 드물게, 승인 결정이 유예되거나 잠정 승인만 줄 수도 있다. 가끔, 승인이 거절되기도 한다.

승인된 모든 시설에는 명문화된 수술 수준 관리와 개선 프로그램이 필요하다. 처음 승인받은 기관들은 개선 활동에 어느 정도 익숙해질 것이다. 그러나 이 기관들은 연구를 기획하고 구성하며 경과보고 자료를 제공하는 데 있어 자문이 필요할 것이다.

일반적으로 승인을 받은 기관들은 이러한 과정을 거치면서 보통 조직이 더욱 탄탄해지는 것 같다. 승인의 목적은 항상 환자관리를 향상시키는 것이다.

요약

피부외과 의사가 오직 튜메선트 부분마취에 의해 시술한 튜메선트 지방흡입은 전신마취나 정맥 내 수면마취에 의해 시행되는 지방흡입과 비교하여 월등한 안전성을 갖고 있다. 튜메선트 부분마취를 이용한 지방흡입에서 보고된 사망은 없다. 전신마취나 정맥 내 수면마취에 의해 시행되는 지방흡입은 다음의 많은 이유에서 튜메선트 지방흡입보다 위험하다.

- 동시에 시행되는 여러 다른 수술들
- 수 시간 계속되는 수술들
- 전신마취는 폐혈전 색전증의 위험성을 높인다.
- 한 번의 수술로 대량의 지방을 제거한다(예를 들어, "Megaliposuction").
- 혈관 내에서 튜메선트되지 않은 부위(예를 들어, 제3공간)로의 수액 이동을 보상하기 위해 많은 양의 정맥 내 수액 투여로 수액 과부하와 폐부종의 위험성이 높아진다.
- 리도카인의 독성 용량이 전신마취와 같이 사용될 수 있다.
- 복부 천공의 진단이 지연된다.

현대의 튜메선트 지방흡입을 시술하는 외과의사들은 환자의 안전성을 최대화하는 데 전념한다. 튜메선트 지방흡입은 마취와 수술 후 통증 조절을 위해 튜메선트 부분마취제를 이용한다. 이런 방식으로 치료받은 환자들은 시술 후에 매우 편안해 한다. 그들은 수일 안에 회복하고 미용 결과도 훌륭하다. 의원의 수술 시설에 대한 승인은 주에서 자발적으로 실시하든 강제적으로 실시하든 환자의 안전을 더욱 보장하는 것임에 틀림없다.

참고문헌

ASPRS Task Force on Lipoplasty 1998 1997 Survey summary report. American Society of Plastic and Reconstructive Surgeons, Arlington Heights, IL

Bernstein G, Hanke CW 1988 Safety of liposuction: a review of 9478 cases performed by dermatologists. Journal of Dermatologic and Surgical Oncology 14:1112–1114

Bruner JG, de Jong RH 2001 Lipoplasty claims experience of US insurance companies. Plastic and Reconstructive Surgery 107:1285–1291

Coldiron B 2002 Office surgical incidents: 19 months of Florida data. Dermatologic Surgery 28:710–713

Coldiron B, Shreve E, Balkrishnan R 2004 Patient injuries from surgical procedures performed in medical offices: three years of Florida data. Dermatologic Surgery 30:1435-1443

Coleman WP, Glogau RG, Klein JK et al 2001 Guidelines of care for liposuction. Journal of the American Academy of Dermatology 45:438–447

Coleman WP, Hanke CW, Lillis P, Bernstein G, Narins R 1999 Does the location of the surgery or the specialty of the physician affect malpractice claims in liposuction? Dermatologic Surgery 25:343–347

Dillerud E 1991 Suction lipoplasty: a report on complications, undesired results, and patient satisfaction based on 3511 procedures. Plastic and Reconstructive Surgery 88:239–246

Drake LA, Ceilley RI, Cornelison RL et al 1991 Guidelines of care for liposuction. Committee on Guidelines of Care. Journal of the American Academy of Dermatology 24:489–494

Grazer FM, de Jong RH 2000 Fatal outcomes from liposuction: census survey of cosmetic surgeons. Plastic and Reconstructive Surgery 105:436–446

Hanke CW, Bernstein G, Bullock S 1995 Safety of tumescent liposuction in 15336 patients. National survey results. Dermatologic Surgery 21:459–462

Hanke CW, Cox SE, Kuznets N, Coleman WP 2004 Tumescent liposuction report performance measurement initiative: national survey results. Dermatologic Surgery 30:967–978

Housman TS, Lawrence N, Mellen BG, et al 2002 The safety of liposuction: results of a national survey. Dermatologic Surgery 28:971–978

Hughes CE 2001 Reduction of lipoplasty risks and mortality: an ASAPS survey. Aesthetic Surgery Journal 21:120–125

Jackson RF, Dolsky RL 1999 Liposuction and patient safety. American Journal of Cosmetic Surgery 16:21–23

Klein JA 1987 The tumescent technique for liposuction. American Journal of Cosmetic Surgery 4:263–267

Klein JA 1990 Tumescent technique for regional anesthesia permits lidocaine doses of 35mg/kg for liposuction. Journal of Dermatologic and Surgical Oncology 16:248–263

Lawrence N, Clark RE, Flynn TC, Coleman WP 2000 American Society for Dermatologic Surgery Guidelines of Care for Liposuction. Dermatologic Surgery 26:265–269

Newman J, Dolsky RL 1984 Evaluation of 5458 cases of liposuction surgery. American Journal of Cosmetic Surgery 1:25–80

Rao RB, Ely SF, Hoffman RS 1999 Deaths related to liposuction. New England Journal of Medicine 340:1471–1475

Teimourian B, Rogers WB 1989 A national survey of complications associated with suction lipectomy: a comparative study. Plastic and Reconstructive Surgery 84:628–631

16 지방흡입에서 생긴 상처 치유

Wound Healing in Liposuction

Birgit Worle, Gerhard Sattler, C. William Hanke

서론

지방흡입 후 상처 치유와 오랫동안 지속되는 미용 결과는 마취 방법과 수술 테크닉에 상당히 의존한다.

Arpad와 Giorgio Fischer가 1975년에 지방흡입의 새로운 개념을 소개하기 전에는 지방을 제거하는 데 날카로운 큐렛을 사용했다. 이 접근 방식의 문제점은 수액낭과, 혈종, 윤곽의 불균일, 불만족스런 결과들이었다. 새로운 방법은 끝이 무딘 캐뉼라를 사용하는 것인데, 어떤 것은 내부에 칼날이 있고, 흡인기와 연결되어 여러 작은 터널을 통해 지방을 찢고 흡입하여 제거한다. 캐뉼라는 공격적인 것에서 비공격적인, 끝이 무딘 것까지 디자인에 따라 다양하다. 캐뉼라의 직경뿐 아니라 구멍의 크기나 개수, 모양은 캐뉼라의 공격성에 영향을 미친다. 과거의 경험으로 보아 더 작은 직경과 수가 적고 작은 구멍을 가진 끝이 무딘 비공격적인 캐뉼라를 사용하면 지방흡입술의 합병증을 막을 수 있다. 특히 튜메선트 부분마취제를 사용하는 지방흡입 과정은 외상과 임파선이나 혈관, 신경의 손상이 적으며, 결체조직이 보호된다.

지방에 튜메선트 부분마취제를 주입하면 주위 결체조직의 큰 손상없이, 캐뉼라로 지방을 쉽게 제거할 수 있다. 1990년대에 초음파 지방흡입이 소개되었다. 캐뉼라에 초음파 발진자를 부착하여 지방세포를 부수고 피하 지방층에 미세한 공동을 만든다. 초음파 지방흡입의 장점은 주위 지방조직을 녹이는 반면 작은 혈관과 신경은 보존해서 섬유화 부위에 효과적인 방법이라고 알려져 있다. 그러나 수액낭 발생의 증가와 피부 화상, 느린 상처 치유, 인체 조직에 대한 초음파의 잠재적 발암성이 이 방법의 중요한 단점이다. 또한 초음파는 흡입을 시작하기 전, 튜메선트 주입이 끝난 바로 직후에 피부를 통해서도 적용할 수 있다. 전통적인 방법과 비교하여 외부 초음파는 손상이 생기지 않았다.

진동하는 캐뉼라를 이용한 파워 지방흡입은 1990년대 중반에 처음 개발되었다. 캐뉼라 끝이 가늘어지는 모양으로 피하조직에서 움직이기 쉽다. 진동 파워 캐뉼라에는 내부 캐뉼라 칼이 있어서 반대 방향에서 들어오는 조직을 자를 수 있다. 표준 수동 방식의 캐뉼라에 비해, 이 진동 캐뉼라는 기구를 움직이지 않고 지방을 제거할 수 있다. 지방 제거율은 칼의 진동률을 증가시키거나 감소시킴에 따라 달라진다. 표준 캐뉼라와 비교했을 때 출혈이 약간 증가하나 상처 치유와 회복 시간에 있어서의 단점은 없다. 주요 장점은 일반 지방흡입보다 섬유화된 지방을 쉽게 파고 들어간다는 것이다. 초음파 지방흡입과 비교하여 피부 화상의 위험이 없고, 이론적으로 발암 작용이 없으며 가격도 저렴하다. 저자의 클리닉에서는 다른 종류의 파워 지방흡입을 선호한다. 저자는 전기 또는 기압에 의해 왕복 운동하는 캐뉼라 시스템을 사용하는데, 이것은 짧은 전후 운동으로 끝이 무딘 표준 캐뉼라의 수동 운동을 강화한다. 이러한 진동 테크닉은 섬유화 된 지방을 큰 수고없이 쉽게 뚫을 수 있게 해준다. 이 장치는 심지어 캐뉼라를 움직이지 않고도 지방을 제거할 수 있게 한다. 환자는 점점 편안함을 느껴 지방흡입을 체내 마사지(internal massage)로 여긴다. 진동 캐뉼라와 튜메선트 부분마취에 의한 지방흡입은 저자의 견해로는 지방흡입의 대표적인 기술이다. 신경 손상뿐 아니라 림프와 혈관 손상이 이 무손상 테크닉으로 최소화된다. 상처 치유와 지방흡입 후 최적의 피부 수축에 필수적으로 따라오는 피하 지방의 섬유 구조물의 많은 손상 없이도 지방을 제거할 수 있다.

지방흡입으로 인한 상처 치유에 대한 연구는 많지 않다. 저자는 이것들을 경험의 기초위에서 검토하고 해설할 것이다.

고찰

Cardenas-Camarena L, Cardenas A, Fajardo-Barajas D 2001 Clinical and histopathological analysis of tissue retraction in tumescent liposuction assisted by external ultrasound. Annals of plastic Surgery 46:287-292

멕시코의 Jalisco 피부과학 기관과 재건외과 기관이 협력해서 주입 후에 바로 외부 초음파를 시행한 경우와 하지 않은 경우에 생기는 피부 수축의 임상적, 조직학적 정도를 평가하는 비교 임상시험을 실시하였다. 15~34세 사이의 13명의 여성에게 복부 튜메선트 지방흡입을 시술하였다. 수술 전에 각 환자의 복부 한쪽에 한 개씩 두 개의 네모(7×7 cm)를 문신으로 표시했다. 복부의 완전한 튜메선트 주입이 끝난 직후에 외부 초음파를 경피로 10분 동안 우복부에서만 시행했는데 환자에게는 시행된 곳이 어느 쪽인지 말하지 않았다. 초음파(Bucio E.U.A.L. System High Output, AMREX, Carson, CA)를 1 MHz의 주파수와 3 W/cm^{2}의 용량으로 계속 둥글게 움직이면서 적용하였다. 두 개의 치골 위 절개와 한 개의 배꼽 절개로 일정하게 같은 의사에 의해 3, 4, 5 mm 캐뉼라로 지방흡입을 시행하였다. 지방흡입 기계는 Cosmetech SSB-IV(Alpine, CA)와 Randolph Econ II Vari-Flow Pump infusor(Randolph Econ II Vari-Flow, Manchaca, TX)였다. 모든 환자에서 배액관을 장착하고 수술 4~5일 후에 제거하였다. 압박복은 수술 직후에 입히고 1개월 동안 입도록 하였다. 각 환자에게 표시한 두 군데를 72시간, 1주, 2주, 3개월과 6개월에 평가하였다. 조직의 수축을 물리공학자가 측정하고 기록하였다. 같은 시간대에 1.5 mm 생검 펀치(AcuPunch; Acuderm, Inc., Fort Lauderdale, FL)로 하복부에서 조직을 채취하였다. 네모에서 3 cm 거리가 조직의 수축을 나타낸다. 같은 병리학자가 모든 조직을 검사했고 헤마토실린-에오신으로 염색했다. Mason과 Verhoeff는 어느 쪽을 초음파로 치료했는지 모른다. 연구의 매개변수는 부종과 기저층의 변성, 기저층 색소 감소, 염증 침윤, 콜라겐섬유 증식, 혈관 충혈, 탄력 섬유들의 변형이다. 게다가 지방흡입 3개월 후에 주관적인 조사도 하였다. 연구의 매개변수는 염증과 통증, 출혈반점, 균일성, 조직 수축, 미적 외관 등이다. 체중과 체지방량이 5% 이상 증가하는 것을 방지하기 위해 모든 환자들은 체성분 분석기(TANITA TBF-300P, Tanita Corporation of Amrica Inc., Arlington Heights, IL)를 이용하여 매주 체중 조절을 하였다.

그러므로 결과에 대한 평가는 세 개의 주요 매개변수에 기초를 두었다. 조직 수축의 정도, 조직학적 변화, 환자의 평가가 그것이다.

조직 수축

지방흡입 후에 경피 초음파의 여부에 따른 피부 수축의 요약이 표 16.1에 있다. 각 환자의 양쪽에 네모의 면적은 튜메선트 주입 전에 49 cm^{2}였다. 최대 수축은 초음파 군은 84일에 43.1 cm^{2}이었고 초음파를 시술하지 않은 군은 14일에 42.4 cm^{2}였다. 마지막에 초음파 군은 43.1 cm^{2}였고 초음파를 시술하지 않은 군은 43.6 cm^{2}였다. 3 또는 6개월 후에 초음파를 시술한 군과 시술하지 않은 군의 큰 차이는 없었다(Student's t-test).

조직학적 결과

혈관 충혈과 부종, 염증 침윤, 콜라겐 증식이 지방흡입 2주 후에 두드러지게 관찰되었다. 초음파가 없는 군에서는 경도와 중등도의 변화가 발견되었다. 초음파 군은 중등도와 고도의 변화가 관찰되었다. 6개월 후에 가시적인 조직학적 변화의 차이는 양쪽군 모두에서 없었다. 초음파 군에서 1~2주 후에 중등도에서 고도의 색소 침착과 기저층 변성이 보고되었다. 양쪽 치료군에서 어느 시점에서도 탄력 섬유들의 차이는 관찰되지 않았다.

환자 의견

시술 3개월 후에 실시한 환자의 주관적인 검사에서는 큰 차이가 없었다. 환자의 대다수가 두 부위에서의 큰 차이점을 발견하지 못했고 양쪽에서 비슷한 미용 결과를 보고했다.

이 연구에서는 결론적으로 튜메선트 지방흡입에서 외부 초음파가 어떤 장점도 없다는 것을 보여준다. 경피 초음파는 지방흡입 후에 피부 수축의 정도를 증가시키지 못했다. 수술 손상에 더해진 초음파의 열이 시술 첫 2주에 조직학적 결과에서 나타난 염증 침윤과 부종, 혈관 충혈 증가의 원인이다. 수술 후 환자의 편안함과 더 나은 미용 결과에 관한한 부가적인 외부 초음파는 어떤 이점도 주지 못했다.

논평

지방흡입의 궁극적인 목적은 피하층의 순수한 지방을 제거하는 것이다. 결합조직과 림프, 혈관, 신경들 같은 다른 모든 구조들은 보존되어야 한다. 결합조직은 위에 있는 피부를 안정시키고 수술 후 상처를 수축시키는 벡터가 된다. 위에 언급한 연구에서 초음파를 시행하지 않은 군은 14일에, 초음파를 시행한 군은 3개월에 최대 수축에 도달했다(표 16.1). 저자의 경험에 비추어 보면 수축 과정은 대개 6개월 후에 완성된다. 조직학적 결과는 특히 지방흡입시술 2주 후에 피하조직의 콜라겐 증식이 유도되는 것을 확인시켜 준다. 이런 피하 흉터의 형성은 조직과 피부 수축의 원인이고 최후의 미용 결과에 있어서 매우 중요하다.

저자가 실시한 내시경 조사에서 많은 구멍의 캐뉼라와 파워 지방흡입, 튜메선트 부분마취가 사용될 때 피하 지방이 더 완벽하게 제거되는 것을 확인했다(수동 또는 초음파 지방흡입과 비교해서, 그림 16.1, 16.2). 또한 결합조직 사이막들과, 혈관, 신경, 임파선 등은 손상을 덜 받는다.

저자의 경험에 의하면 지방흡입 전 경피 초음파는 저자의 경험으로 보아 표준 튜메선트 부분마취보다 이익이 없다.

평균 피부 수축의 요약		
Time (days) (cm²)	With ultrasound (cm²)	Without ultrasound
0	49.0	49.0
3	45.4	45.6
7	44.3	44.3
14	43.3	42.4
84	43.1	43.7
168	43.1	43.6

표 16.1 평균 피부 수축의 요약

Pierard-Franchimont C, Damseaux M, Melotte P, Pierard GE 1988 The fate of hypodermis after liposuction surgery. Journal of the American Academy of Dermatology 19:723-728

이 논문에서는 27~43세 사이의 12명의 여성 엉덩

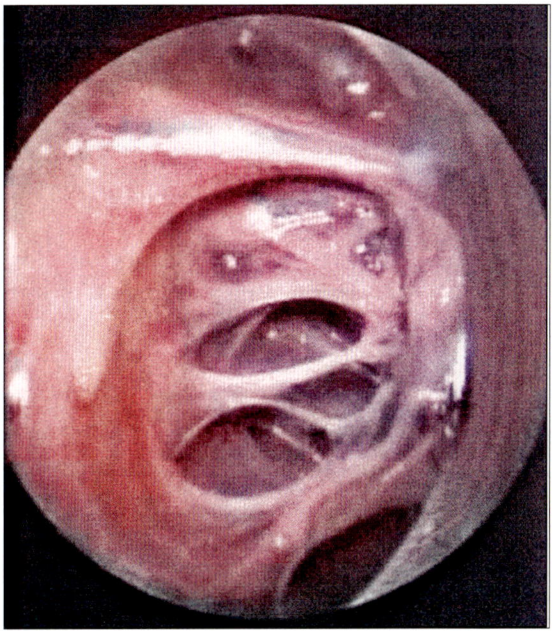

그림 16.1 튜메선트 부분마취와 파워 캐뉼라를 사용한 튜메선트 부분마취 지방흡입을 시술하는 동안의 내시경 사진에서 결체조직 격막이 보존된 것을 볼 수 있다.

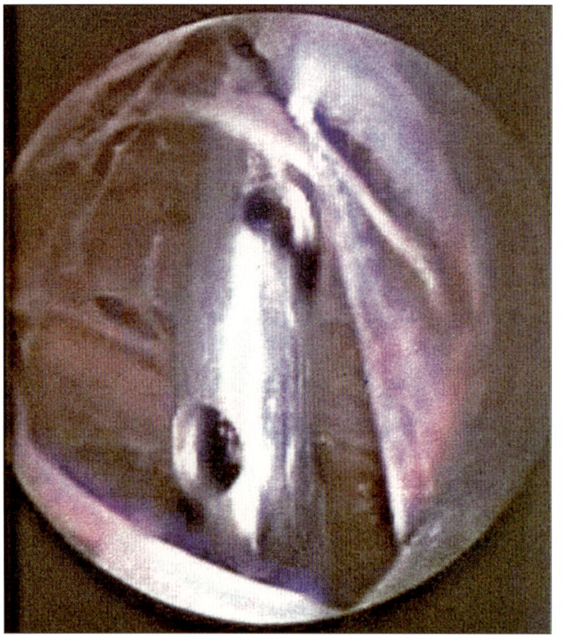

그림 16.2 내시경 사진에 의하면 많은 구멍의 캐뉼라가 결체조직 격막 등으로 막히지 않는 것으로 밝혀졌다. 이런 격막 속에 있는 신경과 혈관, 임파선 등은 이 테크닉으로 손상을 덜 받는다. 구멍이 적은 전통적인 캐뉼라들은 결체조직 격막에 더 많은 손상을 준다.

이에서 지방흡입 후 지방조직의 변화에 대해서 오랫동안 연구하였다. 수술 후 1주, 1개월, 3개월과 6개월에 근막을 포함하여 망상 진피에서 생검 표본을 얻고 조직학적, 형태계측과 thymidine과 uridine, proline을 이용한 방사능사진 검사를 위해 준비하였다. 이런 검사들은 DNA와 RNA, 단백질 합성의 조절을 평가하기 위해 이용되었다.

조직학적 결과

지방흡입 1주일 후에 시행된 생검은 표피의 부분 괴사와 작은 육아종, 섬유소 모양의 침전물과 광범위 피하 출혈과 관련된 지방층염 소견을 보였다. 3개월과 6개월째에 시행한 생검에서는 지방 소엽에서 흉터 형성을 하는 많은 섬유아세포와 얇은 콜라겐 다발로 이루어진 소엽 섬유화 소견을 보였다.

형태계측(Morphometric) 결과

지방흡입 1주와 6개월째에 얻은 생검 표본을 비교하면 단위 면적당 지방 세포의 분포와 수에서 큰 차이가 없었다.

방사능사진 검사 결과(6-^{3}H-thymidine, 6-^{3}H-uridine, ^{3}H-L-proline 표지자)

표피와 진피, 피하조직에서 지방흡입 1주와 1개월 후에는 증식 활동이 증가되었다. 증식 진피의 기저층에는 DNA를 합성하는 각질형성세포가 많았다(32%). 근처에 몇 개의 섬유아세포들뿐만 아니라 진피와 피하 지방층의 작거나 중간 크기 혈관의 많은 내피세포들이 6-^{3}H-thymidine으로 표시되었다(1.2~7%). 거꾸로 대부분의 지방세포들은 DNA를 합성하지 않았다. 수술 3개월과 6개월 후에 모든 조직에서 6-^{3}H-thymidine으로 표시된 세포들의 비율과 수가 정상으로 돌아왔다. 6-^{3}H-uridine과 ^{3}H-L-proline의 표시 강도는 내피세포들과 림프 모양의 세포, 어떤 섬유아세포에서 높았다. 반대로 지방세포들은 6-^{3}H-uridine에 약하게 표시되었고 ^{3}H-L-proline에는 대부분 표시되지 않았다.

손상 후 지방층염과 막성 지방 괴사, 퇴행성 지방 수축을 포함한 지방층의 파괴와 관련된 어떤 고전적인 병리학적 변화도 관찰되지 않았다. 지방흡입은 진피와 피하층에 부분적인 혈관 형성뿐만 아니라 일시적인 부분 표피 형성을 유도한다. 증식과 과다 형성의 강도는 상처 치유에 있어서 어떤 다른 타입의 역학적인 면을 암시한다. 표피와 진피에 세포 증식의 촉진은 캐뉼라에 의한 기계적 손상의 즉각적인 결과로 해석될 수 있다. 피하층에서는 남아 있는 지방세포의 증식을 촉진하는 재생 과정이 관찰되지 않았다. 형태계측 연구에서 6-^{3}H-uridine과 ^{3}H-L-proline의 혼합과 마찬가지로 지방흡입 수술이 지방세포들의 대사 활성에 영향을 주지 않는다는 것을 보여준다. 반대로 섬유아세포와 내피세포들에서 단백질 생성이 촉진되는데, 특히 콜라겐 합성이다. 소엽 섬유화가 피부의 헐거운 모양을 예방하고 부분적인 수축을 유발하는 진피와 근막 사이의 강한 부착을 유지하는 데 중요한 역할을 한다.

논평

대체로 튜메선트 부분마취를 이용한 지방흡입은 피하 지방층에는 최소의 상처만 남긴다. 상처는 최소의 이환(morbidity)으로 자연스럽게 회복된다.

Gasperoni C, Salgarello M 1995 Rationale of subdermal superficial liposuction related to the anatomy of subcutaneous fat and the superficial fascial system. Journal of Aesthetic and Plastic Surgery 19:13-20

깊은 지방흡입과 동시에 실시하는 진피하 얕은층 지방흡입은 또한 전층 지방흡입(massive all layer liposuction MALL)으로 알려져 있으며 지방의 부피와 무게로 지방이 피부까지 퍼져 있는 신체 부위, 즉 복부, 팔 뒤부분, 허벅지 위 1/3의 내측 부위에서 시행한다. MALL은 더 개선된 피부 수축을 유도한다.

해부학적 기초

얕은층 근막 시스템은 지방을 원형과 층판 지방조직으로 나눈다. 원형조직은 진피와 얕은층 근막 사이에 위치하고 있으며 거의 몸 전체에 퍼져 있다. 이것은 작은 지방 소엽으로 구성되어 있으며 피부에 수직으로 붙어있는 얕은층 근막 시스템 사이에 꽉 차 있다. 원형 지방은 수직 모양의 칸막이들에 배치되어 있다. 진피하 지방은 진피 바로 밑에 있고 원형 지방의 가장 얕은층이다. 층판 조직은 얕은층 근막과 근육 근막 사이에 깊이 위치한다. 이것은 느슨하고 넓은 공간의 수직과 대각선 방향의 섬유 격막 사이에 느슨하게 들어 있는 큰 지방 소엽들로 구성되어 있다. 이것은 몇 군데의 신체 부위에서만 관찰된다. 복부, 옆구리, 넙다리 돌기 부위, 허벅지 위 1/3의 내측 부위, 무릎, 그리고 팔의 뒷부분이다. 층판 층의 두께는 원형 층보다 훨씬 두껍다.

수술 테크닉

전통적인 지방흡입 테크닉은 깊은 지방층만을 다루고 표피 1~2 cm 내의 얕은층은 피한다. 두께가 원형층과 일치하지 않는데 위치에 따라 더 얇거나 두꺼울 수 있다. 직경 1.8~2.0 mm의 총알 끝 모양의 메르세데스 캐뉼라로 시술하는 진피하 얕은층 지방흡입은 전체 지방층이 얇은 원형 층으로만 구성되어 있는 부위의 유일한 치료 방법이다(예를 들면, 허벅지의 앞쪽 면 또는 종아리). 몇 개의 작은 절개창으로 캐뉼라를 넣고, 원형 지방층 사이를 부채 모양과 격자 모양으로 움직이기 시작한다. 층판 지방조직이 있는 부위에서는 지방을 흡인하기 위해 캐뉼라를 깊이 넣는다. 얇은 캐뉼라에 의해 부서졌지만 흡인되지 않은 지방을 마지막에 3 mm까지의 더 두꺼운 캐뉼라로 흡인하다.

두꺼운 층판 지방층이 있는 부위에서 고전적인 깊은 지방흡입술을 사용하면 좋은 결과를 얻을 수 있지만, 진피하 얕은층 지방흡입으로는 더 좋은 결과를 얻을 수 있다. 치료되지 않은 얕은층 지방은 더 나은 피부 수축에 방해물이 될 수 있다. 제거되지 않은 호(arc) 모양의 진피하 지방이 피부의 수축력에 반하여 피부 표면을 물결처럼 만들 수 있다. 진피하 얕은층 지방흡입은 첫 번째 지방흡입에서의 시술결과를 개선하고 전통적 지방흡입으로 생긴 결함을 교정하는데 적합하다. 게다가 셀룰라이트도 개선될 수 있다. 원형 지방의 소엽안 지방의 비대로 얕은 근막 시스템의 수직 격막을 늘리는데 이것은 팽창하지 않는다. 진피하 얕은층 지방흡입으로 원형 지방 소엽의 압력을 줄여줌으로써 피부 위에 생긴 울퉁불퉁하고 움푹 패인 상태를 개선할 수 있다.

논평

지방흡입 후에 정상적인 모습으로 만들려면 피부 아래 여분의 지방이 있어야 한다. 너무 많은 지방을 제거하면, 피부는 울퉁불퉁하고 섬유화된 모습을 보일 것이다. 만일 얕은층 지방흡입을 하려면 조심스럽게 해야 하고, 모든 얕은층 지방을 흡입해서는 안 된다.

Hoffmann JN, Fertmann JP, Baumeister RGH, Pufz R, Frick A 2004 Tumescent and dry liposuction of lower extremities: differences in lymp vessel injury. Plastic and Reconstructive Surgery 113:718-724

각기 다른 지방흡입 테크닉의 임파선 손상 발생률을 연구하기 위해(예를 들면, 튜메선트 vs dry 테크닉) 9구의 시신의 18개의 다리에서 임파선 준비를 하였다. 이 연구에서는 철저하게 준비된 임파선 모델을 사용하였다. 사지의 수동 동작으로 임파선을 비교할 수 있도록 파란색으로 염색을 하고, 지방흡입 테크닉에 따라 임파선에서 유출된 파란색을 고도의 표준 방식으로 정량화할 수 있게 한다. 1~2 ml의 페이턴트 블루(Patentblau V, molecular mass 583 Da; Byk Gulden GmbH, Konstanz, Germany)를 첫 번째와 두 번째 손가락 사이 공간 피하층에 주입한다. 전통적인 "dry 테크닉"은 식염수와 부분마취제 없이 길이 4 mm의 끝이 무딘 캐뉼라로 시행하는 테크닉(n=29 부위)으로 튜메선트 테크닉(n=26 부위)과 비교하였다. 지방흡입은 장축 방향으로 얕은 림프선과 나란히 하거나 수직 방향으로 하지 축의 80~90도로 수평 방향으로 한다. 동일한 시신의 양쪽 하지에서 둘레를 따라 수직 방향과 수평 방향으로 지방흡입을 시행하였다. 시술자의 손으로 피부를 계속 만지고 안정시켰다. 각기 다른 부위에서 주의깊은 수술 기술에 따라 실시하였다. 페이턴트 블루의 유출에 따른 임파선 손상 정도를 특별한 거시적 손상 점수로 매겼다. Grade 0은 손상이 없는 것을 의미한다. Grade 1은 임파선 근처가 파란색으로 염색된 것을 의미한다. 진공 펌프 수집 용기에 들어 있는 페이턴트 블루 염색약의 확실한 유출 또는 색깔 변화는 심한 손상으로 Grade 2이다. 튜메선트 주입으로 Grade 2의 손상은 생기지 않는다. 네 부위 중 두 군데에서 Grade 1 손상이 관찰되었는데 이것은 식염수 주입 후에 혈관 내에서 혈관 외로 생긴 확산도의 차이가 원인이다. 튜메선트 지방흡입은 dry 테크닉과 비교하여 임파선 손상이 상당히 적었다(P 〈 0.05). 장축 방향 지방흡입은 수직 방향과 비교하여 손상이 상당히 적었다(P 〈 0.05). 튜메선트와 dry 테크닉은 둘레 측정으로 확인할 때 둘 다 지방을 흡인하는 데 효과적이다. 튜메선트 테크닉은 dry 테크닉보다 우위에 있어 사지 축에 직각 방향으로 흡입하더라도 임파선을 심하게 손상시키지 않는 것 같다(표 16.2).

논평

이 시신 연구는 dry 테크닉이나 튜메선트 테크닉이나 지방 제거에 있어 효율이 비슷하다는 것을 보여주었다. 그러나 실제 환자에 있어 "dry 테크닉"은 출혈이 없는 튜메선트 테크닉에 비해 출혈이 많다. 혈관과 신경, 임파선의 손상은 신체의 장축 방향에서 터널이 만들어질 때 확실히 적었다.

Blondeel PN, Derks D, Roche N, Van Landuyt KH, Monstrey SJ 2003 The effect of ultrasound-assisted liposuction and conventional liposuction on the perforator vessels in the lower abdominal wall. British Journal of Plastic Surgery 56:266-271

튜메선트 주입과 전통적인 지방흡입 또는 초음파 지방흡입과 병행할 때의 효과를 알기 위해 20구의 처리하지 않은 시신(사후 48시간 이내)의 하복부 지방에서 5개의 복부성형 샘플의 연구로 접근하였다. 한 개의 대조군과 한 개의 주입군에 각각 5개의 시신 피판이 있다. 10개의 시신 피판과 5개의 복부성형 피판 모두에 주입을 하고 오른쪽 절반은 초음파 지방흡입을 왼쪽 절반은 전통적인 지방흡입을 하였다. 초음파 지방흡입은 Lysonix 2000 초음파 시스템과 4 mm 티타늄 코팅된 캐뉼라, 0.4 bar의 음압으로 시행하였다. 초음파 지방

임파선 손상				
	Tumescent suction (n = 26)		Dry suction (n = 29)	
Lymph vessel injury	Longitudinal	Transverse	Longitudinal	Transverse
Grade 0	8	7	10	0
Grade 1	5	6	4	7
Grade 2	0	0	0	8

표 16.2 임파선 손상

흡입 후 즉시 진공상태가 일어나는 동안 남은 유탁액을 0.4 bar의 음압과 3 mm 메르세데스 캐뉼라와 전통적인 지방흡입으로 피하 지방층에서 제거하였다. 전통적인 지방흡입에서는 3 mm 메르세데스 캐뉼라로 1.0 bar의 음압으로 시행하였다. 지방흡입이 끝난 후에 남은 지방층은 피부와 함께 절제하고 앞쪽 배곧은근 근막은 배곧은근과 깊은 아래배벽 혈관(inf. epigastric vessel)과 함께 잘라 내었다. 양쪽 피판 속의 깊은 아래배벽 동맥에는 10 ml의 방사선 비투과색소인 Microfil (Flow Tech Inc., Boulder, CO)을 피판을 떼어낸 직후에 일정한 압력으로 주입하였다. 근육과 피부를 제거한 후 피판의 영상을 어디서 얻은 것인지 모르는 10명의 성형외과 의사가 평가하였는데, 색소의 유출 정도와 숫자에 근거하여 비교하였다. 시상 영상에서 양쪽의 지방흡입이 모든 피판에 있는 스카파 근막의 얕은층과 깊은층에서 시행되었음을 확인하였다. 매우 한정적이긴 하지만, 주입 후에도 관통 혈관의 손상이 보였다. 다양한 정도의 손상이 양쪽 군에서 관찰되었다. 관찰자의 평가에 대한 통계학적 분석에서는 어떤 것이 손상이 적은지에 대해서 보여주지 못하였다.

논평

우리의 내시경 연구에서는 초음파 지방흡입을 할 때 혈관과 임파선, 신경에서 상당한 손상을 나타냈다. 그러나 파워 캐뉼라와 튜메선트 부분마취에 의한 지방흡입에서는 합병증의 위험이 적고 더 좋은 결과를 나타냈다.

참고문헌

Blondeel PN, Derks D, Roche N, Van Landuyt KH, Monstrey SJ 2003 The effect of ultrasound-assisted liposuction and conventional liposuction on the perforator vessels in the lower abdominal wall. British Journal of Plastic Surgery 56:266–271

Cárdenas-Camarena L, Cárdenas A, Fajardo-Barajas D 2001 Clinical and histopathological analysis of tissue retraction in tumescent liposuction assisted by external ultrasound. Annals of Plastic Surgery 46:287–292

Gasperoni C, Salgarello M 1995 Rationale of subdermal superficial liposuction related to the anatomy of subcutaneous fat and the superficial fascial system. Journal of Aesthetic and Plastic Surgery 19:13–20

Hoffmann JN, Fertmann JP, Baumeister RGH, Putz R, Frick A 2004 Tumescent and dry liposuction of lower extremities: differences in lymph vessel injury. Plastic and Reconstructive Surgery 113:718–724

Piérard-Franchimont C, Damseaux M, Mélotte P, Piérard GE 1988 The fate of hypodermis after liposuction surgery. Journal of the American Academy of Dermatology 19:723–728

17 피부외과 의사의 관점에서 지방흡입에 대해 자주하는 질문들

Frequently Asked Questions About Liposuction from a Dermatologic Surgeon's Perspective

C. William Hanke, Gerhard Sattler, Jeffrey A. Klein, Gerald Bernstein, Kimberly J. Butterwick, Patrick J. Lillis

Q1 당신은 지방흡입을 위해 미리 약을 처방하는가? 처방한다면 무슨 약인가?

Jeffrey A. Klein : 대부분의 환자들에게 로라제팜(아티반) 1 mg을 수술 전날 저녁과 수술 당일 아침에 먹게 한다(동의서에 서명한 후에). 또한 수술 직전에 맥박이 분당 60회이거나, 혈압이 100/60 이상이면 환자에게 클로니딘 0.1 mg을 투여한다. 확실히 이런 병합 요법은 불안은 없애지만 호흡억제 효과는 없다. 어떤 촉진 요인이 있었더라도 기절한 적이 있거나 의료 시술(예를 들면, 정맥 주사)과 관련되어 어지러움이 나타난다면 수술 전 Ⅳ 루트를 확보하는 즉시 아트로핀 0.3 mg을 정맥 주사한다.

Kimberly J. Butterwick : 우리는 환자에게 항생제를 수술 하루 전부터 시작해서 10일 동안 복용하게 한다. 세파드로질 500 mg을 하루 두 번씩 또는 미노사이클린(페니실린 알러지 환자 대상)과 mephyton 5 mg을 하루 두 번씩 5일 동안 복용하게 하며, 수술 당일에는 환자를 진정시키지 않는다. 대신에 우리는 미다졸람 2 mg Ⅳ과 펜타닐 25 mg Ⅳ을 수술 시작 전에 투여한다. 이것으로 환자는 튜메선트하는 동안 편안해 한다. 드물게 두 번째 용량이 투여될 필요성이 생기기도 하는데 전체 시술하는 동안에는 이것만 투여하고 더 이상 하지 않는다. 시술하는 동안은 더 이상 투여하지 않는다. 환자가 너무 깨어 있으면 로라제팜 0.5 또는 1.0 mg을 경구투여한다.

Gerald Bernstein : 나는 세팔렉신을 처방하여 수술하루 전부터 5일 동안 복용하게 한다. 또한 환자로 하여금 히비클렌스로 5일 동안 매일 목욕하게 한다. 수술 당일에 바륨을 투여하는데 필요하면 데메롤도 함께 투여한다.

Gerhard Sattler : 수술 전에 약을 처방하지 않는다. 우리는 튜메선트 부분마취만 실시한다.

Patrick J. Lillis : 전형적으로 우리는 환자를 마킹하기 20~30분 전에 10~15 mg의 다이아제팜을 투여한다. 그때 경구 다이아제팜에 대한 환자의 반응에 따라 어떤 추가 약물을 얼마나 사용할지 결정한다. 이때의 최대 용량은 5 mg 미다졸람 IM과 50 mg 메페리딘 IM, 25 mg 프로메사신 IM이다. 종종 이것보다 적게 투여하기도 한다. 특별히 잘 참는 환자들은 45~60분 후에 미다졸람을 적은 양으로 투여한다.

C. William Hanke : 우리는 로라제팜과 다이아제팜이 좋지 않아서 트리아졸람(Halcion) 0.25 mg PO를 사용한다. 이 약물은 싸이토크롬 P450의 목록에 있기 때문에 총 리도카인(리그노카인)은 보완적이어야 한다.

Q2 지방흡입에 나이 제한이 있는가? 당신의 가장 어리거나 가장 나이 많은 지방흡입 환자는 누구였는가?

Jeffrey A. Klein : 가장 어린 환자는 엄마와 닮아서 몸에 어울리지 않게 큰 바깥쪽 허벅지를 가진 16살의 고등학교 여자 치어리더였다. 가장 나이든 환자는 은퇴자 모임 수영장에서 큰 가슴으로 부끄러워했던 84세의 남성이었다.

Kimberly J. Butterwick : 가장 어린 환자는 18세였고 가장 나이든 환자는 85세였다. 나는 18세 전에는 지방흡입을 하지 않고 환자가 사춘기 호르몬 분비와 성장이 끝난 것을 확인하기 위해 20대 중반까지 기다리는 것이 좋다고 생각한다. 노인의 경우 나는 리도카인(리그노카인)량을 35 mg/kg로 제한하고 아주 약하게 진정시키는데 그 이유는 노인 환자들은 약물대사 속도가 느리기 때문이다. 나는 보통 이 연령대에서는 한 부위만 실시한다.

Gerald Bernstein : 나는 25세 이하의 환자들과 심지어 몇 명의 10대도 치료한 적이 있지만, 일반적으로 25세 이하와 75세 이상은 거의 치료하지 않는다. 후자는 거대 유방으로 인한 심각한 정신적 문제가 있던 소년이었다. 일반적으로 치료할 환자의 부위, 감정과 육체 상태가 기준이 된다. 10대들을 치료하기 전에, 나는 정신과 검사를 하게 하였다. 가장 나이가 어린 환자는 14세 소년이었고, 가장 나이가 많은 환자는 큰 유방을 가진 79세의 할머니였다. 10대들의 경우 부모가 아닌 환자가 문제를 제기하는 것이 중요하다.

Gerhard Sattler : 가장 나이 어린 환자는 17세로 유전적인 영향으로 안쪽 허벅지가 컸다. 지방흡입을 하였고 6개월이 지난 후에도 결과는 훌륭하였다. 가장 나이가 많은 환자는 85세였다.

Patrick J. Lillis : 나이 자체가 금기는 아니다. 가장 나이가 많았던 환자는 80대 중반의 할머니였고, 가장 나이가 어린 환자는 14세였다.

C. William Hanke : 가장 어린 환자는 외측 허벅지가 큰 19세의 대학 대표 운동선수였다. 나는 환자의 외측 허벅지에서 먼저 지방흡입을 하였다. 부모들은 과체중이 아니었다. 가장 나이가 많았던 환자는 장거리 달리기를 하는 74세의 마른 할머니로 그녀는 하복부 치료를 원했다.

Q3 당신은 비만 환자에게서 지방흡입을 하는가? 하지 않는다 하더라도 어떤 예외가 있지 않나?

Jeffrey A. Klein : 나는 비만 환자에게서 지방흡입하는 것을 좋아하지 않는다. (1) 환자에게 장기간의 미용적 효과가 있고, (2) 안전하다는 것을 확신하면 비만 환자에게 한 부위의 지방흡입을 고려할 것이다.

Kimberly J. Butterwick : 한다. 나는 이들이 가장 고마워하는 환자들이라는 것을 안다. 나는 그들이 지방흡입이 체중 축소 수술이 아니고 단지 한정된 부위를 치료하여 그들을 만족시키는 시술임을 확실히 안다. 이런 환자들에게 걷는 것을 권장하고 증가된 DVT 위험을 예방하기 위해 적절하게 압박복을 맞추어 입도록 하는 것이 중요하다. 나는 이런 환자에게서 대량의 지방흡입을 하지는 않는다. 많은 환자들은 체중이 감소되고, 건강한 생활 습관을 들이며, 오랜 달리기 습관으로 더 만족감을 느낀다.

Gerald Bernstein : 나는 뚱뚱한 사람 중에서 선택적으로 지방흡입을 한다. 적응증으로 불편함이나 자극이 있는데 이것은 비만이 원인이거나 신체 비율을 개선하면서 일어나는 것이다. 나는 결코 체중 감소를 위해서 지방흡입을 하지는 않는다. 그러나 나는 비만 환자들을 일단 체중 감소 프로그램으로 보내고 3~6개월 후에 다시 오도록 한다.

Gerhard Sattler : 나는 의학적으로 문제가 없다면 의사가 비만 환자의 지방흡입을 고려해야 한다고 생각한다. 유전적인 지방 변형을 가진 환자들의 허벅지는 크고 몸통은 작다. 지방흡입은 감정적인 견지에서 그들을 정말로 도울 것이다. 지방흡입을 받은 비만 환자의 2/3가 그 이후로 상당히 체중이 감소되었다. 지방흡입 후에 긍정적인 사고의 변화로 체중 감소의 동기가 생겼다. 지방흡입은 다이어트보다 신체에 더 많은 영향을 줄 수 있다.

Patrick J. Lillis : 나는 비만 환자들에게서 지방흡입을 한다. 나는 목과 턱 부위를 주저하지 않는다. 내가 가끔 하는 다른 부위는 복부이다. 그리고 환자에게 어떤 목표 체중에 이르지 않으면 더 이상의 치료는 하지 않을 것이라고 말한다.

C. William Hanke : 나는 어떤 비만 환자에게서나 목 부위는 지방흡입을 할 것이다. 그 외의 부분 지방흡입에 대해서는 별로 흥미가 없다. 나는 때로 비만환자와 "거래(bargain)"를 한다. 만일 그들이 체중을 동의한 목표까지 감량한다면, 나는 지방흡입을 고려할 것이다.

Q4 튜메선트 지방흡입을 해서는 안 되는 사람들은 누구인가?

Jeffrey A. Klein : 나는 튜메선트 지방흡입을 받으려는 환자 중 5~10%는 거절한다. 나는 단지 쉬운 케이스만 하고 괴상한 성격을 갖고 있거나, 과도한 요구를 하거나, 직원들에게 무례하고 비현실적인 기대를 갖는 그런 도전적인 환자들은 동료에게 맡긴다.

Kimberly J. Butterwick : 신체이형 증후군을 가진 자들은 결코 행복해질 수 없기 때문에 해서는 안 된다. 심한 완벽주의자나 예전에 치료를 담당했던 의사에게 분개하며 화내는 환자, 낮은 통증 역치를 가진 환자들도 하지 않는다.

Gerald Bernstein : 신체이형 증후군을 가진 환자와 비현실적인 기대를 가진 환자들은 튜메선트 지방흡입을 해서는 안 된다. 지방흡입이 그들의 신체 윤곽을 바꾸는 것이지 인생을 바꾸는 것이 아니라는 것을 이해시키는 것이 중요하다. 이런 잠재적인 문제를 알아내기 위해 자주 정신과 검사가 필요하다.

Gerhard Sattler : 정신분열 경향이 있는 히스테릭한 환자들은 부분마취 등 어떤 시술도 견디지 못한다. 필요하다면 수술 당일에도 취소될 수 있다. 기대되는 결과와 잠재적인 시술의 합병증을 교육하는 상담 시간에 이런 비슷한 환자들이 많이 탈락한다.

Patrick J. Lillis : 심한 정신질환은 금기이다. 예전 의사들에게 불만족을 토로하는 환자나 기대할 수 있는 결과를 받아들이지 못하는 환자들도 피해야 한다. 이런 환자는 어떤 결과도 만족하지 않을 것이다.

C. William Hanke : 경험이 최고의 선생이다. 과거 또는 현재에 정신질환이 있는 환자는 시술하지 않는다. 나는 의학적 관점에서 최고의 건강상태에 있는 환자들만 치료하는 것을 좋아한다. 환자의 생명과 당신의 평판을 위태롭게 할 필요가 있겠는가!

Q5 당신은 수술 전 검사를 통해 얻은 정보로 합병증을 피할 수 있었는가? 만일 그렇다면 설명해 주기 바란다.

Jeffrey A. Klein : 몇몇 케이스에서 지방흡입을 하기로 결정한 후에, 수술 전 검사결과 때문에 나의 결정을 번복한 적이 있다. 그런 이유들에는 여러 번의 자연 유산의 경험(루푸스 항응고)과 당뇨, 목표로 한 지방 위의 피부에 영향을 주는 방사선 치료, 이학적 검사와 모순되는 과거력의 거짓 진술 등이 있다. 예를 들어, 만일 환자가 전에 지방흡입을 받은 적이 없다고 했는데 이학적 검사에서 명백한 지방흡입의 증거가 드러난 경우이다. 이런 때에 나는 환자를 거절한다. 나는 직원들에게 무례하거나 거만한 환자의 지방흡입은 항상 거절한다.

지방흡입을 하기로 동의한 후에 수술을 취소하는 것은 어느 정도 기민성과 감수성 전략이 필요하다. 나는 효과적인 전술을 개발했다. 나는 단순하게 환자에게 말한다, “주의 깊게 생각해보니 나는 당신이 원하는 것을 이룰 만한 테크닉이 없다. 그러므로 내가 당신에게 이 수술을 하는 것은 비도덕적이다.” 나는 더 이상 설명하지 않는다. 셀 수 없을 만큼 많은 거절당한 환자들이 지방흡입을 위해 다른 곳으로 갔고 지각이 없는 의사를 상대로 고소를 제기하였다.

Kimberly J. Butterwick : 우리는 환자들이 처음 상담하는 동안에 우울증이나 약물 남용의 과거력을 말하고 싶어 하지 않는다는 것을 나중에 알게 되었다. 또한 환자들은 때로 두근거림이나 혈전 같은 중요한 과거력을 수술 전 검사를 할 때까지 잊고 있다. 수술 전 검사가 이루어지는 동안 좀 더 철저한 검사와 과거력 조사로 그들로 하여금 이런 것들을 기억해 내게 한다. 우리는 흔히 수술 전 진단검사로 이상을 알게 된다. 진단검사에는 C형 간염+, 임신 검사+, 비정상 PTT, 비정상 LFT를 가진 활동성 간염, 이뇨제 남용자에게서 나타나는 심한 저칼륨혈증 등을 포함한다.

Gerald Bernstein : 사실 나의 모든 환자들은 적어도 수술 2주 전에 혈액 검사를 한다. 우리는 간기능과 신장기능, 혈액상태, 응고상태를 체크한다. 빈혈이나 잠복 간질환 등을 발견한 적이 있다. 또한 혈우병과 비슷한 질환을 가진 4명의 환자를 발견하였다. 만일 지방흡입을 하기로 한 환자가 의학적으로 문제가 있으면, 나는 시술에 동의하기 전에 완전히 치료하도록 한다.

Gerhard Sattler : 나는 폰 빌레브란트병(von Willebrand's disease)을 가진 세 명의 환자를 수술하였다. 그들은 수술 전에 임상 징후가 없었고 수술 후에도 문제가 없었다. 만일 환자에게 폰 빌레브란트병의 징후가 있었다면, 나는 수술하지 않았을 것이다. 만일 폰 빌레브란트병을 가진 환자가 수술 전 검사에서 정상이라면 나는 수술을 할 것이다. 그러나 비정상이라면 위험을 감수하지는 않겠다.

혈전이나 폐색전증의 과거력은 보통 지방흡입에 금기이다. 그러나 혈전과 폐색전증의 가족력이 있다고 해도 환자 본인에게 문제가 없으면, 수술을 받을 수 있다. 정상적인 면역 체계가 아닌 환자들은 지방흡입의 후보가 아니다. 비징싱적인 심장 상태인 환자들은 배제되어야 하는데 시술하는 동안 많은 튜메선트 부분마취액이 들어가기 때문이다.

Patrick J. Lillis : 피부가 얇은 환자나 피부 탄력이 떨어지는 환자에게서는 과도한 제거를 피하기 위해 피부톤을 검사해야 한다.

C. William Hanke : 나는 수술 전 이학적 검사에서 폰 빌레브란트병을 진단하였다. 때로 이런 환자들에게 혈액검사는 거의 정상이거나 또는 정상이다.

Q6 지방흡입 시 당신이 선호하는 2개 또는 3개의 캐뉼라는 무엇인가 ?

Jeffrey A. Klein : 내가 제일 선호하는 캐뉼라는 사실 내가 쓰는 유일한 것인데 외부 직경 2.8 mm 이하의 마이크로 캐뉼라이다. Finesse 캐뉼라(www.hksurgical.com)는 한쪽 면에 두 개의 홈이 있어서 시술이 끝날 무렵 얕은층을 흡입할 때 진피의 손상을 막아 준다. Capistrano 캐뉼라(www.hksurgical.com)는 내가 가장 좋아하고 가장 효과적이며 다재다능한 마이크로 캐뉼라이다. Capistrano 캐뉼라에는 끝 4 cm 부위에 작고 많은 둥근 구멍이 나선형으로 있다. 나는 모든 부위에 16G(1.6 mm)와 14G(2.0 mm)를 사용한다.

Kimberly J. Butterwick : 12G Klein Finesse; 14G Klein Capistrano, 3 mm Accelerator

Gerald Bernstein : 나는 저항과 조직 손상이 적은 주걱 모양이나 총알 모양의 끝을 선호한다. 나는 이 두 가지와 다양한 구멍이 있는 5 mm를 사용한다.

Gerhard Sattler : 나는 많은 구멍이 있는 마이크로 캐뉼라를 선호하는데 많은 구멍을 통해 흡입이 균일하게 이루어지기 때문이다. 내가 사용하는 더 큰 캐뉼라는 직경이 4.0 mm이다. 나의 이상형은 메르세데스 타입의 3.0 mm이다.

Patrick J. Lillis : Unitech에서 만든 3.7 mm Keel Cobra 캐뉼라를 사용하는데 3 mm Accelerator(tri-port)와 3.5 mm Fisher Asken을 쓴다.

C. William Hanke : 나는 목을 제외하고는 2.5~3.5 mm의 MicroAire 파워 캐뉼라를 사용한다. 나는 또한 2.5 mm와 3.0 mm의 구멍이 세 개 있는 수동 캐뉼라도 사용한다.

Q7 당신은 수술 당일에 계획된 수술을 취소한 적이 있습니까? 그렇다면 이유는 ?

Jeffrey A. Klein : 나는 몇 가지의 경우에서 수술 당일에 수술을 취소하였다. 우리는 수술 당일에 환자가 도착하면 가임기 여성인 경우 임신 테스트를 한다. 최근에 우리는 소변 임신 검사에서 양성 반응을 보인 환자의 수술을 취소했다. 수술 당일에 간호사와 의사는 흩어진 과거력을 한 데로 모은다. 우리가 다음의 정보를 알았을 때 수술을 취소한다. 악성 고열의 과거력, 최근의 아스피린 복용, 가장 중요한 것은 비현실적인 드라마틱한 기대심리 등이다. 나는 무례한 행동과 언어를 쓰는 세 명의 환자를 수술 당일에 취소하였다. 이들 중 두 명은 "양성 클리넥스 징후(positive Kleenex sign)"을 보였다. 두 명 모두 수술방에 휴지통을 들고 들어갔는데, 알레르기 때문에 콧물이 줄줄 흐른다고 하였다. 두 명 모두 코케인 소변 검사에 양성이었다.

Kimberly J. Butterwick : 다음의 이유들로 취소하였다: (1) 확장기 혈압이 110 이상인 고혈압, (2) 임신 검사 양성, (3) 예전 피부 생검 자리에 생긴 경화 판으로 리도카인(리그노카인)에 대한 알레르기 가능성이 있는 환자

Gerald Bernstein : 나는 아스피린 복용과 감염, 심장 문제 등과 같은 새로운 의학적 문제로 수술 당일 또는 며칠 전에 취소했다. 또한 수술 전 환자의 행동들로 수술을 취소하였다.

Gerhard Sattler : 당신이 뭔가 옳지 않다고 느끼면 수술을 시작하지 말라. 튜메선트 부분마취로 치료하는 환자들은 깨어 있는데 이런 마취방식에 적응해야 한다. 따지기 좋아하는 환자는 치료하지 말라.

Patrick J. Lillis : 내가 기억하는 세 가지 경우가 있었다. 세 명 모두 수술 전에 과도한 불안함을 보였다. 나는 이들의 스케줄 잡기를 주저했으나, 그들은 내가 시술을 하도록 열심히 로비했다. 한 환자는 동의서에서 자기가 동의하지 않는 부분을 줄을 그어 지웠다. 한 환자는 내가 적절하다고 생각하는 방식으로 마킹하는 것을 거절했다. 나는 결과를 망치지 않는다고 생각하면 거절을 받아들였다. 세 번째 환자는 1주일 전에 했던 콜라겐 주사 결과에 대해서 불평했다. 내 생각에는 콜라겐 주입의 결과는 꽤 만족스러웠다. 환자가 콜라겐 주입 같은 작은 시술의 결과에 대해 나는 좋다고 생각하는데 환자가 실망했다면, 그녀는 지방흡입의 결과에 기뻐하지 않을 것이라고 생각했다.

C. William Hanke : 나는 최근에 환자가 집에 갈 때 직접 운전하려는 것을 알고 목의 지방흡입을 취소했다. 비용을 되돌려 주었고 그 이후로 그 환자를 보지 못했다. 나는 또한 수술 시간에 상당히 늦은 환자를 취소하였다. 이것은 또 하나의 금기이다. 최근 혈액 검사에서 약간 비정상적인 LFT를 보인 환자를 수술 당일에 취소하였다. 불필요한 위험을 감수할 필요는 없다.

Q8 환자가 전에 같은 부위에 지방흡입을 받았다면 당신의 테크닉은 달라지는가?

Jeffrey A. Klein : 그렇다. 그런 환자들의 경우 더 많은 시간과 노력이 필요하다. 그래서 나는 일상적으로 이런 경우에 더 많은 금액을 부과한다. 섬유화의 증가로 나는 약간 높은 농도의 리도카인(리그노카인)과 에피네프린(아드레날린)을 사용한다. 예를 들면 보통은 750 mg의 리도카인과 0.75 mg의 에피네프린을 사용하는 곳이라면, 1,000 mg의 리도카인과 1 mg의 에피네프린을 사용한다. 나는 지방흡입 초기에 섬유조직을 쉽게 뚫기 위해서 16게이지(1.7 mm) Capistrano 마이크로 캐뉼라를 더 많이 사용하는 편이며, 더 크고 효과가 좋은 14게이지(2 mm)와 12게이지(2.8 mm) 캐뉼라를 사용하기 위해 준비하고 있다.

Kimberly J. Butterwick : 그렇다. 섬유조직이 더 많을 걸로 예상하므로 더 공격적인 12게이지 Capistrano 또는 10게이지 Finesse를 사용할 필요가 있다. 또한 더 깊은 지방이 예상되므로 특별히 그것을 위해 체크한다. 우리는 Erchonia 다이오드 레이저를 이런 환자들에게 사용하는데, 한 논문에서 적어도 지방을 녹이는 것으로 판단되었기 때문이다.

Gerald Bernstein : 반드시는 아니다. 섬유화 정도에 달려 있다. 나는 보통 더 공격적인 캐뉼라를 사용하고, 희망하기는 캐뉼라의 진행을 용이하게 하고 조직 속에서 잘 퍼지게 하기 위해 많은 양의 튜메선트 용액을 주입한다.

Gerhard Sattler : 나는 파워 지방흡입을 한다. 테크닉은 다른 경우와 비슷하다.

Patrick J. Lillis : 이전의 지방흡입에 의한 섬유화 때문에 더 공격적인 캐뉼라를 사용할 필요를 자주 느낀다.

C. William Hanke : 나는 전에 지방흡입을 받았다는 것을 부인하는 많은 환자들을 만났고, 시술하는 동안 상당한 섬유화에 부딪쳤다. 나는 항상 같은 부위의 반복된 수술에서는 파워 캐뉼라를 쓴다.

Q9 당신은 파워 캐뉼라를 사용한 적이 있는가? 그렇다면 언제 유용한가?

Jeffrey A. Klein : 나는 사실 판매하는 모든 파워 캐뉼라를 시험해 봤지만 마이크로 캐뉼라 지방흡입보다 상당한 이전이 있다는 것을 발견하지 못했나. 내 경험

상, 파워에 의한 지방흡입 캐뉼라는 직경 3.5 mm 이상에서만 이점이 있다. 그러나 이런 굵은 캐뉼라는 상당한 통증을 유발한다. 사실 파워 캐뉼라를 사용하는 의사의 100%가 동시에 IM 또는 Ⅳ 마약성 진통제와 진정제를 사용할 뿐만 아니라 때로는 지방흡입을 더 위험하게 만들 수 있는 아산화질소(N_2O)도 사용한다. 나는 마이크로 캐뉼라(직경 〈 2.8 mm)가 좀 더 좋은 결과를 나타내므로 터치업 시술이 훨씬 적다고 생각한다(터치업 시술은 내 환자 중 약 3%).

Kimberly J. Butterwick : 나는 모든 종류의 파워 지방흡입을 사용해 보았는데, 진짜 도움이 되기보다는 신기한 물건일 뿐이었다. 손잡이가 무거워 손목이 아팠다. 다른 의사들은 그것을 좋아할지 모르지만, 나는 결코 좋아하지 않는다.

Gerald Bernstein : 나는 파워 지방흡입을 사용해 보았고 이 장치를 좋아하지 않는다. 진동이 싫었다. 현재 나는 전통적인 지방흡입을 하는데 매우 편안하다. 하지만 내가 나이가 들어서 필요하다면 사용할 것이다.

Gerhard Sattler : 나는 모든 환자에게 파워 지방흡입을 사용한다. 파워 지방흡입은 상복부나 무릎, 남성 유방, 등 남성 러브핸들 같은 섬유화된 곳에 필수적이다. 나의 클리닉에서 시행한 내시경 검사에서 혈관과 림프선, 신경에 더 적은 손상을 보였다. 파워 캐뉼라는 의사와 환자를 쉽게 한다. 조직에서도 캐뉼라에 대한 저항이 더 적어서 노력이 덜 든다. 수술 후에도 림프선 배액이 적다. 수술 시야에서의 손상 정도도 적다.

Patrick J. Lillis : 나는 세 가지 다른 파워 장치가 있는 파워 지방흡입기를 사용해 보았다. 그러나 MicroAire가 최고라고 생각한다. 그러나 그것은 시술 속도를 상당히 느리게 했고 결과를 개선시켜 주었다고는 생각하지 않는다.

C. William Hanke : 하루에 두 번 수동 캐뉼라로 흡입하는 것은 육체적으로 고생스럽다. 그러나 하루에 두 번의 파워 지방흡입은 수술자와 환자 모두에게 좋다. 나는 모든 파워 캐뉼라를 테스트했고 마침내 MicroAire를 구입하였다.

Q10 당신의 환자들 중 리도카인(리그노카인) 독성 환자를 본적이 있는가? 그렇다면 설명해 주기 바란다.

Jeffrey A. Klein : 일시적인 언어장애와 보행장애가 생긴 경미한 리도카인 독성 환자가 있었다. 이 케이스는 Dermatologic Surgery에 보고되었다(Klein JA, Kassardjian N 1997 Lidocaine toxicity with tumescent liposuction, a case report of probable drug interactions. Dermatologic Surgery 24:1169~1174). 환자는 두 번의 수술에서 60 mg/kg의 리도카인을 각각 주입받았다. 첫 지방흡입 후에 수술 후 코스가 일정하지 않았다. 두 수술 사이에 환자는 sertraline(졸로프트)을 먹기 시작하였다. 환자는 두 번째 수술 12시간 후에 오심이 생기고 말이 약간 느려지며 걸음걸이가 불안해졌다. 관찰을 위해 병원에 입원시키고 측정한 그녀의 혈장 리도카인 농도는 6.2 μg/ml였는데, 이것은 리도카인 독성의 역치로 생각된다. 다음날 아침 증상은 없어졌고, 혈장 농도는 상당히 떨어졌으며 환자는 퇴원하였다. 이 케이스를 통해 잠재적인 약물 상호작용을 알았다.

Kimberly J. Butterwick : 다행히 없었다. 우리는 환자가 복용하는 약물들을 주의 깊게 살펴 간에서 대사되는 것들을 중지시킨다. 환자가 끊을 수 없다면 리도카인 용량을 제한한다.

Gerald Bernstein : 리도카인 독성을 본적이 없다. 우리는 50 mg/kg 이하로 하기 위해 매우 주의한다.

Gerhard Sattler : 수술 4~16시간 후에 약간의 오심이 생기는 환자를 가끔 본다. 나는 프릴로케인으로 인해 메트헤모글로빈혈증이 생기고 그로 인해 입술과 손톱이 파랗게 된 경우를 보았다. 환자는 에피네프린(아드레날린) 효과로 수술 4~8시간 후에 창백해 보일 수 있다. 얼굴의 충혈이 12~14시간 후에 생길 수 있다. 이것은 에피네프린의 효과가 없어지면서 생긴 혈관 확장에 의한 것이다.

Patrick J. Lillis : 수술 직후에 오심을 경험한 환자가 있었다. 4년 전부터 나는 환자에게 오심이 나타나면 리도카인 농도를 검사하였다. 지난 4년간 오심이 있는 환자가 3명 있었는데, 그들의 혈장 리도카인 농도는 1과 2.5 ㎍/ml 였다. 나는 리도카인이 독성의 원인이라는 확신은 없다.

C. William Hanke : 튜메선트 지방흡입 후에 심한 오심과 구토가 생긴 환자가 있었다. 나는 환자가 리도카인 독성을 가진 걸로 생각했다. 그러나 혈장 리도카인 농도는 2 ㎍/ml 이하였다. 그녀는 "독감"의 초기 단계였다.

Q11 정맥 내 수면마취 또는 전신마취로 지방흡입을 받았던 환자가 나중에 튜메선트 부분마취에 의한 지방흡입을 받은 적이 있는가? 그렇다면 환자는 그 경험에 대해서 어떻게 말했는가?

Jeffrey A. Klein : 그렇다. 나에게는 완전 부분마취에 의한 튜메선트 지방흡입을 받지 않고 전통적인 지방흡입을 받았던 수백 명의 환자가 있다. 이 환자들은 튜메선트 지방흡입이 저체온증과 오심, 구토가 없어서 더 쉬웠다고(편했다고) 한결같이 말했다. 수술 후 멍과 붓기, 압통이 훨씬 적었다. 사실 모든 환자들이 전신마취에 의한 지방흡입보다 빨리 일상 생활과 직업에 복귀하였다.

전신마취에 의한 지방흡입을 하는 의사는 부분마취로만 지방흡입을 하는 의사보다 튜메선트 부분마취제의 양을 절반 이하로 사용한다. 이것은 튜메선트 후에 지방흡입을 위한 최적의 상태가 약간 디튜메선트가 일어나는 20~30분 후이기 때문이다. 전신마취를 선택하는 대부분의 의사들은 주입을 마친 후에 바로 흡입하기 위해 최소한의 튜메선트 용액만 사용한다. 그 결과 지혈이 완전하지 않아서 완전 부분마취에 의한 튜메선트 지방흡입의 유연한 접근과 비교하여 과도한 출혈반점, 붓기, 부분적인 압통이 나타난다.

Kimberly J. Butterwick : 환자들은 한결같이 전신마취보다 튜메선트 지방흡입을 받는 것이 훨씬 쉽다고 말한다. 훨씬 덜 붓고 훨씬 덜 불편하다. 환자들은 비교가 안 된다고 말한다.

Gerald Bernstein : 대부분의 환자들은 튜메선트 지방흡입을 선호한다. 특히 빠른 회복 시간과 멍이 적은 것을 좋아한다. 그러나 어떤 환자들은 시술하는 동안 깨어 있다는 생각 때문에 겁을 먹는다. 우리는 이런 환자들에게 안구 보호대와 좋아하는 음악을 들을 수 있게 헤드폰을 준다. 우리는 또한 대화를 많이 한다.

Gerhard Sattler : 전에 전신마취로 지방흡입을 받았고 이어서 튜메선트 지방흡입을 받은 환자들은 통증이 훨씬 적다고 한다. 튜메선트 부분마취는 통증을 유발하는 혈종이 많이 감소한다. 튜메선트 부분마취는 본질적으로 수술 후 혈종을 "씻어내"버린다. 게다가 파워 캐뉼라를 사용하면 표준 캐뉼라에 비해 수술 후에 림프 배액이 훨씬 적다.

Patrick J. Lillis : 나는 예전에 전신마취로 지방흡입을 받았던, 적어도 100명의 환자를 부분마취와 함께 경구마취와 근육마취로 튜메선트 지방흡입을 하였다. 나는 전신마취를 더 좋아했던 환자는 한명도 보지 못했다. 많은 환자들이 튜메선트 지방흡입과 비교하여 수술 후 상당한 이환이 있는 전신마취를 받았다는 것에 대해 분노했다. 이런 환자들에 대한 나의 대답은 항상 이렇다. 성형외과 의사가 피부과 의사보다 매체에 대한 영향력이 크고 일반 대중은 그러한 사실을 잘 모른다는 것이다.

C. William Hanke : 나는 전신마취 하에 전에 지방흡입을 받았던 많은 환자들을 부분마취로 지방흡입을 하였다. 환자들은 수술 후에 오심, 멍, 통증이 없는 것에 대해 다양하게 놀라워했다. 그들은 튜메선트 부분마취를 이용한 지방흡입의 옹호자가 되었다.

Q12 마취과 의사나 또는 공인 등록된 마취 간호사에게 튜메선트 지방흡입을 해본 적이 있는가? 만일 그렇다면, 그 경험과 결과에 대해 그들은 어떤 말을 했는가?

Jeffrey A. Klein : 그렇다. 나는 공인마취간호사(CRNAs)뿐만 아니라 마취과 의사에게 튜메선트 지방흡입을 했다. 그들은 모두 부분마취에 의한 튜메선트 지방흡입이 얼마나 안전하고 편안한지에 대해 놀랐다.

Kimberly J. Butterwick : 나는 몇 명을 한 적이 있다. 그들은 마취가 필요 없는 것을 보고 매우 기뻐했으나 이상하게 별 논평은 없었다.

Gerald Bernstein : 나는 해본 적이 없다. 그러나 성형외과 간호사는 그것을 좋아했고 시술의 용이성과 효과에 놀랐다.

Gerhard Sattler : 독일에는 CRNAs가 없다. 우리는 세 명의 마취과 의사를 치료했다. 두 명은 훌륭한 경험이었다고 말했고 한 명은 튜메선트 부분마취를 배우고 싶다고 했다.

Patrick J. Lillis : 나는 적어도 한 명의 마취과 의사와 CRNAs에게서 튜메선트 지방흡입을 하였다. 그들은 매우 잘 되었다. 그러나 그들이 수술 후에 어떤 강한 의견을 표현했는지 기억하지 못한다.

C. William Hanke : 나는 한명의 마취과 의사와 한명의 CRNA에게 지방흡입을 시술하였다. 그들은 둘 다 매우 잘되어 결과에 만족하였으며 직장에 빨리 복귀할 수 있다는 사실에 놀라워했다.

Q13 당신은 튜메선트 부분마취제를 주입하는 데 있어 캐뉼라와 척추바늘 중 어떤 것을 사용하는가?

Jeffrey A. Klein : 나는 끝이 무딘 16게이지 Monty 주입 캐뉼라를 사용한다(www.hksurgical.com). 튜메선트 부분마취제를 주입하는데 상대적으로 새로운 테크닉인 monty 주입 테크닉은 통증이 적고 빠르며 튜메선스와 상당한 마취 효과를 얻는데 더 적은 양(약 15~25%)이 필요하다. 나는 날카로운 주입기와 관련된 두 가지의 합병증을 알고 있다. 튜메선트 주입시 척추바늘을 사용한 간호사에 의해 양측성 기흉이 생겼다. 환자는 병원에 입원했고, 저절로 회복되었다. 다른 합병증은 복부 주입시 간호사가 6 inch 길이의 intradiscal 바늘을 사용한 경우였다. 환자의 담낭이 뚫려서 터졌다. 환자는 응급 개복 수술로 회복되었다.

Kimberly J. Butterwick : 나는 두 가지 모두 사용한다. 나는 항상 25게이지 척추바늘로 시작하는데 그것은 훨씬 덜 아프기 때문이다. 이것으로 환자의 예민도를 시험해 볼 수 있다. 그 다음 5분 후에 20게이지 척추바늘을 넣고 다시 5분 후에 주입 캐뉼라를 사용한다. 캐뉼라가 가장 빠르지만 어떤 환자들은 척추바늘로 약간의 마취가 되기 전까지 견디지 못한다.

Gerald Bernstein : 나는 두 가지 모두 사용한다. 그러나 대부분은 캐뉼라(정원 분무기 형태)를 사용한다. 우리는 주입 속도를 낮추어 불편함을 줄인다. 많은 구멍을 가진 주입 캐뉼라는 금속 피로도의 경향이 있다는 것을 알아두는 것이 좋다. 나는 캐뉼라의 끝이 환자 안에서 부러진 두 건의 사고를 알고 있다. 캐뉼라 구멍의 직경이 캐뉼라 직경의 불과 몇 퍼센트에 해당되는 것을 사용해야 한다.

Gerhard Sattler : 우리는 항상 1.5 inch 20게이지 척추바늘을 사용한다. 이 방법으로 튜메선트 부분마취액을 소엽 내에 더 잘 퍼지게 되는데, 통증은 적으며, 더 빠르게 할 수 있다. 우리는 바늘 한 개로 시작했으나 지금은 한 번에 12개를 사용한다. 내 환자들은 캐뉼라를 사용하면 통증 때문에 불만을 나타낸다. 그들은 척추바늘에는 통증이 약간 있거나 아예 없다고 한다. 이것으로 우리는 전처치를 할 필요가 없다. 주입 캐뉼라를 사용하면 고르지 않게 주입됨으로써 과다하게 치료한 부위와 치료하지 않은 부위가 생긴다.

Patrick J. Lillis : 우리는 캐뉼라와 척추바늘 양쪽 모두 사용한다.

C. William Hanke : 나는 캐뉼라와 20게이지 1 inch 바늘, 양쪽 모두 사용한다. 끝이 무딘 캐뉼라는 매우 안전하지만, 좀 더 완전한 마취를 하려면 때로는 20게이지 척추바늘이 유용하다. 당신은 바늘 또는 캐뉼라의 끝이 어디에 있는지 항상 알고 있어야 한다.

Q14 당신은 수술 중에 환자를 어떻게 감시하는가? 튜메선트 부분마취 시술을 하는 동안 생명징후에 상당한 변화가 있었는가?

Jeffrey A. Klein : 우리는 지속 심박동 모니터와 자동

혈압계를 사용하여 수술 중 환자를 감시한다. 우리는 호흡을 억제할 수 있는 Ⅳ 진정제나 흉곽 근처의 주입 또는 지방흡입 시에만 산소 포화도를 사용한다. 예전에 기절했거나 약간의 두통이 있었던 환자들에게는 0.3 mg의 아트로핀을 투여한다. 아트로핀은 미주신경 반응과 수술하는 동안의 서맥과 저혈압 등을 예방한다. 수술 전 0.1 mg의 경구 클로니딘은 튜메선트 마취 용액에 포함된 에피네프린(아드레날린)과 관련된 빈맥을 막아준다.

Kimberly J. Butterwick : 우리는 산소 포화도와 자동 BP 커프, EKG로 생명징후를 감시한다. 생명징후는 시술하는 동안 거의 변화가 없다. 만일 변한다면, 환자가 나른해 질 때이며, 이 때에는 맥박과 혈압이 약간 떨어진다.

Gerald Bernstein : 우리는 사실 모든 환자를 감시한다. 우리는 산소 포화도와 BP, EKG로 감시한다. 드물게 맥박이 증가할 수 있다. 맥박이 너무 빨라서 시술을 그만두고 심장내과에 자문을 구했던 적이 한번 있었다.

Gerhard Sattler : 우리는 맥박과 산소 포화도, 혈압, EKG를 모니터한다. 만일 맥박이 110~115 min으로 올라가면, 우리는 베타 억제제를 투여한다. 이것은 우리 환자의 절반에서 발생한다. 우리가 에피네프린 용량을 1/3로(예를 들면 3 ℓ의 생리식염수에 2 ml의 에피네프린) 줄이기 전까지는 90%에서 발생했다. 시술 건당 튜메선트 부분마취제의 평균 부피는 8 ℓ였다. 우리는 리도카인 독성을 절반으로 줄이기 위해 프릴로케인을 사용한다.

Patrick J. Lillis : 우리는 항상 산소 포화도와 혈압, 맥박을 감시한다.

C. William Hanke : 우리는 산소 포화도와 BP, EKG를 감시한다. 내 경험상 생명징후는 시술하는 동안 많이 바뀌지 않는다.

Q15 수술 후에 환자는 얼마 동안 압박복을 착용하는가? 너무 오래 입는 것도 해로운가?

Jeffrey A. Klein : 우리 환자들은 전형적으로 압박복을 일주일 미만 착용한다. 우리는 남아 있는, 피가 섞인 마취액을 빼내는 것을 최대화하여 수술 후 통증과 붓기, 멍을 최소화하는 것이 가능하다는 것을 알았다. 이것은 다음 테크닉으로 할 수 있다. (1) 개방성 배액 테크닉을 쓴다. 모든 절개창을 열어두는데 절개창은 작은 생검 펀치에 의해 만들어졌으며 그 모양은 둥근 구멍이나 가로 갱도 모양의 "입구(adit)"이다. 입구를 열어두어야 완전한 배액이 가능하다. (2) 배액된 액체를 흡수하는 것은 특별한 흡수 압박 패드(HK Pads)로 옷이나 가구에 묻지 않도록 한다. (3) 압박복은 개방성 배액과 환자의 편안함을 최대화하도록 특별히 디자인 되었다. 나는 하지의 과도한 압박은 울혈과 부종을 일으키고, 깊은 정맥혈을 만들 위험이 커진다고 믿는다.

Kimberly J. Butterwick : 우리는 수술 후 첫 주 동안은 24시간 착용하도록 한다. 그리고 밤에는 입지 않게 하거나 좀 더 편하고 압박이 약하며 옷 속에 쉽게 입을 수 있는 것을 입도록 한다. 만일 첫 주 후에 다리에 부종이 있으면, 밤에는 입지 않도록 한다. 앙와위에서는 림프 순환을 최대화하기 위해 압박복을 입지 않는 것이 좋다.

Gerald Bernstein : 나는 2주 이상 입게 한다. 대부분의 환자들은 불편하고 성가시거나 자극 때문에 벗기를 원하는 때를 결정할 것이다. 나는 더 오랫동안 압박복을 착용하는 것이 환자에게 해가 된다고 생각하지 않는다. 환자들의 직업이 특별히 오랫동안 서서 일하는 경우라면 사실 압박복을 즐겨 입는다.

Gerhard Sattler : 첫 주는 샤워 시간을 제외한 24시간 동안 압박복을 입게 한다. 어떤 환자들은 그것을 싫어하고 어떤 환자들은 편안해 한다. "단단한" 진피를 가진 환자들은 림프 부종이 생기는 경향이 있다. 이런 환자들이 압박복을 너무 오래 입으면, 불편하고 지속적으로 부으며 반영구적인 피부 불균일이 생길 수 있다. 3~5%의 환자에게서 림프 부종이 생기는 경향이 있다. 그들은 1주일째에 압박복을 낮은 압력의 압박복으로 바꿔야 한다. 튜메선트 부분마취와 파워 캐뉼라는 상처를 덜 입힌다. 그래서 1주 이상의 압박은 불필요하다.

Patrick J. Lillis : 첫 3~7일 동안은 샤워시만 제외하고 24시간 착용하고 다음 3~7일간은 환자의 성향과 부위, 지방흡입량에 따라 8~12시간 착용한다. 너무 오래 압박복을 착용하면 일부에서 피부 자극이 생길 수 있다.

C. William Hanke : 우리 환자들은 첫 주는 거의 내내 그리고 다음 주는 하루 12시간 입는다. 목 부위는 예외로 2~3일 동안만 계속 착용한다.

Q16 당신은 수액낭을 치료했는가? 그렇다면, 몇 개나 했나? 결과는 어떠했는가? 어떻게 수액낭을 방지할 수 있는가?

Jeffrey A. Klein : 내 환자 중 한 명에게서 수액낭이 생겼다. 복부 지방흡입 1주일 후에 나타났고 극히 작아서 치료할 필요가 없었다. 나는 이러한 좋은 결과를 전적으로 마이크로 캐뉼라의 사용과 수술 후 1.0 mm, 1.5 mm, 2.0 mm 피부 생검 펀치로 만든 작은 구멍을 봉합하지 않고 두는 "개방성 배액" 테크닉의 사용, 특별한 압박 패드, 남아 있는 튜메선트 용액의 배액을 최대화하도록 디자인된 압박복으로 돌리고 싶다.

그럼에도 불구하고 다음의 형태로 지방흡입을 받았던 환자들에서 많은 수액낭을 보았다. (1) 모든 절개창을 봉합한 경우, (2) 과도한 지방 제거와 관련된 큰 직경의 캐뉼라 사용, (3) 초음파 지방흡입(UAL). 수액낭은 UAL의 잦은 후유증이다.

Kimberly J. Butterwick : 나는 2,500케이스에서 약 25개의 수액낭을 치료했다. 모두 크게 매달린 형태의 복부였다. 나는 불충분한 배액 때문이라고 믿는다. 모든 배액이 끝나기 전에 입구가 닫힌 것으로 생각된다. 그것들은 치료하기가 쉬웠다. 피부를 마취한 다음, 10 ml 주사기에 18게이지 바늘을 부착시켜 수액 주머니까지 부드럽게 넣는다. 보통 20~50 ml가 뽑힌다. 이것은 무통 시술이고 환자는 즉시 더 편안해 한다. 그리고 압박복이 적절한지 확인하고 항생제 투여를 1주일 연장한다. 만일 다시 수액이 찬다고 느끼면 1주일 내에 또는 더 빨리 환자를 진찰한다. 일반적으로 한 번이면 충분하다. 드물게 두 번째 배액이 필요한 경우가 있다.

Gerald Bernstein : 내 경우에는 수액낭 발생이 매우 드물다. 나는 수년 동안 한 개 내지는 두 개 정도밖에 보지 못했다. 대부분 많은 지방을 제거한 복부 환자였다.

Gerhard Sattler : 수액낭은 노랗거나 노란-분홍색을 띤 림프액이 국소적이고 임상적으로 모인 것으로 정의된다. 튜메선트 부분마취로 시술할 때에는 한 건도 본 적이 없다. 복부성형술 후에 몇 케이스를 보았다. 내가 사용하는 가장 큰 Klien 캐뉼라는 직경이 3.4 mm이다. 1993~1994년에 나는 많은 구멍(12~20구멍)이 있는 캐뉼라를 개발하기 시작했는데 이것은 조직 손상이 더 적다. 수액낭은 림프선의 과도한 손상과 조직 외상으로 생긴다.

Patrick J. Lillis : 나는 40개의 수액낭을 치료했다. 최근 3년 동안에는 단지 두 개만 생겼다. 내가 기억하는 모든 수액낭은 복부에서 생겼다. 모두가 4~5일 간격으로 한 번에서 세 번 정도 배액하였다. 나는 큰 복부가 수액낭 발생의 가장 큰 위험인자라고 생각한다. 섬유격막을 "뜯어내지(crip off)" 않는 캐뉼라를 사용하면 수액낭형성을 방지하는 데 도움이 된다. 이런 환자에게서 지방흡입량을 줄이면 수액낭의 위험은 감소하겠지만 결과는 불만족스러울 것이다.

C. William Hanke : 내가 경험했던 두 개의 수액낭은 복부였다. 내가 1주일 간격으로 20게이지 바늘로 둘 다 배액시켰다. 수액낭은 공격적인 캐뉼라 또는 초음파 지방흡입에 의한 림프선의 손상으로 생긴다. 마이크로캐뉼라 또는 파워캐뉼라를 이용한 튜메선트 부분마취에서는 수액낭을 거의 볼 수 없다.

Q17 당신은 수술 후 통증이 생긴 환자를 위해 외부 초음파를 사용하는가?

Jeffrey A. Klein : 아니다. 나는 지방흡입과 함께 외부초음파를 사용하는 것은 위약에 기초한 치료이며 증거가 없는 치료의 증례라고 믿는다.

Kimberly J. Butterwick : 25명의 환자에게서 외부 초음파를 이용한 이중맹검 위약 조절 연구 이후로는 사용하지 않는다(Journal of Dermatologic Surgery에서 출간). 환자들은 치료를 좋아 했고 치료부위와 위약 부위 양쪽 다 작용한다고 느꼈지만 위약 부위와 치료한 부위에 같은 점수를 매겼다.

Gerald Bernstein : 우리는 수술 후에 자주 외부 초음파를 사용한다. 상반되는 연구에도 불구하고 환자들은 불편함이 즉시 없어진다고 자주 이야기한다. 게다가 물리치료 논문에서 염증과 멍을 줄이는 데 초음파가 도움이 된다는 것을 확인시켜 주었다. 마찬가지로, 자주 방문해서 의사로부터 손으로 치료받는 것은 극심한 통증, 부종 또는 멍이 있는 환자에게는 정서적인 위로가 된다. 이것은 환자를 위한 전반적인 기능을 향상시키고 우리 클리닉에서 받았던 관리에 대한 환자의 인식을 좋게 한다.

Gerhard Sattler : 우리 환자들에게는 필요가 없기 때문에 외부 초음파를 사용하지 않는다.

Patrick J. Lillis : 내 환자의 대부분이 그것과 상당한 거리가 있기 때문에 실시하지 않는다.

C. William Hanke : 드물게, 수술 후 상당한 부분 압통이 생긴 환자에게 외부 초음파를 사용한다. 작은 캐뉼라와 파워 지방흡입으로 수술 후 초음파의 필요성이 감소되었다.

Q18 지방흡입은 육체적으로 고통스럽다. 의사의 피로나 손상을 피하기 위해 어떤 제안을 하고 싶은가?

Jeffrey A. Klein : 나는 다음과 같이 제안한다. (1) 작은 캐뉼라를 사용하라. (2) 한 명의 환자에게서 너무 많은 부위나 과도한 양의 지방흡입량을 피하라. (3) 하루에 여러 케이스의 지방흡입을 피하라. 나는 하루에 한 케이스, 일주일에 대략 4케이스를 시술한다. 지금까지 피로나 손상의 문제는 없었다.

Kimberly J. Butterwick : 많은 지방흡입을 했던 지난 10년 동안, 다음과 같은 이유에서 혹사에 의한 손상이 없었다. 나에게는 피부를 적절히 잡아 위치를 유지해 주는 간호사가 있다. 수술대 높이를 맞추어야 한다. 나는 초보 지방흡입 시술자가 어깨를 올리고 팔꿈치를 벌려서 목과 어깨를 긴장시키는 것을 본다. 나는 그들에게 팔꿈치를 안으로 붙이고 어깨의 긴장을 풀라고 말한다. 때로 한 달에 한 번정도 손목에 통증이 발생한다. 밤에 손목 보호대를 착용하면 다음날 없어진다.

Gerald Bernstein : 우리는 같은 날 너무 많은 환자를 시술하지 않도록 노력한다. 나는 캐뉼라를 잡은 손의 위치를 자주 바꾸어서 같은 위치로 손잡이를 계속 잡는 것을 피한다. 나는 손을 쉬게 하도록 의식적으로 노력한다.

Gerhard Sattler : 조직의 저항을 줄이기 위해 조직을 많이 부풀리고 파워 지방흡입기를 사용하라. 만일 의사가 지치면 환자에게 좋지 않다. 파워 캐뉼라는 의사에게 훨씬 용이하다. 표준 캐뉼라로 하는 짧고 힘 있는 스트로크는 내장 천공이나 다른 합병증을 유발할 수 있다. 파워 지방흡입은 좀 더 보완적이고, 조절이 되며 짧은 흡입으로 에너지 효율이 좋은 시술이다.

Patrick J. Lillis : 특히 젊은 환자의 허리와 등 같이 섬유화된 케이스를 줄이는 것이 나에게 도움이 되었다. 리도카인(리그노카인)의 양을 55 mg/kg로 제한하는 교육 가이드라인으로 케이스의 크기와 피로, 내 팔꿈치의 스트레스를 상당히 줄였다.

C. William Hanke : 파워 캐뉼라를 사용하면 나는 좀 더 쉽게, 환자는 좀 더 편안하게 지방흡입을 할 수 있다.

Q19 불만족한 환자가 있었는가? 있었다면 어떻게 처리했는가?

Jeffrey A. Klein : 있었다. 나는 주의 깊게 환자를 평가하여 비현실적인 기대를 넌지시 내비치는 불만족스런 환자를 피하는 법을 배웠다. 첫째, 요구가 너무 많고 비현실적인 환자를 만났을 때, 나는 수술을 거절한다. 둘째, 나는 단지 50%의 개선을 약속한다. 내가 상당한 개선을 해 주지만, 이렇게 말함으로써(내 동의서 형식에 명백하게 있는) 완벽함을 기대하는 환자를 배제할 수 있다. 셋째, 나는 환자가 나에게 "감지된 불만(perceived dissatisfaction)"에 대해 불평할 기회를 주기 전에 은밀한 선제 전술을 쓴다. 환자가 수술 후 방문했을 때 내 직원이 환자가 결과에 기뻐하는지 불만인지를 결정하고 차트 앞에 웃는 얼굴 또는 우는 얼굴의 스티커를 붙여 준다. 우는 얼굴인 경우, 나는 빠르게 이야기하면서 방에 들어가서 환자가 어떤 실망의 목소리를 낼 기회를 갖지 못하게 한다. 그리고 즉석 카메라를 찍고 수술 전 사진과 함께 환자에게 준다. 나는 몇 분 동안 방을 나가서 환자가 두 사진에서 차이점을 볼 수 있도록 한다. 내가 돌아왔을 때, 환자들은 대부분 웃으며 얼마나 좋아졌는지 놀란 목소리로 이야기한다. 이런 전술로 환자들이 좋은 결과에 대해 불평할 기회를 미리 막음으로써 환자의 "체면"을 지켜 준다.

Kimberly J. Butterwick : 불만족스러워하는 환자들을 종종 보는데 중요한 것은 그들에게 수술 전 사진을 보여주는 것이다. 그들은 대부분 전에 어떻게 보였는지 망각한다. 그들은 컴퓨터에서 큰 수술 전 사진을 보면 훨씬 만족해서 병원을 나간다. 나는 또 환자가 원하면 9개월이 지난 후에 약간의 비용으로 터치업 시술을 해준다. 어떤 사람에게 약간의 불균일은 새 차의 흠집과 같아서 그것이 고쳐지기 전까지는 행복해하지 않을 것이다. 수술 전 방문시 기대감을 잘 다루는 것도 또한 중요하다. 환자에게 개선은 되지만, 완벽한 것은 아니라고 말해 둔다.

Gerald Bernstein : 만족하지 못하는 환자들은 내 시술을 포함한 모든 시술의 일부분이다. 나는 불만족 케이스가 적어서 꽤 운이 좋은 편이었다. 나는 이것이 지방흡입의 한계를 강조하고 기대감을 줄인 것 때문이라고 생각한다. 나는 환자가 만족하지 못하는 경우의 첫 번째 원인은 비현실적인 기대감이라고 믿는다. 우리가 지방흡입으로 할 수 있고 할 수 없는 것을 분명하게 설명해 주는 것이 핵심이다.

Gerhard Sattler : 미용 일을 하는 모든 의사에게는 만족하지 못하는 환자가 있다. 나는 수술 전 광범위한 첫 번째와 두 번째 상담을 한다. 수술 전 상담은 환자를 교육한다. 그렇게 함으로써 수술 후 의사의 "변명"이 최소화된다.

Patrick J. Lillis : 지방흡입에서는 보톡스를 포함한 어떤 다른 시술보다 만족해하지 못하는 환자가 적다. 가끔 만족해하지 못하는 환자를 보는데, 이것은 분명한 경험이 된다. 두 번의 경우에서 나는 환자에게 돈을 돌려주었다. 그러나 이 두 경우에도 환자의 결과는 돋보였다. 이 두 명의 특별한 환자 덕택에 나는 비슷한 성향이 있는 환자들의 수를 줄일 수 있었다.

C. William Hanke : 가끔 만족해하지 못하는 환자가 있는데, 그들 중 어떤 사람들은 진단되지 않은 신경정신 질환을 가지고 있다. 한 환자가 복부 지방흡입 후 3개월 만에 와서 "효과가 없다"고 주장했다. 측정 결과 그 환자는 18파운드나 체중이 늘었다. 나중에 그환자는 어떤 대인 문제를 음식으로 풀려고 했나는 점을 인정했다. 항상 수술 전에 환자의 체중을 재는 것이 좋다.

Q20 당신의 가장 심각한 합병증은 무엇이었는가? 그것을 어떻게 처리했는가? 결과는 어떠했나?

Jeffrey A. Klein : 나는 피부과 의사이자 완벽주의자인 여성에게서 상대적으로 마른 복부를 지방흡입한 적이 있다. 내 생각에 결과는 완벽했지만, 그녀는 약간 남아 있는 지방을 감지했다. 적어도 세 번의 수술 후 방문에서, 나는 그녀에게 더 이상의 개선 여지가 없고 수술 위험이 가능한 효과보다 크다고 확신시킬 수 있었다. 그럼에도 불구하고 수개월 후에 그녀는 돌아왔고, 정중하게 수술을 더 요구했다. 마침내 나는 포기했고 약간의 터치업을 동의했다. 배꼽 주위의 절개창에서 국소 부위의 출혈이 계속되었다. 계속 손으로 눌러서는 영원히 출혈을 멈출 수가 없을 것 같아 거즈로 대고 6 inch 넓이의 복대를 감고 병원에 입원시켰다. 그녀의 혈압을 주의깊게 지켜보았는데, 밤 사이에 안정이 되었다. 아침에 출혈은 멈췄고, 거즈에는 약간의 피만 묻어 있었다. 그녀는 퇴원했지만, 나는 내가 불필요하다고 믿는 수술을 환자들이 시도하게끔 하는 것은 현명하지 못하다는 것을 어려운 방법으로 배웠다.

Kimberly J. Butterwick : Ⅳ 항생제가 필요한 두 건의 감염이 있었다. 그리고 평탄하지 않게 해결되었다. 감염은 매우 드물지만, 일어나고 잠재적인 위험이 있으므로 반드시 언급해야 한다.

Gerald Bernstein : 나의 가장 중요한 합병증은 행복하지 않는 환자들이었다. 이 순간까지 나에게는 수액낭을 제외하면 중대한 의학적/수술적 합병증은 없었다.

Gerhard Sattler : 지방흡입 직후에 복부 흉터의 박리로 혈색소가 15에서 9로 떨어졌다. 혈관은 결찰되었다. 환자는 혈색소 4에서 병원으로 보내졌다. 이것이 나의 유일한 전원이었다. 환자는 잘 치료되었다. 되돌아보면, 지방흡입을 시작할 때 흉터를 얕게 박리하였더라면(진피 바로 아래에서) 문제는 피할 수 있었다.

Patrick J. Lillis : 커다란 복부 궤양이 있었다. 불행히도 환자는 캘리포니아에서 살았고, 환자가 떠난 뒤에서야 합병증이 나타났다. 캘리포니아에서 훈련시킨 한 동료가 수술 후 처치를 해주었다. 상당한 궤양임에도 불구하고, 그녀는 완전히 치유되어 궤양이 생기지 않았을 때 기대했던 것과 거의 비슷하게 보였다. 나는 이 합병증을 치료해 준 나의 동료를 보러 가기 위한 경비를 그 환자에게 지불했다.

C. William Hanke : 나의 가장 중대한 합병증은 복부의 수액낭이었다. 그것은 수년 전 내가 거의 모든 케이스를 4 mm 직경의 Keel Cobra 캐뉼라로 하던 때에 일어났다. 나는 1주일 간격으로 3주 동안 20게이지 바늘로 25~ 50 ml 정도를 빼내었다. 수액낭은 없어졌고 최종 결과는 좋았다.

Q21 당신은 피부과 의사가 시술한, 튜메선트 부분마취에 의한 지방흡입으로 발생한 사망이나 심각한 합병증을 알고 있는가? 당신은 다른 전문 과목에 의한 지방흡입으로 생긴 사망이나 심각한 합병증을 알고 있는가?

Jeffrey A. Klein : 내가 알기로는 완전 부분마취에 의한 튜메선트 지방흡입과 관련된 사망은 없었다. 나는 피부과 의사가 시술한 지방흡입 시술에서 발생한 두 건의 사망사건을 알고 있다. 두 가지 경우에서 환자는 마약성 진통제를 투여받았고 튜메선트 테크닉은 사용되지 않았다. 사실 지방흡입과 관련되어 보고된 모든 사망은 전신마취 또는 깊은 Ⅳ 진정과 마취 약물, 동시에 관계없는 여러 건의 수술, 또는 과도하게 많은 양의 지방흡입과 관련된 것이다.

Kimberly J. Butterwick : 분명히 표준 방법이 아닌 부피비카인(bupivicaine)을 사용한 경우를 제외하고는 피부과 의사에게 생긴 사망 사고를 들어 본 적이 없다. 우리 지역에서는 지난 달에 성형외과에서 두 건의 사망사고가 발생하였다. 하나는 지방흡입과 복부성형을 동시에 해서 생긴 DVT고 다른 하나는 시술 시에 투여한 Ⅳ 항생제에 대한 아나필락시스(anaphylaxis)였다. 환자를 과도하게 진정시킨 결과 호흡이 억제되어 사망한 경우였다.

Gerald Bernstein : 피부과 의사에게 수술을 받은 환자 중에서 심각한 합병증은 없었다. 우리 지역의 성형외과에서 수술받은 후에 생긴 세 건의 사망 사고를 알고 있다. 그 중에는 피부과가 아닌 의사가 수술한 환자에게서 괴사성 근막염이 한 건 있었다.

Gerhard Sattler : 나는 독일에서 튜메선트 부분마취를 이용하여 지방흡입을 하는 피부과 의사로부터 생긴 사망에 대해 아는 바가 없다. 서독에서 한 환자를 피부과 의사가 튜메선트 부분마취로 지방흡입을 하였다. 그 환자는 림프관의 결함을 가졌고 수술 후에 낮은 알부민으로 10 ℓ의 수액 과다가 생겼다. 알부민이 투여되고 환자는 잘 회복되었다. 나는 전신마취를 이용하여 비피부과 의사가 시술한 지방흡입에서 7건의 사망 사고를 알고 있다.

Patrick J. Lillis : 복부 궤양 이외에, 튜메선트 지방흡입 시행으로 중대한 합병증을 유발한 피부과 의사에 대해서는 아는 바가 없다. 나는 성형외과 의사가 시행한 지방흡입의 수많은 사망 사고를 알고 있다. 이 모두는 전신마취에 의한 지방흡입을 한 경우였다. 나는 이 경우에 관련된 성형외과 의사에게 죄가 있다고 생각하지 않고 오히려 이것은 어떤 의사이건 상관없이 아주 작은 퍼센트에서 생길 수 있는 지방흡입 시의 전신마취에 의한 합병증이라고 생각한다(특히 다른 긴 시술과 함께 하는 경우).

C. William Hanke : 피부과는 소규모 전문 과목이다. 우리 모두는 각자로부터 중대한 합병증을 배운다. 내가 알기로 단지 튜메선트 부분마취만을 사용하여 지방흡입을 한 경우 사망 사고는 없었다. 전신마취를 하거나 정맥 내 진정을 이용하여 지방흡입을 하는 비피부과 의사들에 의한 많은 사망 사건이 명백히 보고되어 있다.

Q22 당신이 가장 힘들었던 환자나 케이스를 설명해 달라.

Jeffrey A. Klein : 가장 힘든 케이스는 비교적 간단한 외측 허벅지와 엉덩이의 지방흡입 중간에 비이성적으로 마약성 진통제와 많은 요구를 하는 환자였다. 그녀는 특별히 나에게 50 μg의 펜타닐을 줄 것을 요구했다. 이것은 이성적이지 못한 환자의 분명한 약물 찾기 행동이었다. 이 환자는 아마도 정기적으로 마약을 복용했을 것이다. 나는 이제 수술을 동의하기 전에 그런 환자들을 가려내기 위해 모든 노력을 한다.

Kimberly J. Butterwick : 가장 힘든 환자는 감정적으로 불안하고 매우 예민하며 심지어 가장 느린 주입에도 아파 하는 사람들이다. 이런 환자들은 지문만 닿아도 질겁하지만 생명징후는 안정 상태의 환자와 같다. 이런 환자들을 치료하는 직원과 의사는 스트레스를 받는다. 우리는 이런 환자들에게 로라제팜과 많은 "대화마취(talkesthesia)"를 하고 천천히 진행한다. 느린 진행이 그들을 진정시키는 것 같다. 만일 그들에게 약물을 더 준다면, 그들은 더 억제되지 않고 더 감정적이 된다. 다행히 이런 종류의 환자는 드물다. 만일 수술을 중단할 거라고 하면, 환자(대부분 여성이다)는 계속 하기를 원하고 결국 잠잠해진다. 놀랍게도 다음 날 아무 일 없었던 것처럼 잘 있다.

Gerald Bernstein : 만족시키기에 벅찬 기대를 가진 몇몇 환자들이다.

Gerhard Sattler : 모든 환자는 시술의 어려움에도 불구하고 우리의 모든 전문적 지식과 관심을 받을 자격이 있다.

Patrick J. Lillis : 나에게 가장 어려운 환자들은 내가 앞에서 언급한, 훌륭한 시술 결과에도 불구하고 내가 돈을 돌려준 두 명이었다. 큰 복부 궤양을 가진 환자는 다행히 이해하였다. 개인적으로 2차 치료로 치유할 수 없었다는 것에 좌절하였다.

C. William Hanke : 한 환자가 다른 주에서 복부 지방흡입을 위해서 나를 찾아왔다. 시술은 일상대로 시행되었다. 내가 보기에 결과는 좋았으나 환자는 다르게 느꼈다. 환자는 수십 번 나를 만나러 왔으나 만족할 수 없었다. 나는 수술 전에 환자의 기대감에 관해 더 많은 시간을 보내지 않은 것을 후회했다. 되돌아보면, 환자를 보자마자 지방흡입을 거절했어야 했다.

참고문헌

Butterwick KJ, Tse YT, Goldman MP 2000 Effect of External Ultrasound Post Liposuction: A side-to-side comparison study. Dermatol Surg 26:433–435

Hanke CW, Sommer B, Sattler G (eds) 2000 Tumescent local anesthesia. Springer, Berlin (published in German in 1998)

Klein JA 2000 Tumescent technique. Mosby, St Louis

Narins RS 2003 Safe liposuction and fat transfer. Marcel Dekker, New York

찾아보기

Index

지방흡입
Liposuction

인 쇄 2007년 6월 10일
발 행 2007년 6월 25일
저 자 C. William Hanke and Gerhard Sattler
역 자 대한미용외과학회 편찬위원회
발 행 인 김정찬
발 행 처 도서출판 정담
주 소 서울특별시 송파구 가락동 10-2 동원빌딩 4층
전 화 443-2683, 2791
팩 스 430-7370
홈페이지 www.jdb.co.kr
등 록 제 22-135호
정 가 90,000원

ISBN 978-89-8085-339-7